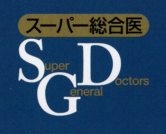

スーパー総合医

緩和医療・終末期ケア

専門編集●長尾和宏
編集協力●新城拓也
　　　　　小澤竹俊

中山書店

＜スーパー総合医＞

監　　修　垂井清一郎　大阪大学名誉教授
総 編 集　長尾和宏　長尾クリニック
編集委員　太田秀樹　医療法人アスムス
　　　　　名郷直樹　武蔵国分寺公園クリニック
　　　　　和田忠志　いらはら診療所

シリーズ〈スーパー総合医〉
刊行に寄せて

　日本医師会では，地域医療の提供に最大の責任を持つ団体として，「かかりつけ医」を充実させる施策を実行してきており，今後も「かかりつけ医」を中心とした切れ目のない医療・介護を安定的に提供することが，社会保障の基盤を充実させ，国民の幸福を守ることに繋がると考え，会務を運営しているところです．

　日本が超高齢社会を迎えたことに伴い，国民の健康を守るため，医療がその人口構造・社会構造の変化に柔軟に対応する必要があることは言うまでもありません．

　社会情勢の変化に対応するために，医療界では，いわゆる患者さんを総合的に診察することができる医師の必要性が高まってきており，さまざまな場面で「総合的に診られる医師」を育成すべきとする意見が出され，それに対する対応が急務となっています．

　この「総合的に診られる医師」は，日常診療のほかに，疾病の早期発見，重症化予防，病診連携・診診連携，専門医への紹介，健康相談，健診・がん検診，母子保健，学校保健，産業保健，地域保健に至るまで，医療的な機能と社会的な機能を担っており，幅広い知識を持ち，また，それを実践できる力量を備えなければなりません．

　本シリーズ〈スーパー総合医〉は，従来の診療科目ごとの編集ではなく，医療活動を行う上で直面する場面から解説が加えられるということで，これから地域医療を実践されていく医師，また，すでに地域医療の現場で日々の診療に従事されている医師にも有用な書となると考えております．

　地域医療の再興と質の向上は，現在の日本医師会が取り組んでいる大きな課題でもありますので，本シリーズが，「かかりつけ医」が現場で必要とする実践的知識や技術を新たな視点から解説する診療ガイドとして，地域医療の最前線で活躍される先生方の一助となり，地域医療の充実に繋がることを期待いたします．

2014年2月

日本医師会会長
横倉義武

シリーズ＜スーパー総合医＞刊行にあたって

「人」を診て生活に寄り添う総合医を目指して

　プライマリ・ケアや総合医の必要性が叫ばれて久しいにもかかわらず，科学技術の進歩に伴う臓器別縦割り，専門分化の勢いに押されて，議論も実践もあまり進んでいません．その結果，たいへん残念ながら，ともすれば木を見て森を見ず，あるいは病気を診て人を診ず，となりがちなのが臨床現場の実状です．今，超高齢社会の日本に求められているのは，人間も診てくれる，さらにその人の生活にも寄り添ってくれる「総合医」であることは，間違いありません．

　「プライマリ・ケア」「総合医」という言葉は決して新しいものではなく，本来あるべき医療の姿のはずです．初診医の専門科によって患者さんの運命が大きく変わってしまう現状は，すべての医療の土台を総合医マインドとすることで変えることができます．日常ありふれた病気を，その背景をも十分に探索したうえで，薬物療法だけでなく，根本的な解決策をアドバイスできるのが総合医であると考えます．臓器別縦割りの専門医を縦糸とするならば，総合医は横糸に相当します．縦糸と横糸が上手く織り合ってこそ，患者さんが満足する，納得する医療を提供できるはずです．

　本シリーズは，超高齢社会を迎えた日本の医療ニーズに応えるべく，こうした横糸を通すことを目的に企画されました．現代版赤ひげ医学書シリーズともいえる，本邦初の大胆な企画です．執筆者は第一線の臨床現場でご活躍中の先生方ばかりで，「現場の目線」からご執筆いただきました．開業医のみならず，勤務医，そして医学生にも読んでいただけるよう，今日からすぐに役立つ情報を満載しさまざまな工夫を施して編集されています．

　本来，「総合医という思想」は，開業医であるとか勤務医であるとかにかかわらず，すべての臨床現場に必須であると考えます．また内科系，外科系を問いません．このシリーズ＜スーパー総合医＞が，手に取っていただいた先生方の日常診療のお役に立ち，そしてなによりも目の前におられる患者さんのお役に立てることを期待しています．

2014 年 2 月

総編集　長尾和宏
長尾クリニック院長

『緩和医療・終末期ケア』
序にかえて ── 医療は穏やかな最期に寄り添えるのか

　前回の東京オリンピックが開催された時，私は小学生だった．その時代の日本の75歳以上の高齢者はわずか163万人程度にすぎず，要介護高齢者という言葉すら存在しなかった．そもそも「介護」という言葉が誕生したのはその25年以上後の1990年である．そして2017年には75歳以上の高齢者数は1,600万人台に達し50年前の10倍に増加した．また，50年前は今より死は少なかったが，年間死亡者は年々増加し，今後さらに現在の1.5倍に増えるという．多死社会のピークは2036〜2039年頃と予想され，その後も2050年頃までは現在よりもはるかに多死の社会が続く．これは当然私たち自身の最期にも大きく関わることとなる．

　この数年，人生の最終段階の医療（以下，終末期医療と略）に関するガイドラインが各医学会から続々と発表されている．しかし医学・医療は急増する高齢者や終末期の患者さんに対して十分満足するような対応ができていないのが現状であろう．その一因として，年々医療技術が進歩して，どこからが人生の終末期なのかよくわからなくなっていることもあるだろう．

　がん治療においては画期的な新薬が続々と登場してまさに奇跡のような復活を遂げる人が増えている．また臓器不全症においても人工透析，人工呼吸，人工栄養技術の発達がめまぐるしい．あるいは慢性心不全では人工補助心臓の恩恵にあずかる人も増えている．今後，iPS技術による再生医療の恩恵にあずかる人も増えることだろう．

　医学・医療の発達は素晴らしいことだが，それでも人生には終わりがある．人は必ず死ぬ．5％の人には終末期がない（突然死）が，95％の人は病態を問わず必ず終末期を経て死に至っている．その終末期はわかりにくくなっているが，「死」は決して敗北ではなく，「良き死」に寄り添える医療が今，国民から求められている．

　私はこの5年間に「平穏死」と題する一般書や医学・看護学書を10冊ほど書いてきた．平穏死とは自然死，尊厳死と同義である．しかしいまだに平穏死など聞いたことがないという医療者や市民のほうが多い．マスコミはよく尊厳死と安楽死を混同して報道しているが，両者の違いをきちんと説明できる医療者がどれくらいいるのだろうか．「死」を敗北と捉え，忌み嫌うものとして扱っている限り，津波のように迫り来る多死社会には到底対応できない．市民の不満や医療不信は医療否定本がベストセラーになるという形で現れている．

　4人に1人が高齢者という時代にもかかわらず，わが国に約80ある医学部のうち老年医学の講座があるのはわずか4分の1にすぎない．しかも死を教えることができる医学教育者が極めて少ないのが現状である．「QOD（死の質）」が論じられる機会が増えているが，生と死はまさに表裏一体である．「尊厳ある生」を支えることも医療の大きな役割であるが，なかなか日の目を見ない．そこで本巻は「緩和医療・終末期ケア」をテーマとした．せめて書籍を通じてこの領域の第一人者の講義を堪能し，息づかいを感じて欲しい．総編集者として，また本巻専門編集者として最も思い入れが強い巻である．

「平穏死」とは一言で言うならば，「枯れる」ことである．換言すれば最期に枯れることができないのが現代医療である．たとえば最期の10日間の輸液量を考えてみよう．1日2Lの輸液を最期まで続ける医療と差し控える医療とでは総輸液量が20L違う．最期まで続けるとどんな病態であれ心不全や肺水腫，胸水・腹水で苦しむことになる．苦しむから酸素吸入，そして鎮静と全例がそうなる医療機関もある．私自身もかつてはそのような医療を行っていた．一方，着手して22年目になる在宅医療ではそのようなことはない．同じ人生の最終章が療養の場によって天と地ほど異なるという現状は是正しないといけない．

　ユネスコが謳う生命倫理の大原則とは「本人意思の尊重」である．あたりまえに思えるかもしれないが，家族の権限が大きい日本においては至難の業かもしれない．多くの場合，家族の意思が本人のそれとは真逆であるからだ．本人の意思がリビングウィルや事前指示書として文書で表明されていても，それらが法的に担保されていないので家族にいとも簡単に覆えされてしまうことがある．ちなみにそんな国は先進国中で日本だけである．同じアジアの国々，たとえば台湾は2000年に，韓国は2016年にリビングウィルの法的担保がなされた．そんな歴然たる事実さえ知らされず苦悩しているのが日本の医療現場である．世界的に俯瞰すると日本の終末期医療は完全にガラパゴス化している．

　最近は認知症などで本人の意思が不明なケースが増加している．英国ではそのような場合は周囲の者がベストインタレストを推定しそれを法的に有効と認める"Mental Capacity Act"という法律を2005年に定め備えている．一方，日本は本人の意思を明示しても叶わない国である．しかしそんな日本にもACP（アドバンス・ケア・プランニング）という概念が輸入され普及してきた．意思決定プロセスを重視した医療が広がりつつあることが光明である．日本の特殊性を十分に反映した日本型ACPの普及啓発が今後の大きな課題であろう．

　日本医師会が参画を表明している地域包括ケアシステムの中核をなすものはACPであるはずだ．そしてACPの土台には本巻のメインテーマである緩和医療の技術がある．在宅医療推進が謳われても緩和医療技術が追いつかず，「看取り搬送」となる例が指摘されている．そもそも「がんと診断された時からの緩和医療」というスローガンが掲げられてから既に四半世紀以上が経過するが，残念ながら緩和医療は市民権どころか医療の中にも十分に定着していない．非がん疾患にまでも適応されている緩和医療の素晴らしさを広く啓発することも私たちの仕事である．なぜなら老いや再発がんなど治らない病気が増えるからだ．治す医療から支える医療へ，と言われるがその実践には相当な知識と技術が要る．今後，在宅を含めた「地域」でそれを実践できる医師が「かかりつけ医」と呼ばれるのであろう．緩和医療は本書の冠である「スーパー総合医」の大きな土台である．すべての医師が当たり前の技術として身につけて欲しい．

　本巻は本シリーズのメインディッシュであると思っている．是非ともじっくり味わって頂ければ編者としてこのうえない喜びである．

2017年1月

本巻専門編集 長尾和宏
長尾クリニック院長

〈スーパー総合医〉『緩和医療・終末期ケア』

CONTENTS

1章　緩和医療

日本の緩和ケアの歴史と展望 ……………………………………………… 志真泰夫　2
がん患者の包括的評価 —— 患者・家族の苦痛を知り，ケアに活かすために ……… 鄭　陽　8

疼痛
　がん疼痛の機序，分類 —— 病態生理から読み解くがん疼痛 ……………… 浜野　淳　15
　痛みの評価 —— 鎮痛薬の投与をする前に痛みの評価を行う ……………… 足立誠司　18
　非オピオイド鎮痛薬，弱オピオイド —— 疼痛対策の始まりは非オピオイド鎮痛薬から
　　……………………………………………………………………………… 井上　彰　24
　オピオイド鎮痛薬，オピオイドスイッチング
　　—— WHO方式に沿って個々の患者に最適な薬剤選択を ………………… 井上　彰　28
　オピオイドの副作用 —— 副作用を制するものはオピオイドを制す ……… 井上　彰　34
　非がん性慢性疼痛患者における注意点 …………………… 大西佳子，細川豊史　38
　鎮痛補助薬 —— 鎮痛薬の効きにくい痛みに効果を発揮する薬剤 ………… 冨安志郎　43
　がん疼痛の原因にアプローチする放射線治療 …………………………… 清水わか子　49
　緩和医療における神経ブロック ………………………… 大西佳子，細川豊史　54

呼吸器症状
　呼吸困難をどう評価し，どう対応するか ………………………………… 田中桂子　61
　咳嗽・胸水への対応 ………………………………………………………… 小原弘之　68

消化器症状
　がん患者に悪心・嘔吐を認めたときの対応 ……………………………… 今井堅吾　74
　がん性腹膜炎による消化管閉塞の管理 …………………………………… 久永貴之　79
　緩和ケアにおける腹水・便秘・下痢のマネジメント …………………… 関本　剛　83

神経症状
　がんに伴う神経症状への対応 —— 終末期の意識障害，転移性脳腫瘍，
　　頭蓋内圧亢進，痙攣，末梢神経障害など ………………………………… 横山太郎　90

悪液質，食欲不振，倦怠感
　がん患者の食欲不振・倦怠感の緩和 ……………………………………… 松尾直樹　99

精神症状
　不眠・抑うつ・自殺への対応 —— つらさを支えるケアと自殺予防のためにできること
　　……………………………………………………………………………… 上村恵一　107
　せん妄への対応 —— 不穏や焦燥感の背景にある身体的問題を見落とさない
　　……………………………………………………………………………… 小川朝生　113

CONTENTS

緊急対応
  オンコロジー・エマージェンシー ── がん患者の緊急性を要する病態への対応
  .... 西　智弘　120
がん患者における痛み以外のさまざまな症状緩和 .... 金石圭祐　129
インターベンション ── 画像診断技術を利用した積極的な症状緩和 .... 大坂　巖　136
在宅での緩和ケア
  地域での在宅緩和ケアの提供体制と制度 .... 清水政克　141
  悪性腫瘍患者指導管理 ── 鎮痛薬・鎮静薬の持続皮下注，点滴困難時の皮下輸液など
  .... 後藤慶次　145

2章　終末期ケア（エンドオブライフ）

死に至る自然経過
  疾患の軌道を4つのパターンに分けて考える .... 山本　亮　150
  予後の限られた終末期がん患者における予後予測の重要性 .... 前田一石　156
コミュニケーション
  援助的コミュニケーション ── 苦しんでいる人は自分の苦しみを
    わかってくれる人がいるとうれしい .... 小澤竹俊　160
  悪い知らせを伝えるコミュニケーション ── 医療の現場で求められる
    コミュニケーション技術 .... 前田紗耶架，恒藤　暁　165
意思決定支援
  アドバンス・ディレクティブの歴史と課題
    ── リビングウィルと代理人指定を書面等に残す意義 .... 西川満則，三浦久幸　170
  臨床倫理と倫理的ジレンマ ── 患者の「人生の物語り」から読み解く ..... 会田薫子　176
  がんの終末期ケアにおける意思決定支援 .... 田村里子　181
  非がん，難病の意思決定支援 ── 多死時代で急増，がんとは異なる難しさ
  .... 荻野美恵子　186
スピリチュアルケア・グリーフケア
  苦しむ人への援助と5つの課題
    ── スピリチュアルケアをわかりやすい言葉にする .... 小澤竹俊　192
  多職種連携で行うケアの実際
    ── 苦手意識から関わる自信につながる連携の可能性 .... 小澤竹俊　197
  具体的な関わり方を学ぶ 会話記録で学ぶ1対1の対応 .... 小澤竹俊　202
  ディグニティセラピー ── 尊厳を取り戻す援助 .... 小澤竹俊　207

〈スーパー総合医〉に関する最新情報は，中山書店 HP「スーパー総合医特設サイト」をご覧下さい
https://www.nakayamashoten.jp/sogo/index.html

| 死別後の遺族を支えるグリーフサポート | 髙橋聡美 | 213 |

終末期における栄養・摂食嚥下
　終末期の口腔ケア・オーラルマネジメント
　　——口腔ケアだけでなく，的確な評価，歯科治療も重要　岸本裕充　217
　終末期の摂食嚥下障害への対応　野原幹司　222
　終末期に求められている栄養療法・栄養管理・食支援　西山順博　227
　がん終末期の輸液栄養と「輸液ガイドライン」　中島信久　233

非がんの終末期の対応
　慢性心不全——病の軌跡から考える慢性心不全の地域連携　大石醒悟　240
　慢性閉塞性肺疾患の症状緩和　小原弘之　246
　慢性腎不全——血液透析非導入という対処方法　渡邊有三　252

終末期における緩和的リハビリテーション　石川朗宏　257
小児の終末期——小児の緩和ケアの課題と今後　南條浩輝　263
苦痛緩和のための鎮静——最期のときまで穏やかに過ごせるために　池永昌之　267

法医学
　死亡診断と死体検案——在宅での終末期，看取りを安心して迎えるために
　　　　　　　　　　　　　　　　　　　　　　　　　　　松本純一　272

付録〈緩和ケア普及のための地域プロジェクト〉『これからの過ごし方について』　279
索引　292

【読者の方々へ】

本書に記載されている診断法・治療法については，出版時の最新の情報に基づいて正確を期するよう最善の努力が払われていますが，医学・医療の進歩からみて，その内容が全て正確かつ完全であることを保証するものではありません．したがって読者ご自身の診療にそれらを応用される場合には，医薬品添付文書や機器の説明書など，常に最新の情報に当たり，十分な注意を払われることを要望いたします．

中山書店

■ 編集協力

新城 拓也	しんじょう医院
小澤 竹俊	めぐみ在宅クリニック

■ 執筆者一覧 (執筆順)

志真 泰夫	公益財団法人 筑波メディカルセンター/筑波メディカルセンター病院緩和医療科（茨城県）		後藤 慶次	医療法人ソレイユ ひまわり在宅クリニック（熊本県）
鄭 陽	がん・感染症センター都立駒込病院 緩和ケア科（東京都）		山本 亮	JA長野厚生連佐久総合病院 佐久医療センター緩和ケア内科（長野県）
浜野 淳	筑波大学医学医療系/筑波大学附属病院 総合診療グループ（茨城県）		前田 一石	医療法人ガラシア会 ガラシア病院 ホスピス科（大阪府）
足立 誠司	鳥取市立病院総合診療科/地域医療総合 支援センター（鳥取県）		小澤 竹俊	めぐみ在宅クリニック（神奈川県）
井上 彰	東北大学大学院医学系研究科緩和医療学 分野（宮城県）		前田 紗耶架	京都大学医学部附属病院緩和医療科（京都府）
大西 佳子	京都府立医科大学 疼痛・緩和医療学教室/在宅チーム医療推進学講座（京都府）		恒藤 暁	京都大学大学院医学研究科 人間健康科学系専攻（京都府）
細川 豊史	京都府立医科大学 疼痛・緩和医療学教室（京都府）		西川 満則	国立長寿医療研究センター緩和ケア診療部/エンドオブライフケアチーム（愛知県）
冨安 志郎	医療法人光仁会 西田病院 麻酔科・緩和ケア（佐賀県）		三浦 久幸	国立長寿医療研究センター 在宅連携医療部（愛知県）
清水 わか子	君津中央病院医務局・放射線治療科（千葉県）		会田 薫子	東京大学大学院人文社会系研究科死生学・応用倫理センター上廣講座（東京都）
田中 桂子	がん・感染症センター都立駒込病院 緩和ケア科（東京都）		田村 里子	一般社団法人WITH医療福祉実践研究所 がん・緩和ケア部（北海道）
小原 弘之	県立広島病院緩和ケア科（広島県）		荻野 美恵子	北里大学医学部附属新世紀医療開発センター包括ケア全人医療学（神奈川県）
今井 堅吾	社会福祉法人聖隷福祉事業団 聖隷三方原病院ホスピス科（静岡県）		髙橋 聡美	防衛医科大学校看護学科精神看護学講座（埼玉県）
久永 貴之	筑波メディカルセンター病院緩和医療科（茨城県）		岸本 裕充	兵庫医科大学歯科口腔外科学講座（兵庫県）
関本 剛	医療法人社団 関本クリニック（兵庫県）		野原 幹司	大阪大学大学院歯学研究科顎口腔機能治療学教室（大阪府）
横山 太郎	横浜市立市民病院緩和ケア内科（神奈川県）		西山 順博	医療法人 西山医院（滋賀県）
松尾 直樹	医療法人惇慧会 外旭川病院ホスピス科（秋田県）		中島 信久	東北大学大学院医学系研究科緩和医療学分野（宮城県）
上村 恵一	市立札幌病院精神医療センター（北海道）		大石 醒悟	兵庫県立姫路循環器病センター 循環器内科（兵庫県）
小川 朝生	国立がん研究センター東病院精神腫瘍科（千葉県）		渡邊 有三	春日井市民病院（愛知県）
西 智弘	川崎市立井田病院かわさき総合ケアセンター緩和ケア内科（神奈川県）		石川 朗宏	医療法人社団思葉会 石川リハビリ脳神経外科クリニック（兵庫県）
金石 圭祐	JCHO東京新宿メディカルセンター 緩和ケア内科（東京都）		南條 浩輝	医療法人輝優会 かがやきクリニック（大阪府）
大坂 巌	静岡県立静岡がんセンター緩和医療科（静岡県）		池永 昌之	宗教法人在日本南プレスビテリアンミッション 淀川キリスト教病院緩和医療内科（大阪府）
清水 政克	医療法人社団 清水メディカルクリニック（兵庫県）		松本 純一	日本医師会常任理事/医療法人あんず会 まつもとクリニック（三重県）

緩和医療

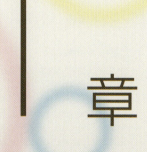

1章

緩和医療

日本の緩和ケアの歴史と展望

志真泰夫
公益財団法人 筑波メディカルセンター 代表理事・在宅ケア事業長
筑波メディカルセンター病院緩和医療科

◆ わが国の緩和ケアの歴史の第1の特徴は，病院内施設としてのホスピス・緩和ケア病棟から始まり，発展してきた．
◆ 第2の特徴として緩和ケアが医療保険に導入され，それが財政的・制度的な基盤となって発展してきた．
◆ 第3の特徴として緩和ケアの対象疾患は主にがんであり，緩和ケアはがん医療の重点課題として政策的に取り組まれるようになっている．
◆ 緩和ケアを専門としない医師や看護師に対する緩和ケアの「基本教育プログラム」が開発され，急速に普及している．
◆ 専門的な緩和ケアを担うホスピス・緩和ケア病棟や病院緩和ケアチームの役割が変化している．
◆ わが国はヨーロッパ諸国や北米，オーストラリアなどに比べて，在宅緩和ケアが立ち遅れている．
◆ わが国は超高齢社会を迎えて，がんに限らず生命を脅かす様々な疾患を持つ患者に対する高齢者の終末期ケア（end-of-life care）を提供することも課題になっている．

緩和ケアの歴史――4つの歴史区分

● わが国のホスピス緩和ケア発展の歴史は，およそ40年余りである．その歴史は，大きく4つの時期に区分できる（**1**）．すなわち，揺籃期，創成期，成長期，発展期である．

揺籃期

● わが国のホスピス緩和ケアの揺籃期は，1973年に柏木哲夫が淀川キリスト教病院で病院内の多職種に呼びかけてはじめた「死に逝く人たちのための組織されたケア」（OCDP：organized care of dying patient）というチームの活動に始まる．これがわが国で最初のホスピスの実践と言ってよい[1]．その意味で，1973年から8年間が，いわば，わが国のホスピス緩和ケアの「揺りかご」の時期（揺籃期）である．

● エリザベス・キューブラ・ロスの『死ぬ瞬間』（On Death and Dying）が1969年にアメリカで出版され，1971年に川口正吉による最初の日本語訳がわが国で出版された．また，現代ホスピスの歴史は，1967年，シシリー・ソンダース（Dame Cicely Saunders）によりロンドンに設立されたセント・クリストファー・ホスピス（St. Christpher's Hospice）に始まると言ってよい[2]．それから遅れること10年，1977年にはわが国最初のこの分野の研究団体「日本死の臨床研究会」が創立さ

Key words
ホスピスあるいはホスピスケア
ホスピスとは，死の過程におけるケアのプログラムであり，地域におけるケアの「場所」である．そして，人生の終わり（the end of life）に関する科学的な考え方の一つでもある．とくに，終末期に関する「宗教的」ではなく，「科学的」な考え方は，イギリスのホスピスが提供するホスピスケアとして，「宗教的なケア」から徐々に「医療的なケア」に移行していく中で形作られていった．

1 わが国のホスピス緩和ケア発展の歴史

揺籃期	1973年	淀川キリスト教病院におけるOCDP (organized care of dying patient) の活動始まる
	1977年	わが国最初の研究団体「日本死の臨床研究会」設立
創成期	1981年	わが国最初の施設，聖隷ホスピス設立
	1987年	WHO編集の『がんの痛みからの解放』翻訳出版
成長期	1990年	医療保険の診療報酬「緩和ケア病棟入院料」新設
	1991年	全国ホスピス・緩和ケア病棟連絡協議会（後に日本ホスピス緩和ケア協会）設立
	1996年	日本緩和医療学会設立
	2002年	診療報酬「緩和ケア診療加算」新設
発展期	2007年	「がん対策基本法」施行，「がん対策推進基本計画」策定
	2012年	「第2期がん対策推進基本計画」策定

れており，国際的に見てわが国のホスピス緩和ケアの取り組みは先達の努力と熱意もあり，決して遅くはない．

創成期

- 1981年に浜松の聖隷三方原病院に「聖隷ホスピス」が長谷川保，原義雄によって開設された．聖隷ホスピス創設に始まったこの10年間はわが国の緩和ケアの歴史における実践開始の時期（創成期）である．聖隷ホスピスは，わが国で最初の「施設としてのホスピス」であり，聖隷三方原病院内のひとつの病棟として開設された．これは，わが国のホスピス緩和ケアのひとつの特徴を表している．すなわち，わが国ではホスピス創設時から病院という医療施設の中に設けられた病棟として健康保険（以下，医療保険とする）の枠内で運営されており，現代ホスピス発祥の国とされるイギリスのように1990年頃までホスピスがイギリスの公的医療制度である国民保健サービス（National Health Service）枠外の介護福祉施設のひとつとして運営されていたことと明らかに異なっている．
- 一方，1987年に武田文和によって「WHO方式がん疼痛治療法」がわが国に紹介された[3]．また，WHOはほぼ同時期にがん疼痛治療法とともにホスピスから発展した「緩和ケアの概念」を国際的に普及させようとしていた．

その結果，「緩和ケア」ということばは1990年前後にわが国に紹介され，その後広く使われるようになった[4]．

成長期

- 1990年以降は，人で言えば少年期のように緩和ケアが急速に成長する時期（成長期）と言える．そのきっかけは，1990年に医療保険の診療報酬に「緩和ケア病棟入院料」が新たに設けられたことである．それによってホスピス・緩和ケア病棟に医療保険による「財政基盤」ができた．イギリスをはじめヨーロッパやアメリカではホスピスは，主として寄付金（donation）を財政基盤として運営されることが多かった．
- 一方，緩和ケアを医療の一部として取り入れた日本，カナダ，オーストラリアなどでは医療保険や公的医療に組み入れて普及が進んだ．わが国で緩和ケアがホスピス・緩和ケア病棟といった施設を中心に急速に発展した理由のひとつはここにある．その意味で，この

Key words

緩和ケアあるいは緩和医療

わが国では，「緩和ケア」と「緩和医療」という用語に明確な使い方の違いはない．緩和ケア（palliative care）は，WHOの定義を基本にして使われているが，緩和医療あるいは緩和医療学（palliative medicine）は国際的にも基本となる定義はなく，緩和ケアにおける医学を中心とした学際的な臨床領域，あるいは学術領域という考え方で使用されることが多い．

2 緩和ケア・アプローチの基本原則

1. 良好なクオリティ・オブ・ライフの重視
2. 全人的アプローチ
3. 患者と家族（介護者）を包含するケア
4. 患者の自律と選択を尊重する態度
5. 率直かつ思いやりのあるコミュニケーション

(NCHSPCS〈Occasional Paper 8〉．Specialist Palliative Care：A Statement of Definitions, 1995[7]より)

期間はわが国の緩和ケアにとって新時代を画する重要な時期であった．

発展期

- 2007年4月の「がん対策基本法」施行とそれに基づく「がん対策推進基本計画」策定は，わが国の緩和ケアが成長期から発展期へと変わる大きな転換点となった[5]．2007年以降，緩和ケアは医療保険の診療報酬のみならず，がん医療政策の重点課題として取り組まれるようになった．そして，緩和ケアを提供する場所はホスピス・緩和ケア病棟だけでなく，病院内の緩和ケアチームという形態で一般病棟へと広がった．今日，緩和ケアは人で言えば青年として自立する時期，すなわち発展期を迎えている．

緩和ケアの現状──基本と専門への分化

- 緩和ケアのわが国における発展の過程で様々なことばや考え方が生まれてきた．特に2000年以降，国際的にも国内的にも緩和ケアの分化が進んだ．
- 揺籃期から成長期までの緩和ケアは，わが国ではおもにホスピス・緩和ケア病棟で提供される「特別で専門的なケア」という理解が一般的であった．発展期になり緩和ケアチームや緩和ケア外来での活動が医療保険で認められるようになり，一般病棟や外来診療でも提供されるケアという理解が徐々に広がってきた．
- そこで，緩和ケアは「基本的な緩和ケア」と「専門的な緩和ケア」に「レベルを分けるという考え方」が提案された[6]．その分化の基礎となる概念として緩和ケア・アプローチ（palliative care approach）という考え方がある．
- 緩和ケア・アプローチとは，主にイギリスで提唱された基本的，専門的緩和ケアを問わず基本とされる5つの主要な原則である[7]（）．
- 第1は，クオリティ・オブ・ライフ（QOL）の重視である．疾患の治療や治癒より生活の質を重視するという考え方である．
- 第2は，全人的アプローチである．緩和ケアを必要とする個人は，一連の医療や社会的援助のニーズを持つ「患者以上の存在」として捉える必要がある．
- 第3は，患者とその人に関わる人たちの両者を包含するケアである．緩和ケアでは，患者を取り巻く人々すなわち「家族と友人」もまた，同様に重視している．
- 第4は，患者の自律と選択を尊重することである．患者が何を望むかを明確にし，その目標の達成を援助する．例えば，療養場所の選択や最後の帰宅は，緩和ケアに携わる人が患者の選択を最大限に尊重し，個別的かつ肯定的に対応する．
- 第5は，率直かつ思いやりのあるコミュニケーションである．緩和ケアは，終末期における予後の告知のような困難な課題について，率直かつ思いやりのある話し合いを通じて，死期の迫った人々を支える．
- わが国では，近年，がんの診断時，およびが

Memo

緩和ケアを推進する組織と団体

緩和ケアに関連する学術団体は，全国規模の団体だけで10団体余りにのぼる．歴史的に最も古い団体は1977年に創立された「日本死の臨床研究会」である．この研究会を母体として，1986年に「日本サイコオンコロジー学会」，1996年に「日本緩和医療学会」が創立された．1987年に看護師を中心に「ホスピスケア研究会」が設立され，そのほか「日本ホスピス・在宅ケア研究会」などの自主的な研究会も全国各地で活発に活動している．また，ホスピス・緩和ケア病棟の協議体として1991年に「全国ホスピス・緩和ケア病棟連絡協議会」（2004年に「日本ホスピス緩和ケア協会」に改称）が設立された．

ん治療の初期から「基本的な緩和ケア」を提供することが提唱されている．そのためには緩和ケアを専門としない医師や看護師，薬剤師等の医療従事者が緩和ケアの基本的な原則について学ぶ必要がある．
- そこで，医師に対する緩和ケアの研修として，厚生労働省は2008年4月に「がん診療に携わる医師に対する緩和ケア研修会の開催指針」と「緩和ケア研修会標準プログラム」を公表した．
- これに基づく医師に対する基本教育プログラム PEACE（palliative care enphasis program on symptom management and assessment for continuous medical education）を日本緩和医療学会，日本サイコオンコロジー学会が協力して開発し，基本的な緩和ケアの普及に取り組んでいる．
- さらに日本緩和医療学会は，2012年4月から小児科医のための緩和ケアの基本教育プログラム CLIC（care for life-threatening illnesses in childhood）を全国の小児がん診療に携わる医師を対象に普及を始めている．
- また，2011年から日本緩和医療学会はアメリカで開発された看護師に対する緩和ケアとエンドオブライフ・ケアの基本教育プログラム ELNEC（end-of-life nursing education consortium）の日本版であるELNEC-Jを開発し，普及を始めている．
- こういった緩和ケアを専門としない医療従事者への基本教育プログラムは，今後わが国に基本的な緩和ケアの普及をもたらし，緩和ケアを実践するための広い基盤を作ることになるであろう．
- 基本的な緩和ケアの普及に伴い，ホスピス・緩和ケア病棟や病院緩和ケアチームの役割は変化してきている．今後，ホスピス・緩和ケア病棟は一般病棟や在宅では対応困難な症状緩和，在宅療養の支援および終末期ケア等を行う専門的な緩和ケア施設としての役割を担うことになる．病院緩和ケアチームは，緩和ケアを専門としない医師や看護師では対応困難な問題を抱える患者への支援，さらにそれらの医療従事者への実践的な職場内教育 OJT（on the job training）を担うことになる．
- 専門緩和ケア（specialist palliative care）を支える臨床的基盤および学術的基盤として緩和医療学（palliative medicine）が注目されている．緩和医療学は，専門緩和ケアにおける実践と理論を統合した臨床領域であり，同時に学問領域と言える．
- 緩和医療学は，第1に人生の終わり（the end of life）に焦点を当てた包括的かつ学際的な医療ケアのアプローチであること，第2に患者と家族をケアの1単位として捉えること，第3にQOLの向上と尊厳の尊重を重視すること，第4に患者と家族の求めることに応えるだけでなく，効果的かつ十分な医療ケアを提供する臨床分野である．
- これらを達成するために系統的なニーズの評価方法，学際的な調査研究，多職種による学際的アプローチ，効果的な教育・研修の方法などが研究され，開発されている．

緩和ケアの展望——がん医療への統合と多様化

- WHOはイギリスや北米におけるホスピス緩和ケアの経験を総括して，1990年に国際的

Key words
エンドオブライフ・ケアあるいは高齢者の終末期ケア
現在は国際的にもわが国でも定まった定義はない．2000年にカナダで公表された「高齢者のためのエンドオブライフ・ケアに関するガイド」が，最初にその定義と内容を体系的に提示した．一方，イギリスではこのようなカナダで用いられている定義とは別に，死亡までおよそ「日から時間の単位」（1週間程度）の時期に提供されるケアとされている．また，アジア・太平洋地域では「エンドオブライフ・ケアという用語は，一般に患者の人生の終わりの週単位，日から時間単位の時期のケアを表しており，いくつかの国では緩和ケアの同義語ともされている」（Asian Oncology Summit 2012）としている．

3 WHOの緩和ケアの定義（2002年）

緩和ケアとは，生命を脅かす疾患による問題に直面している患者とその家族に対して，痛みやその他の身体的問題，心理社会的問題，スピリチュアルな問題を早期に発見し，的確なアセスメントと対処（治療・処置）を行うことによって，苦しみを予防し，和らげることで，クオリティ・オブ・ライフを改善するアプローチである。

緩和ケアは
- 痛みやその他の苦痛な症状から解放する
- 生命を尊重し，死を自然の過程と認める
- 死を早めたり，引き延ばしたりしない
- 患者のためにケアの心理的，霊的側面を統合する
- 死を迎えるまで患者が人生を積極的に生きてゆけるように支える
- 家族が患者の病気や死別後の生活に適応できるように支える
- 患者と家族―死別後のカウンセリングを含む―のニーズを満たすためにチームアプローチを適用する
- QOLを高めて，病気の過程に良い影響を与える
- 病気の早い段階にも適用する
- 延命を目指すそのほかの治療―化学療法，放射線療法―とも結びつく
- 臨床的な不快な合併症の理解とその対応の推進に必要な諸研究を含んでいる

（NPO法人 日本ホスピス緩和ケア協会HP〈http://www.hpcj.org/what/definition.html〉より．英語原文はWorld Health Organization. WHO Definition of Palliative Care[8]を参照）

な緩和ケアに関する定義を公表した．その後，国際的な経験の広がりと後に述べる「支持療法」等の発展を受けて，2002年にWHOは定義を改訂した（3）[8]．

- 改訂のポイントは，第1に緩和ケアが生命を脅かす疾患を持つ患者とその家族の「QOLの向上」のためのアプローチ（方策）になったこと，第2に「苦痛の予防と苦痛の緩和」を通じて「QOLの向上」が達成されること，そして，第3に「緩和ケア・アプローチ」は病気の早い時期に適応することができること，とくにがん治療では延命を目的とする化学療法や放射線療法と共に提供する必要があると明確に定義し直したことである．
- 支持療法あるいは支持的ケア（supportive care）は，当初がん自体またはがん治療に伴う有害な事象（adverse effect）を予防し，管理することとされた．その後，がんと診断されてからの身体的，心理社会的な症状やがん治療に伴う有害事象などのすべての体験を対象とし，リハビリテーションやがん体験者の経験（survivorship）も含んだ広義の考え方に変わってきた．
- 緩和ケアと支持療法あるいは支持的ケアの間には明確な境界はなく，かなりの部分が重なっている．
- その上で近年アメリカでは，緩和ケアは包括的がん医療（comprehensive cancer care）というモデルに基づいて，がんの診断時から必要不可欠な医療の一部として緩和ケアを統合する，という考え方が主流となりつつある．
- 例えば，進行がんや再発がんに対して診断時から緩和ケアの専門医による外来診療や専門看護師による電話相談を提供する早期緩和ケア（early palliative care）はそのひとつの形態とされる．
- わが国では包括的がん医療の体制を作るとともに，地域医療において緩和ケアを必要不可欠な医療として統合する地域緩和ケアネットワーク（palliative care network）の構築が重要な課題となっている．
- わが国はヨーロッパ諸国や北米およびオーストラリアに比べて，在宅緩和ケアが立ち遅れている．今後，その基盤として「地域包括ケアシステム」が作られ，さらに地域の緩和ケアに関する資源がネットワークとして，繋がる仕組みが必要である[9]．
- 超高齢社会を迎えて，がんに限らず「様々な生命を脅かす疾患を持つ患者」に対応する高齢者の終末期ケア（end-of-life care）を提供

することも重要な課題となっている．
- わが国ではがん以外の疾患の患者には医療保険の制度上，緩和ケアや質の高い終末期ケアを提供する仕組みはできていない．
- オーストラリアでは，2004年に緩和アプローチに基づく高齢者の終末期ケアに関するガイドラインが作成された[10]．
- がんに限らず生命を脅かす疾患を持つ高齢者の終末期ケアを提供するためには，地域医療で在宅緩和ケアを必要不可欠な医療として統合することと並行して，人材の育成を行い，ガイドラインなどを整備してゆくことが求められる．

文献

1) 柏木哲夫．死にゆく人々のケア―末期患者へのチームアプローチ．医学書院；1978．
2) 岡村昭彦．定本 ホスピスへの遠い道―現代ホスピスのバックグラウンドを知るために．春秋社；1999．pp14-27．
3) 世界保健機関（編）/武田文和（訳）．がんの痛みからの解放―WHO方式がん疼痛治療法，第2版．金原出版；1996．pp3-41．
4) 世界保健機関（編）/武田文和（訳）．がんの痛みからの解放とパリアティブ・ケア―がん患者の生命へのよき支援のために．金原出版；1993．pp5-6．
5) 厚生労働省HP「がん対策推進基本計画」
   http://www.mhlw.go.jp/bunya/kenkou/gan_keikaku.html（最終アクセス：2017年1月10日）
6) 志真泰夫．がん対策基本法とホスピス緩和ケア．ホスピス緩和ケア白書2012（「ホスピス緩和ケア白書」編集委員会〈編〉）．日本ホスピス・緩和ケア研究振興財団；2012．pp1-5．
7) National Council for Hospices and Specialist Palliative Care Services（Occasional Paper 8）．Specialist Palliative Care：A Statement of Definitions. 1995. pp6-7（London）．
8) World Health Organization. WHO Definition of Palliative Care.
   http://www.who.int/cancer/palliative/definition/en/（最終アクセス：2017年1月10日）
9) Morita T, et.al. Effects of a programme of interventions on regional comprehensive palliative care for patients with cancer：a mixed-methods study. Lancet Oncol 2013；14：638-646．
10) Australian Government. National Health and Medical Research Council：Guidelines for a Palliative Approach in Residential Aged Care. 2006．

緩和医療

がん患者の包括的評価
患者・家族の苦痛を知り，ケアに活かすために

鄭　陽
がん・感染症センター都立駒込病院緩和ケア科医長

- ◆ 進行がんにおける患者体験は複雑であり，身体症状が多彩なうえに，心理，社会，スピリチュアルなど様々な問題を抱えることになる．
- ◆ 緩和医療の目的は，患者の身体的苦痛の軽減とともに，患者とその周りの家族の精神的苦痛を和らげることにあり，多次元的な評価が必要である．
- ◆ 多くの患者はたとえ苦痛を感じていても自発的に訴えることが少なく，医療者も過小評価をしやすいため，多職種での介入やアセスメントツールを用いてより的確な評価を行う．
- ◆ 身体のみならず，個々の患者や家族の全体像を理解することが，ケアに結びつく．

評価の実際

病歴

- 診断までの過程，今までの治療や服用薬剤とその効果や副作用，まだ行っていない治療や使用していない薬剤，既往歴を確認する．
- 既往歴を確認することは，腎機能が低下している患者への鎮痛剤の選択，結核やウイルス性肝炎，消化管潰瘍，糖尿病，精神疾患の既往がある患者へのステロイド使用の是非，などに役立つ．また，消化管潰瘍，胆石，尿管結石などの既往がある場合に，がん関連ではなく既往疾患の悪化に症状が出現することもあるので鑑別と対応に有用である．
- 紹介状など他者からの情報だけではなく，改めて患者や家族から直接聴取する．経過中の感情を同時に聞くことができ，病状認識や希望を知る手がかりになる．
- 事前に持っていた情報との相違から理解不足や否認の存在に気付くことがある．医療スタッフがそれらを適切に認識し対応することが，信頼関係を深める．

身体評価

- これまでの検査値や画像を見直し，現在の症状と照合しながら，かつこれから起こりうる症状を予測しながら診察する．原因を明確化することで新たな治療や対応に結びつく可能性があれば検査を追加する．
- 地域の医療機関と連携し，短期入院疼痛コントロール，神経ブロック，そして緩和照射などが患者のQOL維持や改善に有効な可能性がある．
- 身体所見をとると「久しぶりにお腹を触ってもらった」という言葉をしばしば患者・家族から聞くことがある．診察自体が信頼関係を築くツールとなりうる．

■頭頸部
- 真菌感染や乾燥が食欲不振や悪心の原因であることも多く，舌や口腔粘膜を観察する．

■体幹
- ADLが低下し臥床時間が長くなると体幹背側に水分が貯留し浮腫むことがあるため，

1 PPS (Palliative Performance Scale)

	起居	活動と症状	ADL	経口摂取	意識レベル
100	100％起居している	正常の活動が可能 症状なし	自立	正常	清明
90		正常の活動が可能 いくらかの症状がある			
80		いくらかの症状はあるが努力すれば正常の活動が可能		正常または減少	
70	ほとんど起居している	何らかの症状があり通常の仕事や業務が困難			
60		明らかな症状があり趣味や家事を行うことが困難	時に介助		清明または混乱
50	ほとんど座位か横たわっている	著明な症状がありどんな仕事もすることが困難	しばしば介助		
40	ほとんど臥床		ほとんど介助		清明または混乱または傾眠
30	常に臥床		全介助	減少	
20				数口以下	
10				マウスケアのみ	傾眠または昏睡

左から順にみて，患者に最もあてはまるレベルを決定する．

（森田達也ほか「死亡直前と看取りのエビデンス」医学書院，2015より）

しっかりと着衣を開き背部まで視診触診する．分泌物や胸水も背側に貯留するため，聴診は前胸部のみでなく背側も行う．

■ 四肢
- 橈骨動脈拍動の強弱，末梢冷感やチアノーゼの有無から循環動態を把握する．
- 浮腫がある場合には，血管閉塞やリンパ管障害などによる局所性または片側性か，悪液質または心不全による両側性か，を確認する．

■ 神経障害性疼痛が疑われる場合
- 知覚障害（知覚鈍麻，知覚過敏，アロディニア）や運動障害の有無を診察する．
- 脊椎転移や髄膜播種由来の腰背部痛や下肢痛を認める場合には，麻痺に進行する可能性がある．回避する必要がある場合には，地域の病院と連携し緊急対応を検討する．

■ 骨転移が疑われる場合
- 動作や荷重での疼痛誘発，圧痛，叩打痛を確認する．

Key words
アロディニア
通常では痛みを起こさない刺激によって引き起こされる痛み．「触るだけで痛い」「服が擦れても痛い」などと表現される．知覚神経障害の症状のひとつ．

- 骨折により大きくADLを下げる可能性があり，手術や放射線治療の適応，免荷の工夫について地域のリソースを用いて集学的に検討する．

■ 血液検査
- 高カルシウム血症はがん患者の20～30％に認め，倦怠感や意識障害の原因となる．治療によって症状が改善しうる症候であり，適宜スクリーニングを行う．
- がん患者の高カルシウム血症は，骨転移がなくても，腫瘍細胞からPTHrP（parathyroid hormone-related protein；副甲状腺ホルモン関連蛋白）が産生されることで発生する．
- CRP（C-reactive protein）は腫瘍そのものでも高値を示しうる．これまでの値と比較して短期間での急な上昇を認めた場合は，感染の可能性が高い．

■ 画像検査
- 臨床所見やそれに準じた対応とケアで症状が改善しない場合には，画像検査で再評価することも有用である．

■ 身体機能
- 身体機能を評価することが適切なケアや環境を提供し，介護の充実につながる．
- がん患者の身体機能を表す尺度としてPPS

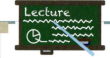

PPI（Palliative Prognostic Index）

PPIは，短期的な予後（週単位）を予測する指標で，死亡直前を予測する指標として使用しやすい（表）．PPS（1），経口摂取量の低下，浮腫，安静時呼吸困難，せん妄の合計得点を算出し，合計スコア＞6で3週間未満の余命である確率70〜80％の精度で予測できる．

評価項目		スコア	注意点
PPS	10〜20	4	詳細は1を参照
	30〜50	2.5	
	≧60	0	
経口摂取量	著明に減少（数口以下）	2.5	消化管閉塞のために高カロリー輸液をしている場合は0点とする
	中程度減少（減少しているが数口よりは多い）	1.0	
	正常	0	
浮腫	あり（血管閉塞による片側性のものは含めない）	1.0	両側に浮腫が認められる場合に1点とする．血管閉塞やリンパ浮腫などで片側性の場合には0点とする
	なし	0	
安静時呼吸困難	あり	3.5	酸素吸入をしていれば苦しくないときは0点とする
	なし	0	
せん妄	あり（原因が薬物単独や臓器障害を伴わないものは含めない）	4.0	がん進行に伴う臓器障害による認知機能障害を想定しており，低活動性せん妄も含む．原因が薬物単独によるものなど臓器障害によらない治療可能性のあるせん妄は含まない
	なし	0	

（Palliative Performance Scale, 1）がある．PPSは予後予測にも有用な尺度である．

■ 予後予測

- 予後を見積もることは，医療者にとっては，全般的な目標設定，新たな検査や治療などの医療的介入の選択，そしてケアの方法の検討に役立つ．
- 感染に対して抗生剤を使うのか，脊椎転移によって下肢麻痺が切迫しているときに手術適応があるのか，鎮静の適応があるのか，など判断を必要とする臨床場面は多々存在する．
- 患者や家族にとっては，先々の心構えをするため，そして個人的な目標や優先順位を設定するための重要な情報である．
- 予測していなかった時期に患者を失うことが家族の抑うつや複雑性悲嘆の原因となることがわかっている．
- 医療者は楽観的な予後予測をする傾向にあり[1]，それを補完するために客観的尺度を用いた方法が研究開発されている．これらのツールは，生存期間と関連している臨床症状や徴候，血液検査データなどを組み合わせることで予後を予測している．
- 代表的な予後予測ツールには，PaPスコア（Palliative Prognostic Score），PPI（Palliative Prognostic Index），PiPSモデル（Prognosis in Palliative Care Study predictor models）がある．いずれも予測精度は概ね70％以上であるが，あくまでも予測で不確かなものと考えて，経過に応じて随時修正する必要がある．また，予測しえない急な変化があることも事実である．非がん患者への適応はない．
- PPI[2]は客観的指標のみで評価し血液検査が不要であることから，簡便であり，多くの医療現場で使いやすい．3週間以内の短期的予後予測に向いている（☞ Lecture）．

希望・目標

- 患者や家族の希望や目標は様々であり，個々で優先順位は異なる．これらを引き出すひとつの方法にopen-ended questionがある．

> 最大の関心事を聞くためには「今一番気がかりなことは何ですか？」や「今一番つらいことは何ですか？」と質問する．身体症状を訴える患者もいれば，予後を聞きたい患者もいる．また，患者自身のことよりも残される家族の心配を挙げる患者もいる．先々の希望や目標，そして心配事を聞くときには「これからどんなふうに過ごしたいと考えていますか？」「先々のことで心配なことはありますか？」と質問する．「苦しまず穏やかに逝きたい」と死を見据えた言葉が聞かれることもあれば，「家に帰りたい」「一度両親に会いに故郷に行きたい」「仕事に復帰したい」など具体的な生活目標を挙げる患者もいる．また，脊髄転移によって下半身麻痺が完成していても「動けるようになりたい」と実現が困難であろう希望を述べる患者もいる．

- 医療者が希望や目標を尋ねて知ることは，患者・家族との信頼関係を深めるとともに，対応の進め方の大きなヒントになる．

症状アセスメント

- 医療者の客観的評価は患者の身体的・精神的苦痛を過小評価する傾向にある[3]．患者がそれらを自発的に訴えることは少ない．
- 患者が自分の苦痛を訴えない理由として，医師の関心事とは違うのではないかという誤解，倦怠感などあって当然で仕方ないという諦め，医師に不満を訴えてはいけないという遠慮，家族に心配かけたくないという思慮，

訴えることによって始まる治療の副作用への懸念，病気の進行が明確化することの不安，などの要因が絡んでいる．症状の強さと苦痛の優先順位は必ずしも一致しないため，患者にとって何が一番つらいのかを十分把握できていない場合もある．
- 問診や診察に加えて，アセスメントツールの利用や多職種評価を行うことで，患者の苦痛をより的確に把握できる．

身体症状のアセスメント

- がん患者の身体症状は，経時的に発症頻度が増し，ひとりの患者に重複して存在する（**2**）．進行がん患者に発症しやすい症状を念頭に入れ，順序立てて問診・診察していく．それぞれの症状について，①発症時期，②部位，③持続性か間欠性かの症状パターン，④性質，⑤強さ，⑥増悪因子と軽快因子，⑦随伴症状，⑧日常生活への影響，を確認する．
- 診断補助ツールとしては，ESAS-r（Edmonton Symptom Assessment System revised）日本語版[4]やMDASI-J（M.D. Anderson Symptom Inventory 日本語版），STAS-J（Support Team Assessment Schedule日本語版）[5]がある（後述）．

精神医学的・心理的アセスメント

- 終末期の抑うつ状態には「気分が落ち込んでいますか？」というひとつの質問で感受性・特異性ともに高いスクリーニング効果がある．診断補助ツールには，つらさと支障の寒暖計[6]などがある．
- ①身体機能が低い，②がん治療中，③緩和されていない身体症状，④社会的サポート不足，⑤精神疾患既往，⑥薬物乱用既往，⑦うつや自殺企図の家族歴，がある患者群では抑うつなどの気分障害のリスクが高い．
- せん妄は，患者や家族にとって苦痛となるだけでなく，患者評価と対応を難しくする．せ

Key words

open-ended question
「はい」「いいえ」でしか答えられないclosed-ended questionに対して，患者に広範な回答の機会を与える質問の方法．

2 がん患者の身体症状の経時的変化

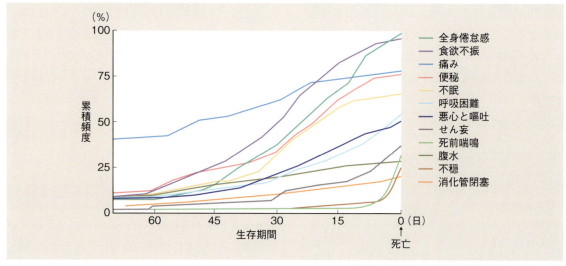

(恒藤暁「最新緩和医療学」最新医学社, 1999より)

ん妄による精神運動不安を身体症状悪化と評価すると, 不要な薬剤が増量され, さらにせん妄を悪化させる可能性がある. 包括的アセスメントによってせん妄の診断を行うことができれば, 最適な介入を導くことができる.
- せん妄には過活動性だけではなく, 低活動性せん妄が存在し, 眠気や抑うつと誤認されしばしば見逃されていることが多いことにも留意する.

意思決定・病状理解についてのアセスメント

- 病気についてどのように説明を聞いてどう対処したいかは, 個人個人によって違いがある. おおよそ, ①悪い情報は詳しく聞きたくない, ②悪い情報でも詳しく聞きたいがどう対処していくかは医療者に決めてほしい, ③悪い情報でも詳しく聞いてどう対処していくか医療者と一緒に決めたい, というものに分けられる.
- 患者や家族がどのように病気を理解し考えているかは, 問診や評価の過程における患者・家族の認識や表出, コーピングスタイルからも明らかになる.

社会的・スピリチュアルな問題についてのアセスメント

- 人は社会において様々な役割を持ちながら生活しているが, 病気によってその役割を果たせないときや役割が変化したときに社会的苦痛が生じる. その中には, 経済的問題, 職の喪失, それらによる患者自身や家族の生活への影響などが存在する. また, 病気の進行は, 自律の喪失, 自己価値観の喪失, 残される家族の心配, などのスピリチュアルペインを引き起こす.
- 社会的またはスピリチュアルな問題を理解するために, 患者の生活史, 学歴, 職歴, 地域社会での役割, 趣味, 宗教, 性格, 人生観や価値観, そして死生観などを把握する.
- 独りで生きてきた人の自律喪失の苦悩, 会社

🎗️ Key words

コーピングスタイル
ストレスに対する対処行動. 個々の患者は病気に対して様々なコーピングスタイルを持っており, 恐れ, 怒り, 逃避, 否認, 合理化などで表現される. 病気になる以前の困難に向き合ったときのコーピングスタイルを患者や近親者から聞くことは, 現在の患者の気持ちや行動を理解するヒントになる.

の先頭に立って働いてきた壮年男性の自己価値観の喪失，「一度死んだ身だから死ぬのは怖くない」という戦争体験者，近親者が苦しんで死んだのを経験し「自分も苦しむのではないか」と先々の死の過程の不安が強い患者，宗教に支えられたコーピングなど，それぞれが経験してきた人生によっても病気や死の捉えかたは違ってくる．
- 患者からだけでなく，家族からみてどんな本人かを聞くことは，患者の他の側面や家族内での役割を知ることができる．
- FACIT-Sp（Functional Assessment of Chronic Illness Therapy-spiritual）は，がん患者のスピリチュアルペインを簡便に調査するために開発されたアセスメントツールである．SpiPas（Spiritual Pain Assessment Sheet）[7]は日本人における望ましい死の構成概念を取り入れて日本で開発され，日常臨床の中で質問しやすい表現を用いており，患者の気がかりや心配事を知るツールとしても有用である．

家族評価

- 緩和ケアは家族もケアの対象としている．がんの進行による患者の変化は家族に精神的苦痛を与え，病的ストレスや家族関係の変化をもたらすこともある．
- 家族とも面談を行い，個々の家族の状態や家族機能を評価すると同時に，心配事を聞き疲れを労う．

家族構成・家族機能・キーパーソン

- 家族の中における社会的役割や心理的役割を確認し，家族内の力動を理解する．
- キーパーソンとは，何か重要事項が起きた際にはじめに連絡する家族を意味するものではなく，もっとも患者と関係性が深く医療方針の決定に大きく影響する人物と考える．

家族のつらさのアセスメント

- 家族のつらさを知るために，患者と同様に，家族の病識，希望と目標，人生観・価値観，コーピングスタイル，死生観（死別体験），家族の既往歴などを知る．

代表的なアセスメントツール

- アセスメントツールは医療チーム内で共通の評価基準となり，経時的なモニタリングや副作用のスクリーニングにも役立つ．

■ ESAS-r 日本語版 ③

- 緩和医療の対象となる患者が頻繁に経験する9つの症状と個々の患者が自由に設定できる10番目の症状の今現在の強度をアセスメントに役立つように開発された自記式ツールである[4]．がん診療連携拠点病院におけるがん患者の苦痛のスクリーニングにおいて，つらさと支障の寒暖計[6]とともに広く用いられつつある．

■ STAS-J

- 終末期がん患者においては，自記やインタビューによる症状評価が困難であることが少なくない．そのために医療者が症状の程度や治療効果を代理評価する必要がある．STAS-Jは個々の患者の苦痛の程度を代理評価し緩和ケアに関するニードに変換して介入につなげるためのツールである[5]．STAS-J症状版では身体症状20項目について5段階で評価し，患者のニードを把握する（☞「痛みの評価」の項の ③ ⟨p.21⟩ を参照）．

■ POS（palliative care outcome scale）

- POSは緩和ケア介入のアウトカムを評価するための尺度として開発された．患者の主観的評価だけではなく，観察者評価としても使用できる．質問票では，身体症状，心理社会的状態，経済的な支えなど様々な援助の提供状況を査定する．また，病院，かかりつけ

3 ESAS-r（エドモントン症状評価システム改訂版）日本語版（ESAS-r-J）

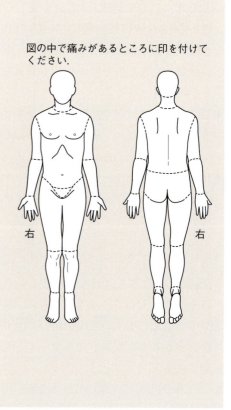

(Yokomichi N, et al. J Pain Symptom Manage 2015[4]より)

医，緩和ケア病棟，デイケア，など様々な異なる状況での有効性が証明されている．現在，日本語版の妥当性を研究中であり，新たな評価尺度となることが期待されている．

文献

1) Lamont EB, Christakis NA. Prognostic disclosure to patients with cancer near the end of life. Ann Intern Med 2001；134：1096-1105.
2) Morita T, et al, The Palliative Prognostic Index：a scoring system for survival prediction of terminally ill cancer patients. Support Care Cancer 1999；7：128-133.
3) Grossman SA, et al. Correlation of patient and caregiver ratings of cancer pain. J Pain Symptom Manage 1991；6：53-57.
4) Yokomichi N, et al. Validation of the Japanese Version of the Edmonton Symptom Assessment System-Revised. J Pain Symptom Manage 2015；50：718-723.
5) Miyashita M, et al. Reliability and validity of the Japanese version of the Support Team Assessment Schedule (STAS-J). Palliat Support Care 2004；2：379-385.
6) Akizuki N, et al. Development of an Impact Thermometer for use in combination with the Distress Thermometer as a brief screening tool for adjustment disorders and/or major depression in cancer patients. J Pain Symptom Manage 2005；29：91-99.
7) 田村恵子ほか（編）．看護に活かすスピリチュアルケアの手引き．青海社：2012．pp27-52．

緩和医療／疼痛

がん疼痛の機序，分類
病態生理から読み解くがん疼痛

浜野　淳
筑波大学医学医療系講師
筑波大学附属病院総合診療グループ

◆ がん疼痛の機序によって，鎮痛薬に対する反応が異なる．
◆ 持続痛と突出痛によって，鎮痛薬の種類，レスキューの内服方法が変わってくる．
◆ 定時鎮痛薬の切れ目の痛みと突出痛を見分けることで，定時鎮痛薬の増量の必要性，レスキューの使い方が判断できる．

がん患者にみられる痛み

- がん疼痛の有病率は，積極的がん治療中で59％，進行がん・終末期で64％と病期による差はない[1]．
- 全てのがん種で50％以上の患者に痛みが発生し，最も頻度が多いのは頭頸部がんの70％とされている[1]．
- がん患者にみられる痛みは「がんによる痛み（がん疼痛）」，「がん治療による痛み」，「がん・がん治療と直接関係のない痛み」に分類される．
- がん疼痛には，「膵臓がんなどによる上腹部の痛み」，「直腸がんなどによる会陰部の痛み」，「腸腰筋へのがん浸潤による痛み（悪性腸腰筋症候群）」，「消化管閉塞による痛み」などのように特定の病態に特徴的な痛みがある（**1**）．
- がん治療による痛みとして，「開胸術後疼痛症候群」，「乳房切除後疼痛症候群」，「化学療法誘発末梢神経障害に伴う痛み」，「放射線照射後疼痛症候群」などがある．
- がん・がん治療と直接関係のない痛みとして，もともと患者が有していた疾患（変形性関節症，脊柱管狭窄症など）による痛み，新たに合併した疾患（胃潰瘍，帯状疱疹など）による痛み，がんにより二次的に生じた疾患（褥瘡など）による痛みがある．

1 特定の病態によるがん疼痛

病態	痛みの特徴
膵臓がんなどによる上腹部の痛み	・上腹部・背部の局在がはっきりしない鈍痛 ・仰臥位で増悪し，座位や前屈になることで改善
直腸がんなどによる会陰部の痛み	・疼くような持続痛が座位や立位で増悪 ・膀胱攣縮に伴う頻尿を伴うことがある
腸腰筋へのがん浸潤による痛み	・鼠径部・大腿・膝の痛み ・股関節の伸展で痛みが増悪
消化管閉塞による痛み	・腹部膨満感を伴い，消化管の攣縮に伴う痛み

（日本緩和医療学会〈編〉「専門家をめざす人のための緩和医療学」南江堂，2014, p65を参考に作成）

がん疼痛の神経学的機序による分類

- がん疼痛は神経学的機序によって侵害受容性疼痛である体性痛，内臓痛と神経障害性疼痛に分類される（**2**）．
- がん疼痛は，複数の神経学的機序が混在して

2 がん疼痛の神経学的機序による分類

	障害部位	病態の例	痛みの特徴	鎮痛薬の効果
体性痛	・皮膚，骨，関節，筋肉，結合組織などの体性組織	・骨転移に伴う骨破壊 ・術後早期の創部痛	・局在が明瞭 ・持続痛が体動で増悪する	・非オピオイド鎮痛薬，オピオイドが有効 ・体動時痛に対するレスキューの使い方が重要
内臓痛	・食道，大腸などの管腔臓器 ・肝臓，腎臓などの被膜を持つ固形臓器	・管腔臓器の内圧上昇 ・臓器被膜の急激な進展	・局在が不明瞭 ・深く絞られるような，押されるような痛み	・非オピオイド鎮痛薬，オピオイドが有効
神経障害性疼痛	・末梢神経，脊髄神経，視床，大脳などの痛みの伝導路	・がんによる神経叢への浸潤 ・脊椎転移による脊髄圧迫	・神経支配領域のしびれを伴う痛み ・電気が走るような痛み	・非オピオイド鎮痛薬，オピオイドが効きにくいことがある ・鎮痛補助薬が必要となることが多い

(日本緩和医療学会 緩和医療ガイドライン作成委員会〈編〉「がん疼痛の薬物療法に関するガイドライン(2014年版)」を参考に作成)

3 患者からみた痛みのパターン

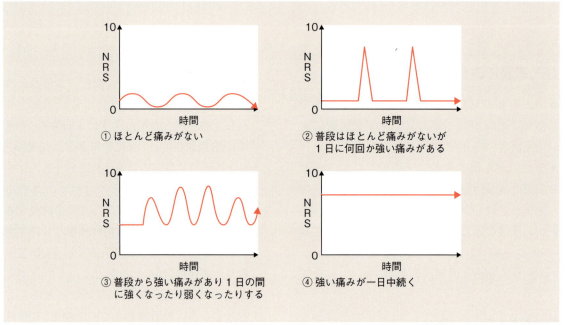

(日本緩和医療学会 緩和医療ガイドライン作成委員会〈編〉「がん疼痛の薬物療法に関するガイドライン(2014年版)」p23より)

いることが多い．
- 痛みの神経学的機序によって鎮痛薬の効果に違いがあるため，がん疼痛の神経学的機序を判断することは治療方法を考えるうえでも重要である(2)．

がん疼痛の痛みのパターンによる分類

- 痛みの持続時間，出現様式によって持続痛と突出痛に分類される．
- 持続痛は，「24時間のうち12時間以上経験される平均的な痛み」として表現される．
- 鎮痛薬によって緩和されている持続痛と鎮痛薬が不十分もしくは痛みの急速な増強のために緩和されていない持続痛に分けられる．
- 持続痛と突出痛の組み合わせによって4通りの痛みのパターンが考えられる(3)．
- 痛みのパターンによって鎮痛薬の種類，内服

4 突出痛のサブタイプ

	体性痛	内臓痛	神経障害性疼痛
予測できる突出痛*	・歩行，立位，坐位保持などに伴う痛み（体動時痛）	・排尿，排便，嚥下などに伴う痛み	・姿勢の変化による神経圧迫，アロディニアなどの刺激に伴う痛み
予測できない突出痛			
痛みの誘因があるもの*	・ミオクローヌス，咳など不随意な動きに伴う痛み	・消化管や膀胱の攣縮などに伴う痛み（疝痛など）	・咳，くしゃみなどに伴う痛み（脳脊髄圧の上昇や，不随意な動きによる神経の圧迫が誘因となって生じる）
痛みの誘因がないもの	・特定できる誘因がなく生じる突出痛		
定時鎮痛薬の切れ目の痛み	・定時鎮痛薬の血中濃度の低下によって，定時鎮痛薬の投与前に出現する痛み		

* 痛みの誘因のある「予測できる突出痛」と，「予測できない突出痛」のうち「痛みの誘因があるもの」をあわせて，「随伴痛」と呼ぶことがある．

（日本緩和医療学会 緩和医療ガイドライン作成委員会〈編〉「がん疼痛の薬物療法に関するガイドライン（2014年版）」p24より）

方法や鎮痛薬の増量・変更の必要性を判断できる．
- 突出痛は特徴に合わせて，いくつかのサブタイプに分類されることが提案されているが，国際的な定義はない．
- 突出痛の治療に反映するためのサブタイプとして「予測できる突出痛」，「予測できない突出痛」，「定時鎮痛薬の切れ目の痛み」に分けることが提案されている（4）．
- 予測できない突出痛と定時鎮痛薬の切れ目の痛みを区別できるとレスキューの使い方，定時鎮痛薬の増量の必要性が判断できる．

神経障害性疼痛の分類

- 神経障害性疼痛は「がんによる神経障害性疼痛」，「がん治療による神経障害性疼痛」，「がん・がん治療と直接関係のない神経障害性疼痛」に分類される．
- 神経障害性疼痛は，障害される神経の部位によって「灼けるような痛み」や「槍で突き抜けるような痛み」，「電気が走るような痛み」と表現される．
- がんによる神経障害性疼痛は，神経障害を示唆する損傷や病態があり，痛みの範囲が神経解剖学的に妥当である場合に判断される．
- がん治療による神経障害性疼痛として多いのは，化学療法による末梢神経障害であり，四肢末梢の感覚障害を伴う痛みがみられる．
- がん・がん治療と直接関係のない神経障害性疼痛としてみられるのは，帯状疱疹後神経痛，糖尿病性神経障害，脊柱管狭窄症などである．

文献

1) van den Beuken-van Everdingen MHJ, et al. Prevalence of pain in patients with cancer：a systematic review of the past 40 years. Ann Oncol 2007；18：1437-1449.

参考文献

- 日本緩和医療学会 緩和医療ガイドライン作成委員会（編）．がん疼痛の薬物療法に関するガイドライン（2014年版）．金原出版；2014．
- 日本緩和医療学会（編）．専門家をめざす人のための緩和医療学．南江堂；2014．

緩和医療/疼痛

痛みの評価
鎮痛薬の投与をする前に痛みの評価を行う

足立誠司
鳥取市立病院総合診療科/地域医療総合支援センター長

- 痛みの評価は，患者自身の訴えを信じることから始まる．
- 痛みを訴える患者に対して，評価なしで鎮痛薬を投与しない．
- 痛みの原因，痛みのパターンや強さ，日常生活への影響などの評価を行い，適切な鎮痛薬を選択する．
- 鎮痛薬使用後も痛みの評価や日常生活への支障・満足度の評価を継続することが大切である．

- 痛みの評価は，主に「痛みの原因の評価」と「痛みの評価」の2つがある．
- 病歴，身体診察，画像所見，血液検査所見などを組み合わせて，痛みの原因について評価を行う．がん患者が痛みを訴えた場合，すべてがんによる痛みとは限らないため，がん以外の痛みの出現する疾患についても鑑別を行う．
- 心理・社会的な要因が痛みへ影響している可能性についても配慮が必要である．
- 痛みの評価を行う目的は，良好な疼痛緩和を図り，患者・家族のQOLの向上を目指すことである．すなわち，良好な疼痛緩和を行うためには，痛みを適切に評価する必要がある．
- 痛みは患者の主観的な症状であり，医療者が適切な評価を行い，鎮痛薬の選択や治療効果判定をすることで最終的に患者・家族のQOLを高めていくことができる．

痛みの原因の評価

- 痛みの原因を評価する際には，病歴，身体診察，画像所見，血液・尿検査などから総合的な視点でアプローチする必要がある．
- 評価のためにすべての検査を行うのではなく，本人の全身状態や希望，予後などを勘案し，適切な組み合わせで痛みの原因の評価を行うことが肝要である．

病歴

- 詳細な病歴を問診し，痛みに関連する疾患や病態について確認する．
- 疾患の診断，治療歴を確認し，痛みの原因について評価を行う．
- 心理・社会的な要因が痛みの閾値に影響している可能性も配慮しながら問診を行う．

身体診察

■視診
- 診察室に入ってくる様子（歩行の可否，麻痺の有無，痛みをかばう姿勢など）を観察する．
- 痛みの出る姿勢や痛みの改善する姿勢について確認する．
- 痛みの原因（蜂窩織炎，褥瘡，帯状疱疹など）となる皮膚病変の有無について確認する．

■触診
- 痛みのある部位の触診を行い，圧痛，皮膚の

1 デルマトーム

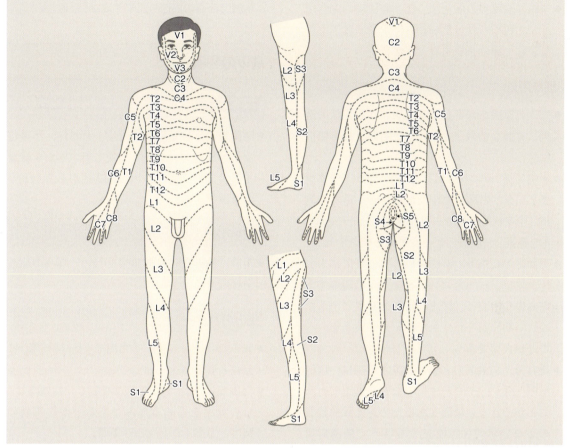

(日本緩和医療学会 緩和医療ガイドライン作成委員会〈編〉「がん疼痛の薬物療法に関するガイドライン(2014年版)」[1)]p30より)

熱感，腫瘍など病変の有無について診察を行う．
- 知覚低下や知覚過敏など異常知覚についても確認する．
- 反跳痛や筋性防御など内臓の関連痛に伴う圧痛についても評価を行う．

■打診
- 聴診で呼吸音が減弱していれば，胸水貯留の有無について打診を行う．
- 肋骨脊椎角部の叩打痛があれば，腎周囲の炎症が想起される．
- 骨転移に伴う痛みでは，転移部に一致した圧痛や叩打痛を認める．

■聴診
- 胸膜炎による痛みの場合，胸膜摩擦音を聴取する．
- 腹部の腸蠕動音や血管雑音など痛みに関連する疾患を念頭において聴診を行う．

■神経所見
- 脳・脊髄，神経根，末梢神経の障害による神経障害性疼痛の有無について評価を行う．
- 障害神経支配領域に一致したしびれ感を伴う痛みが特徴である．
- 神経根での障害は，デルマトームに一致した知覚低下，知覚異常を伴うため，デルマトームを理解しておくことが大切である（1）．
- 神経根の障害では，神経支配領域の筋力低下

や腱反射の低下を伴うことが多い．
- 末梢神経障害の場合は，化学療法後の副作用として認められ，左右対称の手袋・靴下型のしびれ・痛みを呈することが多い．

画像所見

- 痛みの原因を探索し，疼痛緩和治療方法の選択に有益な情報が得られると判断される場合に行う．
- 単純X線，エコー，CT，MRI，骨シンチグラフィーなどの種々の検査があるが，患者の希望，全身状態や検査を行うメリット，デメリットを勘案して検査の組み合わせを検討する．
- 脊髄圧迫症候群，病的骨折，消化管閉塞などオンコロジー・エマージェンシーに関連する痛みについては，緊急的処置を必要とするため，早期診断を行う上で緊急画像検査を行うことが大切である．
- 総合医，開業医の立場で診療する際は，CT，MRI，骨シンチグラフィーなどを緊急で行うことができない場面もあるため，比較的侵襲の少ない単純X線検査，エコーで痛みの原因を推察することが求められ，追加情報が必要な際は適切なコンサルテーションが求められる．

血液・尿検査

- 血液・尿検査のみで痛みの原因を判断できることは少なく，補助的な役割を持つ．
- 感染症に伴う痛み（蜂窩織炎，胸膜炎，急性腎盂腎炎，胆道感染症など）では，それぞれの感染症に関連した血液，生化学検査，尿所見異常がみられる．
- 骨転移では，高カルシウム（Ca）血症，ALP高値などを伴っていることが多い．

Key words
オンコロジー・エマージェンシー
脊髄圧迫症候群，硬膜外転移，病的骨折，脳転移，髄膜転移，感染症に関連した痛み，消化管の閉塞・穿孔・出血．

- このように血液・尿検査は，参考所見となるが，単独で痛みの原因を同定することは難しい．

痛みの評価

痛みの経過

- 時間単位，日単位，週単位，月単位，年単位など，痛みがいつから出現しているかを確認する．また，痛みの出現に誘因があるかどうかも確認する．

痛みの部位

- 視診，触診など身体診察を行い，痛みの原因を探索する．

痛みのパターン

- 痛みのパターンは，「突出痛」と「持続痛」に分けられる．
- 突出痛は一過性の痛みの増強で，持続痛は1日の大半を占める痛みである（「がん疼痛の機序，分類」の項〈p.16〉参照）．
- 患者の痛みのパターンを理解することで，疼痛治療薬の選択や調整に役立てることができる．
- 突出痛については，レスキュー薬の使用が中心となり，レスキュー薬を上手に使うための患者説明が大切となる．
- 骨転移に伴う突出痛であれば，放射線治療など薬物療法以外の治療についても検討が必要となる．
- 持続痛については，定期投与の鎮痛薬の増量やWHO 3段階除痛ラダーに添って痛みの強

Key words
突出痛
持続痛の有無や程度，鎮痛薬治療の有無にかかわらず発生する一過性の痛みの増強．

レスキュー薬
疼痛時に臨時に追加する臨時追加投与薬．

2 痛みの強さの評価法

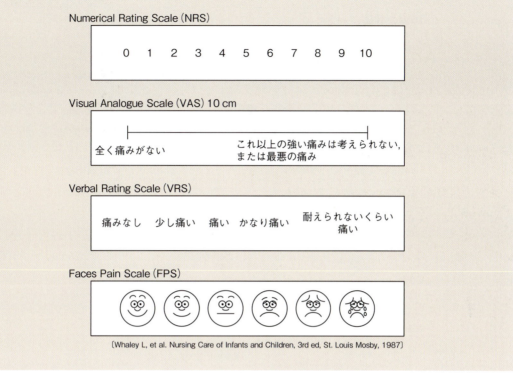

(日本緩和医療学会 緩和医療ガイドライン作成委員会〈編〉「がん疼痛の薬物療法に関するガイドライン(2014年版)」[1] p32より)

さに応じたオピオイドの種類を選択する.

痛みの強さ

■患者自身による痛みの強さの評価
- NRS(Numerical Rating Scale), VAS(Visual Analogue Scale), VRS(Verbal Rating Scale)は, 評価方法としての信頼性, 妥当性ともに検証され, 臨床現場で多く用いられている(2).
- NRSは, 痛みを0から10の11段階に分け, 痛みが全くないものを0, 考えられるなかでも最悪の痛みを10として, 痛みの点数を表す方法である.
- VASは, 100 mmの線の左端を「全く痛みなし」, 右端を「最悪の痛み」とした場合に, 患者に痛みの強さを図示してもらう方法である.
- VRSは, 痛みの強さを表す言葉を順に並べて, 患者に選んでもらう方法である.

3 STAS-Jにおける痛みの評価

0	なし
1	時折の,または断続的な単一の痛みで,患者が今以上の治療を必要としない痛みである
2	中程度の痛み.時に調子の悪い日もある.痛みのため,病状からみると可能なはずの日常生活動作に支障をきたす
3	しばしばひどい痛みがある.痛みによって日常生活動作や物事への集中力に著しく支障をきたす
4	持続的な耐えられない激しい痛み.他のことを考えることができない

痛みが患者に及ぼす影響を0~4の5段階で評価する.
(Support Team Assessment Schedule 日本語版[2] より)

- FPS(Faces Pain Scale)は, 現在の痛みに一番合う顔を患者に選んでもらい, 痛みの評価を行う方法である. 3歳以上の小児の痛みの評価において有用性が報告されている.
- 臨床現場では, NRSが利用されることが多い.

4 疼痛の評価シート

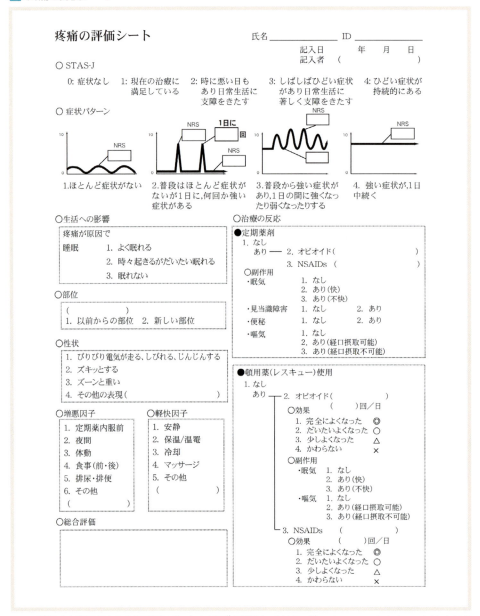

(「緩和ケア普及のための地域プロジェクト」HP[4]〈評価ツール〉http://gankanwa.umin.jp/pamph.html より)

■ **医療者による痛みの強さの評価**
- 医療者が痛みの強さを代理評価する方法として，信頼性・妥当性の確認された尺度にSTAS-J(Support Team Assessment Schedule 日本語版)がある．3の0～4の5段階で医療者が評価する方法である．もともとは臨床監査のためのツールとして開発され，患者に負担をかけずに評価を行うことができる利点がある．

痛みの軽快・増悪因子
- 痛みが和らぐ因子(保温，マッサージ，冷却など)，強くなる因子(動作，不眠，排泄，不安，抑うつなど)について確認する．

- 痛みが強くなる因子をなるべく避け，痛みが和らぐ方法を取り入れる．
- 周囲の人々の共感，人とのふれあいなどが閾値を高めて痛みを緩和させるため，介護者と共に痛みが緩和できる方法を一緒に考えていくような支持的・共感的な関わりも大切である[3]．

痛みによる日常生活への支障

- 痛みによる日常生活への支障について確認する．
- 特にがん疼痛治療の第一目標である夜間の睡眠ができているかを確認する．第二目標が安静時の痛みの消失，第三目標が体動時の痛みの消失となっている．
- 「緩和ケア普及のための地域プロジェクト」[4]のホームページから「生活のしやすさに関する質問票」がダウンロードできるため，地域の共通ツールとして活用できる．

鎮痛薬使用後の治療効果や満足度の評価

- 痛みの評価後に鎮痛薬が開始となるが，治療後の反応を確認する．
- 痛みの改善程度の評価だけでなく，副作用（例えばオピオイドの使用であれば，三大副作用の便秘，悪心，眠気）についての評価も同時に行う．
- 痛みの増強時に使用するレスキュー薬が処方されていれば，レスキュー薬の使用状況やレスキュー薬服用後の疼痛の改善についての評価も行う．
- 疼痛緩和が本人のQOL向上に繋がっているかどうかが重要となるため，本人の満足度についても確認することが大切である．
- このような評価項目をまとめて記入する評価シートとして，「緩和ケア普及のための地域プロジェクト」[4]が作成している「疼痛の評価シート」(4)や「痛みの経過シート」を活用することもできる．

文献

1) 日本緩和医療学会 緩和医療ガイドライン作成委員会（編）．がん疼痛の薬物療法に関するガイドライン（2014年版）．金原出版；2014．
2) STAS Working Group Japan（代表 的場和子）．Support Team Assessment Schedule 日本語版（STAS-J）．http://plaza.umin.ac.jp/stas/
3) Twycross R, Wilcock A（著）/武田文和（監訳）．トワイクロス先生のがん患者の症状マネジメント．医学書院；2003．pp17-18．
4) 「緩和ケア普及のための地域プロジェクト」HP http://gankanwa.umin.jp/

緩和医療/疼痛

非オピオイド鎮痛薬，弱オピオイド
疼痛対策の始まりは非オピオイド鎮痛薬から

井上　彰
東北大学大学院医学系研究科緩和医療学分野教授

- ◆ がん疼痛に対する薬物療法の基本は，有効な薬剤を「定期的に十分量」用いることである．
- ◆ 最初の治療としては原則的に非オピオイド鎮痛薬から開始し，効果が不十分な場合に「それらを継続しながら」オピオイド鎮痛薬へと移行する．
- ◆ 患者の臓器機能や治療内容をふまえて，安全性の面からも適切な薬剤を選択する．

非オピオイド鎮痛薬

- オピオイド以外の鎮痛薬の総称であり，アセトアミノフェンと非ステロイド性消炎鎮痛薬（non-steroidal anti-inflammatory drugs：NSAIDs）のことを指す（ **1** ）．
- WHO（世界保健機関）が推奨する「がん疼痛治療法」では，それまで鎮痛薬が投与されていない軽度の痛みのあるがん患者に対して最初に用いるべき鎮痛薬とされている．特に，骨転移による痛みに代表される体性痛に有効性が高い．
- アセトアミノフェンは国際的に最も基本とされる鎮痛薬であり，用いる際には2,000 mg/日以上の十分な用量で定期的に投与する（1回200〜400 mgの投与で早計に「効果なし」と判断すべきではない）．
- アセトアミノフェン，NSAIDsともに経口薬以外に注射薬，坐剤があるため，患者の病態に応じて投与経路を柔軟に選択することが望ましい．
- NSAIDsの主な副作用として **2** が挙げられ，胃潰瘍や出血傾向，腎機能障害を有する患者には用いない．消化管に問題がない患者においてもNSAIDsの定期使用時にはプロトンポンプ阻害薬などの胃潰瘍予防薬を併用する．一方，アセトアミノフェンでは重篤な副作用は少ないとされるが，肝機能障害のリスクがあるため同障害を有する患者には原則として用いない．
- 非オピオイド鎮痛薬は，がん治療の比較的早い段階から長期間にわたって用いられることが多いため，他の薬剤との相互作用の影響にも十分な注意が必要である（ **3** ）．

Point
アセトアミノフェンはNSAIDsではないため，NSAIDsとの併用も可能である．
近年登場した500 mg製剤を用いれば最大用量でも1日8錠で済み，200 mg製剤20錠と比べて利便性が大幅に改善する．

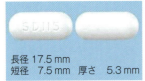
長径 17.5 mm
短径 7.5 mm　厚さ 5.3 mm
カロナール®500 mg錠

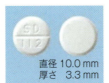
直径 10.0 mm
厚さ 3.3 mm
カロナール®200 mg錠

Memo
ガイドライン等で推奨される胃潰瘍予防薬として，プロスタグランジン製剤，プロトンポンプ阻害薬，H₂受容体拮抗薬が挙げられるが，エビデンスレベルが高いのは前2者であり，特にプロトンポンプ阻害薬は1日1回投与でよいので利便性も高い．

1 主な非オピオイド鎮痛薬

薬品名	投与経路	1日用量	胃腸障害
アセトアミノフェン	経口・静注・坐剤	2,000〜4,000 mg（分4）	−
NSAIDs（非ステロイド性消炎鎮痛薬）			
COX-2選択性			
セレコキシブ	経口	200〜400 mg（分2）	±
COX-2非選択性			
ロキソプロフェンナトリウム	経口	180 mg（分3）	+
ジクロフェナクナトリウム	経口（徐放カプセル）	75 mg（分2）	++
	坐剤	1回25〜50 mg（1〜2回）	++
フルルビプロフェンアキセチル	静注	75〜150 mg（分3）	+

2 NSAIDsの主な副作用

部位等	身体症状
消化管	腹痛，悪心，食欲不振，胃潰瘍，消化管出血，下痢
腎臓	腎機能障害・腎不全，ネフローゼ症候群，間質性腎炎
血小板	出血傾向（血小板活性化阻害）
中枢神経系	頭痛，めまい，錯乱，けいれん
アレルギー	気管支喘息増悪，ショック，血管浮腫

3 主なNSAIDsの薬物相互作用

薬剤	作用が増強する併用薬	作用が減弱する併用薬
セレコキシブ	ワルファリン，ペメトレキセド	ACE阻害薬，ループ利尿薬，サイアザイド系利尿薬
ロキソプロフェンナトリウム	ワルファリン，ペメトレキセド スルホニル尿素（SU）薬	ループ利尿薬，サイアザイド系利尿薬
ジクロフェナクナトリウム	ワルファリン，ペメトレキセド メトトレキサート	ループ利尿薬，サイアザイド系利尿薬
フルルビプロフェン*	ワルファリン，ペメトレキセド	ループ利尿薬，サイアザイド系利尿薬

*一部のニューキノロン系抗菌薬（ロメフロキサシン，ノルフロキサシン，プルリフロキサシン）と併用禁忌．

- 各薬剤については，1日最大用量まで用いていない場合は，余った用量分を疼痛時の臨時追加投与（レスキュー・ドーズ）として用いることが可能だが，それでも疼痛制御が不十分な場合は，速やかに第2段階（オピオイド鎮痛薬の使用）への移行を検討する．

ここに注目 疼痛の増強にあわせて効力の高いオピオイド鎮痛薬を用いる際にも，それまで用いていた非オピオイド鎮痛薬を中止すべきではない（非オピオイド鎮痛薬とオピオイド鎮痛薬の併用は相乗効果をもたらすため）．

弱オピオイド鎮痛薬

- WHO除痛ラダーの第2段階とされるが，鎮痛効果をもたらす投与量に上限（天井効果）があるため，中等度以上の痛み（NRSで4〜6に相当する痛み）と判断された場合は，第2段階を飛ばして第3段階の強オピオイド鎮痛薬への移行を検討してもよい．

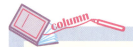

WHO方式がん疼痛治療法

　全世界のがん患者を痛みから解放すべく作成された「がんの痛みからの解放」の第2版が1996年にWHOから出版された[1]．同書においては，神経ブロックなど薬物療法以外の鎮痛法や心理社会的支援なども含めた包括的な鎮痛対策が示されているが，基本的な薬物療法に関しては以下の5つの原則に沿って鎮痛薬を用いることが推奨されている．

1. 経口投与を基本とする（by mouth）
2. 時間を決めて定期的に投与する（by the clock）
   ※「毎食後」ではなく，「8時間毎」「12時間毎」などとする
3. 除痛ラダー（右図）に沿って痛みの強さに応じた薬剤を選択する（by the ladder）
4. 患者に見合った個別的な量を投与する（for the individual）
5. 患者に見合った細かい配慮をする*（with attention to detail）

*臓器機能や合併症に合わせた薬剤選択，レスキュー・ドーズ（「オピオイド鎮痛薬，オピオイドスイッチング」の項〈p.28〉参照）の用法用量などに関して

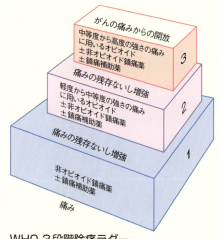

WHO 3段階除痛ラダー

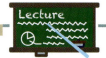

NSAIDsとCOX-2選択性

　NSAIDsは，炎症部位におけるプロスタグランジン（prostaglandin：PG）の産生を，律速酵素であるシクロオキシゲナーゼ（cyclooxygenase：COX）を阻害することで抑制し，抗炎症・鎮痛作用を発揮する．さらには，発熱時に視床下部で産生されるPGE_2の合成を阻害することで解熱作用も有する．COXは胃粘膜上皮細胞を含む大部分の正常細胞に発現しているCOX-1と，炎症性サイトカインや炎症性メディエーターによって誘導されるCOX-2に大別される．セレコキシブなどCOX-2選択性が高い薬剤は，胃潰瘍は生じにくいとされており安全性に優れている（ただし，選択的COX-2阻害薬であっても前述の胃潰瘍予防薬は併用すべきである）．一方で，鎮痛効果としてはジクロフェナクナトリウムの方が優れるとされており，症状の強さとリスク&ベネフィットのバランスをふまえて薬剤を選択する．

- コデインはWHOがん疼痛治療法でも示される代表的な弱オピオイド鎮痛薬であり，経口投与された薬剤が体内で代謝されモルヒネとなって作用する．1回20〜30 mgを1日4回から開始し，鎮痛効果と副作用（悪心・嘔吐，便秘，眠気，など）を評価しながら適宜増減する（360 mg/日が効果の上限とされている）．

- トラマドールはWHOがん疼痛治療法でコデインの代替薬として挙げられている弱オピオイド鎮痛薬であり，100〜300 mg/日を1日4回に分けて内服する．オピオイド受容体（μ受容体）のアゴニスト作用のほか，セロトニン・ノルアドレナリン再取り込み阻害の機序により，神経障害性疼痛にも有効とされてい

る.
- 弱オピオイド鎮痛薬を十分量用いたうえでも疼痛緩和が十分なされない場合には,除痛ラダーの第3段階である強オピオイドの使用へと移行する(強オピオイドとの換算は「オピオイド鎮痛薬,オピオイドスイッチング」の項〈p.31〉を参照).

文献

1) WHO. Cancer Pain Relief, 2nd ed. World Health Organization;1996/世界保健機関(編)/武田文和(訳).がんの痛みからの解放―WHO方式がん疼痛治療法,第2版.金原出版;1996.
2) 日本緩和医療学会 緩和医療ガイドライン作成委員会(編).がん疼痛の薬物療法に関するガイドライン(2014年版).金原出版;2014.
3) 日本医師会(監修).がん緩和ケアガイドブック.青海社;2010.
4) 日本緩和医療学会(編).専門家をめざす人のための緩和医療学.南江堂;2014.

緩和医療/疼痛

オピオイド鎮痛薬，オピオイドスイッチング
WHO方式に沿って個々の患者に最適な薬剤選択を

井上　彰
東北大学大学院医学系研究科緩和医療学分野教授

◆ 患者の病態に沿った薬剤と投与経路（経口・静注・皮下注・経皮）の選択を行う．
◆ 疼痛の程度に応じて適切に定期投与薬とレスキュー・ドーズの用量を設定する．
◆ オピオイドの効果が減弱したり，副作用の対処に難渋する際には，オピオイドスイッチングによる解決も検討する．

オピオイド鎮痛薬の導入

- 中等度以上の痛みを有する患者ではオピオイド鎮痛薬の使用を積極的に検討する．その際には，既に用いられている非オピオイド鎮痛薬もそのまま継続する（相乗効果が期待できるため）．
- オピオイド鎮痛薬は，WHO方式がん疼痛治療法の5つの原則（☞「非オピオイド鎮痛薬，弱オピオイド」の項の **Column** 〈p.26〉参照）をふまえつつ，個々の患者の病態に合わせた薬剤と投与経路の選択を行う（）．
- 腎障害を有する患者に対してモルヒネの投与は避ける（活性代謝産物であるモルヒネ-6-グルクロニド（M6G）が腎排泄であるため）．
- イレウスを合併している患者に消化管からの吸収が必要な経口薬は用いず，皮膚全体に炎症その他の病変を有する患者に経皮薬は用いない．
- 体格が小さい者や高齢者，全身状態不良例には少量から開始する．
- 生じやすい副作用（便秘や悪心・嘔吐）についての対策（患者への説明，予防薬の併用）も忘れずに行う（詳細は「オピオイドの副作用」の項〈p.34〉を参照）．
- 長時間作用する徐放性製剤の定期投与で安静時に続く疼痛（持続痛）の軽減を図り，速放性製剤（short acting opioid：SAO）による臨時追加投与（レスキュー・ドーズ；以下レスキュー）で突出痛に対応する．
- 痛みがなく夜眠れることを第一の目標とし，次は安静時の痛みを取ること，さらに動いても痛みがないことを目標とする．

Key words
オピオイド
アヘンが結合するオピオイド受容体（μ，δ，およびκが存在する）と親和性を示す化合物の総称．モルヒネ，オキシコドンほか多くのオピオイドによる鎮痛作用は主にμオピオイド受容体を介して発現する．モルヒネ，コデインなどはアヘンに含まれ，オキシコドンやフェンタニルなどはそれらをもとに合成したものである．

Memo
ブプレノルフィンやペンタゾシンも，部分作動薬としてオピオイド受容体に作用する薬剤であるが，他のオピオイドの存在下では拮抗的に作用することや，天井効果があることから，がん患者の疼痛管理に必須な薬剤とは言えないため本項では詳細を省く．

定期投与とレスキュー

- レスキューはオピオイドの使用に際して常に意識すべき概念である．
- レスキューの1回量は，経口薬の場合，1日

1 主なオピオイド鎮痛薬

薬品名	投与経路	特徴，注意事項
モルヒネ	経口，注射，坐剤	最もエビデンス豊富，安価，腎障害では使用不可
オキシコドン	経口，注射	モルヒネより副作用が軽い
フェンタニル	経皮，注射，舌下・口腔粘膜	副作用が軽い
メサドン	経口	難治性疼痛に有効，慎重な副作用管理が必要
タペンタドール	経口	神経障害性疼痛にも有効

2 定期投与量に応じたレスキュー・ドーズの一覧

定期投与量 (mg/日)				レスキュー・ドーズ (mg/回)		オキシコドン散
モルヒネ	オキシコドン	タペンタドール	フェンタニル	モルヒネ		
経口	経口	経口	経皮	経口	坐剤	経口
	10				2.5	
20	15			5	5	2.5
30	20	100	0.3*1	5	5	2.5～5
60	40	200	0.6*1	10	5～10*2	5～10
120	80	400	1.2*1	20	10*2	10～15

*1 フェンタニル放出量として，フェントス®テープでは各々1mg，2mg，4mg製剤に相当．
*2 経口薬と坐剤の力価の比が2：3であるため．

の定期投与量の6分の1，持続静注・持続皮下注の場合は1時間量の早送りとする．貼付剤では，等価換算の経口薬の6分の1量の経口薬をレスキューとする（**2**）．

- 経口薬の場合は1時間以上，静脈投与の場合は30分以上空ければ次の投与が可能とされるが，間隔が短い場合には呼吸数や意識状態を確認して過量投与とならないよう注意が必要である．
- レスキューによって眠気や悪心・嘔吐などの副作用が生じない患者では，必要に応じてレスキューの用量を増やすことも妥当である（持続静注・皮下注患者では，2時間量の早送りとする，など）．

Memo
WHO方式がん治療法を前時代的として，フェンタニル貼付剤をオピオイドとして初回から用いることを提唱する医師もいるが，経皮吸収される薬剤では治療初期の細かな用量調整が出来ないことは安全上の大きな問題である．添付文書上の「効能・効果」においても，「他のオピオイド鎮痛剤から切り替えて使用する場合に限る」と明記されていることから，初回での使用は「適応外使用」となるため厳重に慎むべきである．

3 持続静注（皮下注）による速やかな用量設定の例

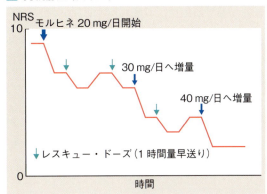

- 前日のレスキューの総量をふまえて，定期投与量の増量を検討する（1～3日ごとに30～50％ずつ）．ただし，患者によっては定期投与量が増えることによる眠気を嫌う場合もあるので，レスキュー回数が多ければ必ず定期投与量を増量すると安易に考えないこと．
- 強い疼痛症状を速やかに緩和するためには，持続静注または持続皮下注で，こまめに用量調節を行う方法もある（**3**）．

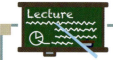

ROO 製剤の使用に際して

　オピオイド鎮痛薬を既に使用中のがん患者における突出痛に対して，従来の速放性オピオイド（short acting opioid：SAO）よりも速やかに効果を発揮する即効性オピオイド（ROO）製剤として口腔粘膜吸収性フェンタニルが2013年よりわが国でも使用可能となった（舌下錠のアブストラル®とバッカル〈上顎臼歯の歯茎と頬の間にいれる〉錠のイーフェン®）．いずれのROO製剤も1日4回までの使用制限があるため，安静時の疼痛は良好に制御されていることが前提となる．

　また，従来のSAO製剤のように定時投与量をふまえたレスキュー用量ではなく，レスキュー自体も最低用量である100 μgから開始する必要がある（イーフェン®は50 μgからでも可）．レスキュー投与した際は，30分後の効果判定を必ず行い，疼痛が十分緩和されている場合はそのまま経過観察，さらなる緩和が必要な場合は同量を追加投与する．その30分後にも疼痛が続いている場合は次回のレスキュー投与を1段階増量する（右表）．

　なお，用量調節期にはレスキューから次のレスキューまでの間隔をアブストラル®は2時間，イーフェン®では4時間以上空ける必要があり，その間の疼痛増強に対してはSAO製剤その他によるレスキューで補う．

即効性オピオイド（ROO）製剤の増量法

	レスキュー用量	追加投与量
レベル0*	50 μg	50 μg
レベル1	100 μg	100 μg
レベル2	200 μg	100 μg
レベル3	300 μg	100 μg
レベル4	400 μg	200 μg
レベル5	600 μg	200 μg
レベル6	800 μg	追加不可

＊イーフェン®のみでの設定（省略も可能）

- レスキューを用いた際には，その度に効果を確認することが重要である（例えば，NRS〈Numerical Rating Scale〉における数値がどの程度下がったか，など）．
- 効果がほとんどない場合は同じ薬剤を増量しても副作用が増すばかりなので，オピオイドスイッチングや鎮痛補助薬，神経ブロックなど他の手段の併用を検討する．

突出痛の評価と対処について

- 安静時の疼痛緩和がなされている患者が，定期投与の合間に強い疼痛を生じた際は突出痛としてレスキューで対応するが，その性状を適切に評価することが重要である．
- 毎日，朝や夜の決まった時間帯（定期内服の直前）に疼痛が増強する場合は，定期投与されているオピオイドの血中濃度低下による「切れ目の痛み」である可能性が高く，定期投与量の増量によって症状が改善することが多い（**4**）．

4 「切れ目の痛み」への対応

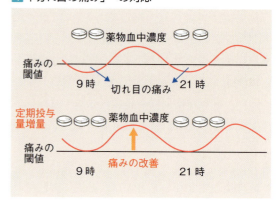

- 創処置や検査などの際の移動によって生じる「予測可能な疼痛」については，予防的なレスキュー投与が有用である．一方，予測困難な疼痛増強は「真の突出痛」であり，それらに対しては即効性オピオイド（rapid onset opioid：ROO）製剤の使用を検討する（☞**Lecture**参照）．
- ROO製剤は，あくまで別記のような条件が

5 各種オピオイドの換算（1日量）

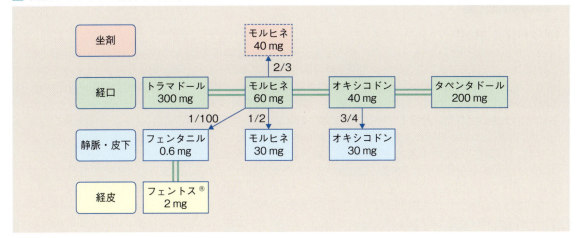

揃った突出痛に対する薬剤であり，定期投与薬としてフェンタニル製剤を用いている患者に，無条件にレスキューとして用いるのは間違いである．

> **ここに注目**
> オピオイドに対して「麻薬中毒になる」「寿命を縮める」などの誤解を持っている患者は少なくないが，頭ごなしに否定せず，そのように考えるに至った背景を把握したうえで，段階的に用いることで安全に疼痛を緩和できるとの正しい情報を与える（副作用については「オピオイドの副作用」の項〈p.34〉を参照）．

オピオイドスイッチング

- 効果はありながらも副作用（☞「オピオイドの副作用」の項〈p.34〉参照）により十分量のオピオイド鎮痛薬を投与できない場合や，耐性を生じて鎮痛効果が不十分となった際には，他のオピオイド鎮痛薬への変更（オピオイドスイッチング）を検討する．
- 変更前のオピオイドとの換算量（ 5 ）を目安に新たなオピオイドの用量を設定するが，一般的には安全性を考慮して等力価よりも少ない量で始める場合が多い．

オピオイドを他の投与経路に変更する場合の注意

- 同種のオピオイドの投与経路のみを変更する場合には，一般的にオピオイドスイッチングとは呼ばないが，本項においては薬剤の変更とともに投与経路を変更する場合も含め，以下にその手順を示す．
- 静脈や皮下に投与された薬剤は，その後速やかに血中に取り込まれることから，経口からもしくは経口への変更に際しては，各々の経口薬剤の中止もしくは開始に合わせて静注や皮下注を開始もしくは中止すればよい（ 6 ）．
- 一方，経皮的に薬剤が吸収されるフェンタニル貼付剤については，貼付後に十分な鎮痛効果を発揮するまで約12時間を要し，逆に製剤を剥離後も16〜24時間は効果が持続するため，薬剤の体内動態をふまえた「時間差」での切り替えが必要となる（ 6 ）．
- いずれの切り替えについても，各薬剤の効果発現（消退）には個人差もあることから，鎮痛が不十分な際にはレスキュー投与で補う．
- オピオイド間では交差耐性が不完全とされ，ある種のオピオイド鎮痛薬に耐性となっても別の種類では鎮痛効果の回復が期待できる．

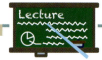

メサドンについて

メサドン（メサペイン®）は，μ，δ，κオピオイド受容体への作用のほか，NMDA受容体拮抗作用やセロトニン・ノルアドレナリン再取り込み阻害作用など，複数の機序を介して強い鎮痛効果をもたらす．他のオピオイドに抵抗性の疼痛が対象となり，それまでのオピオイドがモルヒネ換算量で1日60～160 mg，160～390 mg，390 mg以上であった場合，各々のメサドンは15 mg/日 分3，30 mg/日 分3，45 mg/日 分3となる．脂溶性が高く，血中濃度の安定に1週間前後を要することから，増量間隔は少なくとも1週間とし，鎮痛効果と副作用を慎重に評価する．

また，QT延長に伴う致死性の心室不整脈（torsades de pointes）や遅発性の呼吸抑制を生じるリスクがあり，定期的な心電図評価や呼吸のモニタリングが必要であることから，外来での治療開始は推奨されない．

以上のようにメサドンの使用においては高い専門性が必要なため，処方に際してはe-learningを経て発行される証明書が必要となっている．

6 投与経路変更時の手順（例）

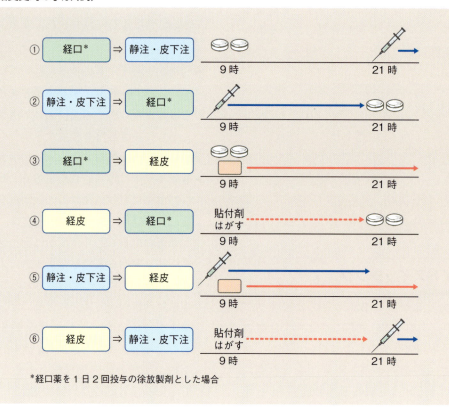

よって，オピオイドスイッチングの際には，換算量よりも少量で有効なことがあり，等価換算でスイッチすると過量投与になり眠気等の副作用が増強する場合があるので注意を要する．

文献

1) WHO. Cancer Pain Relief, 2 nd ed. World Health Organization；1996/世界保健機関（編）/武田文和（訳）. がんの痛みからの解放―WHO方式がん疼痛治療法, 第2版. 金原出版；1996.
2) 日本緩和医療学会 緩和医療ガイドライン作成委員会（編）. がん疼痛の薬物療法に関するガイドライン（2014年版）. 金原出版；2014.
3) 日本医師会（監修）. がん緩和ケアガイドブック. 青海社；2010
4) 日本緩和医療学会（編）. 専門家をめざす人のための緩和医療学. 南江堂；2014

緩和医療/疼痛

オピオイドの副作用
副作用を制するものはオピオイドを制す

井上 彰
東北大学大学院医学系研究科緩和医療学分野教授

- ◆ オピオイドの使用に際しては，生じうる副作用を事前に説明しておくことが患者・家族の不安軽減につながる．
- ◆ 頻度の高い悪心・嘔吐，便秘については，適切な治療薬や予防薬を用いて対処する．
- ◆ 全身状態の変化や併用薬剤によってオピオイドの副作用が増強する可能性もあることに留意する．
- ◆ マネジメントに苦慮する際には，オピオイドの投与経路の変更やオピオイドスイッチングを検討する．

一般的な注意事項

- オピオイドの主な副作用を**1**に挙げる．
- 予期せぬ副作用を経験して患者がオピオイドに悪印象を持たないよう，特に頻度の高い副作用（悪心・嘔吐，便秘，眠気）については事前に周知し，前2者については有効な対処法についても説明して不安の軽減に努める．
- 副作用が問題となっていて疼痛が完全に制御されている場合には，オピオイドの減量を検討する．
- 疼痛のさらなる制御が必要ながらも副作用のためにオピオイドの増量が困難な場合には，投与経路の変更（経口→持続静注・持続皮下注）やオピオイドスイッチング（モルヒネ→フェンタニルなど，☞「オピオイド鎮痛薬，オピオイドスイッチング」の項〈p.31〉参照）を検討する．
- オピオイド以外の薬剤（抗がん剤など）による影響（**2**）や，原疾患の増悪によって生じうる症状（**3**）との鑑別が重要である．
- 特にモルヒネ使用時には，腎機能の低下に伴い，当初問題のなかった用量でも副作用が増強する可能性があることに留意する．

1 オピオイドの主な副作用

消化器系	悪心・嘔吐 便秘
中枢神経系	眠気 認知障害 せん妄（見当識障害，幻覚，幻聴） 呼吸抑制 ミオクローヌス
自律神経系	口渇 排尿障害 起立性低血圧
皮膚	かゆみ 発汗

2 オピオイドとの併用により副作用が増強する可能性のある薬剤

薬剤	身体症状
抗うつ薬	眠気，認知障害，便秘，口渇，排尿障害，悪心
ベンゾジアゼピン系薬	眠気，認知障害，過活動型せん妄
抗菌薬	悪心・嘔吐
コルチコステロイド	過活動型せん妄
NSAIDs	悪心，眠気
抗がん剤	悪心・嘔吐，眠気，認知障害

3 オピオイドの副作用と鑑別が必要な身体症状

原因	病態	身体症状
中枢神経系	脳転移・髄膜播種	眠気,認知障害,悪心・嘔吐
代謝異常	脱水	眠気,認知障害
	高カルシウム血症	眠気,認知障害,脱力,口渇,悪心・嘔吐
	低ナトリウム血症	眠気,認知障害
	腎機能障害	眠気,認知障害,悪心・嘔吐,ミオクローヌス
	肝不全	眠気,認知障害,悪心・嘔吐,ミオクローヌス
呼吸器系	低酸素血症	眠気,認知障害
感染		眠気,認知障害,悪心・嘔吐
消化器系	消化管通過障害	悪心・嘔吐,便秘

4 オピオイドの悪心・嘔吐に有効とされる主な制吐薬

グループ	作用部位	薬剤名	剤形(1回用量)
ドパミン受容体拮抗薬	CTZ[*1]	プロクロルペラジン	錠(5 mg) 注(5 mg)
		ハロペリドール	錠(0.75 mg) 注(2.5〜10 mg)
消化管蠕動亢進薬	消化管	メトクロプラミド	錠(5〜10 mg) 注(10 mg)
		ドンペリドン	錠(5〜10 mg) 座薬(60 mg)
抗ヒスタミン薬	前庭器	ジプロフィリン[*2]	錠(26 mg)
		クロルフェニラミンマレイン酸塩	注(5 mg)
非定型抗精神病薬	CTZ・VC[*3]	オランザピン	錠(2.5〜5 mg)

[*1] CTZ:chemoreceptor trigger zone:化学受容器引き金帯(第四脳室), [*2] トラベルミン®として, [*3] VC:vomiting center:嘔吐中枢(延髄).

悪心・嘔吐

- 悪心・嘔吐を生じた際は,プロクロルペラジン,ハロペリドール,メトクロプラミドなど,有効とされる制吐薬で対処する(4).予防投与を強く推奨する根拠はないが,副作用への不安が強い患者にはあらかじめ事前投与するのが有用なことも多い.
- オピオイドで生じる悪心・嘔吐に対する第一選択薬は,ドパミン受容体拮抗薬,消化管蠕動亢進薬,抗ヒスタミン薬である.基本的にはドパミン受容体拮抗薬でよいが,「食後に生じやすい」場合は消化管蠕動亢進薬,「体動時に生じる」場合は抗ヒスタミン薬が有用である.
- これらの薬剤単剤で効果に乏しい場合は,第一選択薬を併用するか,第二選択薬(非定型抗精神病薬,フェノチアジン系抗精神病薬,セロトニン拮抗薬)を用いる.
- 抗がん剤治療中の患者では,ステロイドやセロトニン拮抗薬(パロノセトロンなど),ニューロキニン受容体拮抗薬(アプレピタントなど)など,標準的な制吐薬が適切に用いられているかを確認する.
- 放射線治療中の患者であれば,強力な制吐作用を有するセロトニン拮抗薬であるグラニセトロン(錠剤,1回2 mg)が保険適用で使用可能である.
- (オピオイドの副作用以外での)便秘やイレウスを生じやすい腹部病変や,脳転移を有す

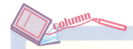

眠気とADL

　医療者側としては，悪心・嘔吐や便秘など明らかに患者にとって不快であろう副作用と比べて，少々の眠気は患者に安楽をもたらす良い状態と考えがちである．しかし，2016年2月放送のNHK「クローズアップ現代」において，原稿執筆の継続を希望した研究職の患者が眠気を防ぐためにオピオイド鎮痛薬を控えたように，あくまで患者のニーズに合わせた薬剤選択が重要である．

　なお，その場合には非オピオイド鎮痛薬の増量・その他の方法（神経ブロックなど）で最善を尽くすのが緩和ケアであり，同番組で（オピオイドの投与を控えたことを）「緩和ケアを抑制した」と紹介したのは重大な誤認である．

5　オピオイドによる便秘に対する治療薬

分類	薬剤	1日用法・用量
浸透圧性下剤	酸化マグネシウム	1～2 g（分2～3）
	ラクツロース	10～60 mL（分2～3）
大腸刺激性下剤	センノシド	12～48 mg（就寝前）*
	ピコスルファートナトリウム	5～30滴*
浣腸	グリセリン	10～150 mL/回
クロライドチャネルアクチベーター	ルビプロストン	48 μg（分2）

*必要性に応じてさらなる増量も可能．

る患者では，原疾患の増悪を考慮した検査も行ったうえで対症療法を検討する．

定期的に内服する必要があり，頓服では用いない．

便秘

- オピオイド投与中の便秘はほぼ必発のため，患者の排便状態について十分な観察を行い，水分摂取や食事指導（食物繊維の摂取），さらには下剤の投与を検討する（**5**）．
- 大腸刺激性下剤（センノシド，ピコスルファートナトリウム）と浸透圧性下剤（酸化マグネシウム，ラクツロース）など，作用機序の異なる薬剤を併用すると効果が得られやすい．
- 歴史が古い大腸刺激性下剤や浸透圧性下剤に加え，クロライドチャネルアクチベーターであるルビプロストンが2012年にわが国でも承認された．腸液の分泌を促進して便を軟化させるため，硬便による便秘に有効とされる．
- 従来型の下剤に併用も可能だが，朝夕食後に

眠気

- オピオイドによる眠気は，投与開始直後や増量時に生じやすいが，数日以内に耐性が生じて軽減することが多い．
- 眠気を不快に感じるか否かを患者に確認し，疼痛以上に患者にとって不快なのであれば，オピオイドの減量または中止を検討する．
- 化学療法や放射線治療中の患者では，腫瘍の制御にともない疼痛が軽減して相対的にオピオイドが過量となって眠気を生じることがあるので注意を要する．
- 悪心・嘔吐対策で用いられた薬剤（プロクロルペラジン，ハロペリドールなど）も眠気の要因となるので，同症状が改善している場合には中止する．

せん妄

- せん妄は,オピオイド開始または増量直後に症状が出現した場合のように明らかな因果関係がある場合を除いて(その場合は原因薬剤の中止もしくは減量を検討する),多くはオピオイド自体よりは原疾患の増悪に伴う症状であることが多い.その際は(特に家族に対して)「麻薬のせいで生じた」と誤解されないよう十分説明することが重要である.

> せん妄は,記憶力の低下や見当識障害などを呈する認知機能の障害であり,がんの進行に伴う衰弱や脱水,電解質異常,貧血,低酸素血症,薬物など多種多様な要因で生じる.日内変動が大きく(夜間に多い)可逆性であることが認知症との鑑別で重要である.点滴を抜去するなど不穏言動が目立つ過活動型のものは診断が容易だが,動作が緩慢で反応性に乏しい低活動型のもの(1〜3における認知障害に相当)は見逃され易く,オピオイドやベンゾジアゼピン系薬によって症状が増悪する恐れがあるので注意を要する.

- 対処法としては,ブチロフェノン系抗精神病薬(ハロペリドールなど),非定型精神病薬(クエチアピン,オランザピンなど)の投与を検討する.
- せん妄の増悪因子となりうる他の薬剤(ベンゾジアゼピン系抗不安薬,抗コリン薬,ステロイドなど)を併用している場合は,その必要性について十分吟味して,有用性に乏しいものは中止する.

その他の副作用

- 疼痛緩和を目的としてオピオイドを適切に用いる限り,呼吸抑制を生じることは稀であるが,特にモルヒネ投与中に腎機能が低下した場合,活性代謝物M6Gの蓄積のため呼吸抑制を生じる可能性がある(その前に強い眠気を生じるので,そこで気付くこと).
- 呼吸抑制が重篤な場合は,オピオイド拮抗薬であるナロキソンを使用し,オピオイドの作用を減弱させる(1回量0.04〜0.08 mgを症状の再燃に合わせて30〜60分毎に複数回投与する).
- オピオイドが排尿反射を抑制し,一方で外尿道括約筋の収縮を増加させることから,特に前立腺肥大症を有する男性患者では排尿障害から尿閉に至る場合もある.その際は,排尿筋の収縮を高めるコリン作動薬(ネオスチグミンなど)や,括約筋を弛緩させる$α_1$受容体遮断薬(プラゾシンなど)の投与やオピオイドスイッチングを検討する.

文献

1) 日本緩和医療学会(編).専門家をめざす人のための緩和医療学.南江堂;2014
2) 日本緩和医療学会 緩和医療ガイドライン作成委員会(編).がん疼痛の薬物療法に関するガイドライン(2014年版).金原出版;2014.

緩和医療／疼痛

非がん性慢性疼痛患者における注意点

大西佳子[1], 細川豊史[2]
1) 京都府立医科大学疼痛・緩和医療学教室／在宅チーム医療推進講座特任助教
2) 京都府立医科大学疼痛・緩和医療学教室教授

◆ 本邦では"がん"と診断されてから5年以上生存している,治癒あるいは"がん"と共存しているがん患者(サバイバー)の比率が約70％となっている.
◆ 「"がん"そのものを原因とする痛み」,「がん治療に伴う痛み」,「がんと直接関係ない痛み」を明確に区別する.
◆ "がん"そのものを原因とする痛み(いわゆる,がん疼痛)に対しては"WHO方式がん疼痛除痛ラダー"に沿った治療を行い,がん治療に伴う痛み・がんと直接関係のない痛みには"非がん性慢性疼痛に準じた治療"が必要であり,痛みの診断が非常に重要となる(**1**[1,2]).
◆ 全ての非がん性慢性疼痛において,痛みの緩和手段としてオピオイド治療薬は第一選択薬とはならず,オピオイド以外の他のあらゆる治療法で痛みが緩和されない場合に,初めて選択される.

非がん性慢性疼痛治療におけるオピオイド

- 非がん性慢性疼痛に対して,がん疼痛と同様に,痛みが取れるまでオピオイドの増量や頻回なレスキューを使用すると,容易にオピオイドの依存,嗜癖(アディクション：addiction),ケミカルコーピング(chemical coping)が生じる可能性が高い.
- 吸収が速やかで血中濃度の上昇が速いオピオイドが特に嗜癖を起こしやすい.血中濃度が急激に上昇することにより多幸感を感じ,それが乱用・依存に繋がる.注射剤,吸入剤が最も乱用されやすい.逆に,徐放製剤,経皮吸収する貼付剤は血中濃度の上昇が遅く乱用されにくい.各種オピオイドの薬事法上の分類ならびにオピオイドの嗜癖と剤形の関連について**2**, **3**に示す[3].
- ケミカルコーピングの合併症にはオピオイド誘発性神経毒性や過剰摂取,コカインやベンゾジアゼピン系薬剤,アルコール,喫煙などのケミカルコーピングへの助長などがあり,時に死に至ることもある[4,5].

Key words

依存 (dependence)
身体依存,精神依存,耐性を全て含む.
身体依存は薬物の中断により下痢,鼻漏,発汗,身震いを含む自律神経症状と,中枢神経症状が離脱症候群(withdrawal syndrome)として起こる.
精神依存は薬物を強迫的に服用したり探し求める行動や,薬物を摂取して快楽を得た体験を基に,反復して摂取したい精神的衝動が我慢できないほどになった状態を言う.
耐性は長期間薬物に曝露されることにより生じる身体の生理学的な適応状態である.

嗜癖 (アディクション：addiction)
オピオイドを強迫的に服用したり探し求める行動(自己制御できずに薬物を使用,症状がないにもかかわらず強迫的に薬物を服用,明らかな副作用があるにもかかわらず持続して使用,薬物に対する過度の欲求など)があり,遺伝的要因,心理社会的要因,環境要因により影響される.

ケミカルコーピング (chemical coping)
本来ターゲットとされる「痛み」にではなく,不眠,せん妄,恐怖や怒り,寂しさや不安などに対してオピオイドを用いて対処する(してしまう)ことであり,正常と真の依存との間のグレーゾーンを表す言葉.

1 がん患者に起こる痛みと対処法の違い

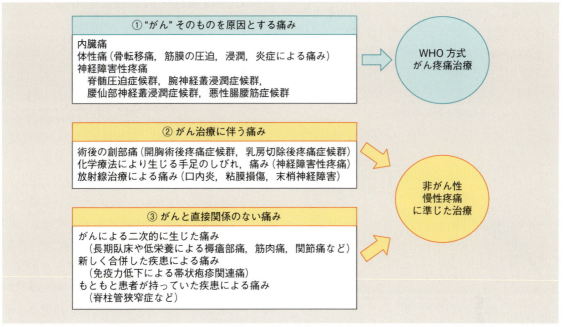

① "がん"そのものを原因とする痛み
内臓痛
体性痛（骨転移痛，筋膜の圧迫，浸潤，炎症による痛み）
神経障害性疼痛
　脊髄圧迫症候群，腕神経叢浸潤症候群，
　腰仙部神経叢浸潤症候群，悪性腸腰筋症候群
→ WHO方式がん疼痛治療

② がん治療に伴う痛み
術後の創部痛（開胸術後疼痛症候群，乳房切除後疼痛症候群）
化学療法により生じる手足のしびれ，痛み（神経障害性疼痛）
放射線治療による痛み（口内炎，粘膜損傷，末梢神経障害）
→ 非がん性慢性疼痛に準じた治療

③ がんと直接関係のない痛み
がんによる二次的に生じた痛み
　（長期臥床や低栄養による褥瘡部痛，筋肉痛，関節痛など）
新しく合併した疾患による痛み
　（免疫力低下による帯状疱疹関連痛）
もともと患者が持っていた疾患による痛み
　（脊柱管狭窄症など）

（日本緩和医療学会 緩和医療ガイドライン作成委員会〈編〉「がん疼痛の薬物療法に関するガイドライン（2014年版）」[1]；山代亜紀子ほか．ペインクリニック2013[2] を参考に作成）

2 各種オピオイドの薬事法上の分類

	薬品名	剤形（主な商品名）	非がん性慢性疼痛の適応	規制区分
弱オピオイド	トラマドール	口腔内崩壊錠（トラマドール®）	あり	規制なし
		徐放剤（ワントラム®）	あり	規制なし
		トラマドール/アセトアミノフェン合剤（トラムセット®）	あり	規制なし
	ブプレノルフィン	坐剤（レペタン®）	なし	向精神薬
		貼付剤（ノルスパン®）	あり	向精神薬
	ペンタゾシン	錠，注（ソセゴン®）	なし	向精神薬
	コデイン	1％（散，錠）（リン酸コデイン®）	あり	規制なし
		10％（散）（リン酸コデイン®）	あり	麻薬（医療用）
強オピオイド	モルヒネ	錠，末（モルヒネ塩酸塩®）	あり	麻薬（医療用）
		坐剤（アンペック®），水薬（オプソ®）	なし	麻薬（医療用）
		徐放剤（MSコンチン®，MSツワイスロン®，カディアン®，モルペス®，ピーガード®，パシーフ®）	なし	麻薬（医療用）
	オキシコドン	細粒（オキノーム®）	なし	麻薬（医療用）
		徐放剤（オキシコンチン®）	なし	麻薬（医療用）
	フェンタニル	3日用貼付剤（デュロテップ®MT）	あり	麻薬（医療用）
		1日用貼付剤（フェントス®，ワンデュロ®）	あり	麻薬（医療用）
	メサドン	徐放剤（メサペイン®）	なし	麻薬（医療用）

（日本ペインクリニック学会〈編〉「非がん性慢性［疼］痛に対するオピオイド鎮痛薬処方ガイドライン」2012[3] を参考に作成）

- がん疼痛では突出痛に対してレスキューを使用するが，非がん性慢性疼痛患者の痛みが増強した際は，レスキューを使用するのではなく，痛みが軽減するまで安静，休養する．

3 オピオイドの嗜癖と剤形の関連について

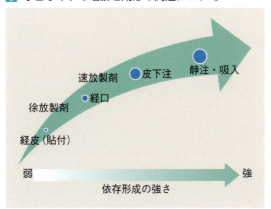

(日本ペインクリニック学会〈編〉「非がん性慢性 [疼] 痛に対するオピオイド鎮痛薬処方ガイドライン」2012[3] より)

非がん性慢性疼痛治療における オピオイド処方

- 非がん性慢性疼痛患者にオピオイドを処方するにあたり，一定の手順に従って計画・実施する．オピオイド治療の計画と実施を 4 に示す．全国で統一した形式の同意書を使用することが望ましいが，同意書を作成しない場合でも 5 に示す項目を理解させる．
- 本邦では同意書のみ作成しても，フェンタニル貼付剤に関しては，非がん性慢性疼痛に対してのオピオイド鎮痛薬処方は可能とならず，医師は非がん性慢性疼痛治療に対する処方に関する e-learning 受講・テスト合格後に発行された確認書が必要となる．確認書を用いた注意説明を行った上で患者，医師共に署名を行い，確認書を交付し，薬剤師は確認書および処方箋を確認後に調剤する．確認書の有効期限は1年間であり，有効期間を過ぎた

4 オピオイド治療の計画と実施

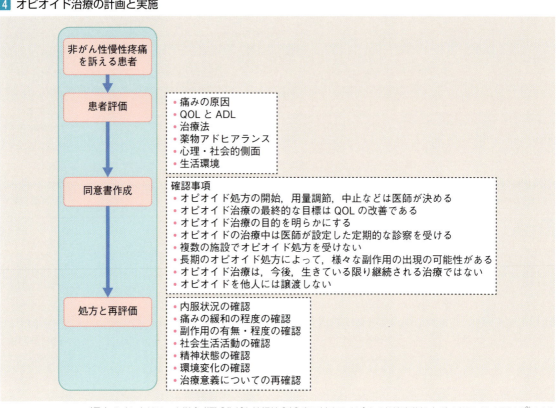

(日本ペインクリニック学会〈編〉「非がん性慢性 [疼] 痛に対するオピオイド鎮痛薬処方ガイドライン」2012[3] より)

5 同意書作成にあたり，必要な項目

① オピオイド鎮痛薬処方の開始，用量調節，中止などの決定は医師が行う．
② オピオイド治療の最終的な目的はQOLの改善である．
③ オピオイド治療の目的を明らかにする．
④ オピオイド治療の目的をはっきりと理解する．
⑤ オピオイド治療中は医師が設定した定期的な診察を受ける．
⑥ 複数の医療施設でのオピオイド鎮痛薬処方を受けない．
⑦ 長期のオピオイド鎮痛薬処方によって様々な副作用の出現が考えられる．
⑧ オピオイド鎮痛薬処方は，今後，生きている限り継続される治療ではない．
⑨ オピオイド鎮痛薬を絶対に他人に譲渡しない．
⑩ 剤形の変更，使用法の変更は認められない．
⑪ オピオイド治療が中止されるか，オピオイド鎮痛薬が変更され不必要となったオピオイド鎮痛薬は，速やかに処方医（医療施設）に返却する．

(日本ペインクリニック学会〈編〉「非がん性慢性［疼］痛に対するオピオイド鎮痛薬処方ガイドライン」2012[3]より)

6 非がん性慢性疼痛におけるオピオイド処方開始後の過程

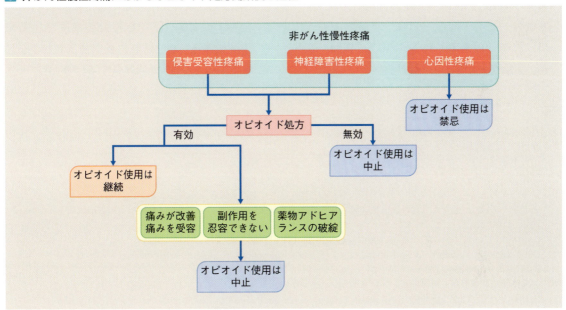

(日本ペインクリニック学会〈編〉「非がん性慢性［疼］痛に対するオピオイド鎮痛薬処方ガイドライン」2012[3]より)

場合や紛失の際は，確認書を再発行する．

- オピオイド鎮痛薬を処方した後は，内服状況や痛みの緩和の程度，副作用，社会生活，精神状態，環境変化などの再評価や治療意義についての再確認を行う．オピオイド治療中は処方と再評価を繰り返しながら，定期的にオピオイド治療の必要性，効果，副作用を評価し，身体的変化，副作用，薬物コンプライアンスなどの軽微な変化を見逃さないことが重要である．この手順は診察毎に行われることが望ましい．非がん性慢性疼痛に対するオピオイド治療の成功の鍵はオピオイド治療中の患者の適切な診察・モニターである．

非がん性慢性疼痛治療におけるオピオイドの減量・中止

- オピオイド治療で鎮痛効果が不十分，あるいは認容できない副作用が持続した際は，オピオイドの減量および中止を考慮しなければならない（6）．
- 急激な中止により退薬症状（離脱症候群）が

7 オピオイドの離脱・退薬症状

第1度	不安，薬の渇望，眠気，あくび，不眠，発汗，流涙，頻脈，鼻漏，倦怠感，震え，食欲不振，不安感など
第2度	神経痛様の疼痛，原疾患の疼痛の再現，鳥肌，悪寒戦慄，悪心・嘔吐，腹痛，下痢，ミオクローヌス，皮膚の違和感など
第3度	意識レベルの低下，興奮，失神，痙攣など

(栗島路子．プロフェッショナルがんナーシング 2013[6]を参考に作成)

生じる．初期は不安，あくび，発汗，流涙，頻脈，鼻漏，不安感などが生じ，次第に神経痛様の疼痛，原疾患の疼痛の再現，鳥肌，悪寒戦慄，悪心・嘔吐，腹痛，下痢などが出現，重度では意識レベルの低下，興奮，失神，痙攣などが生じる（ 7)[6]．

- オピオイド開始時には，急激な中止により退薬症状が出現する可能性があることを患者に説明し，必ず医師の指示のもとオピオイドを使用すること，激しい嘔吐などによりオピオイドの継続が困難な際は，医療者に連絡をすることを伝える．オピオイドの減量は慎重に行う．
- オピオイドの減量・中止速度の比較検討されたエビデンスの高い文献はないが，治療期間に反比例し，使用が長期になるほど，オピオイド減量・中止速度は緩徐に行う必要がある（例：元の量の30％になるまでは5〜7日毎に10％ずつ減量し，その後は週単位で10％ずつ減量する．2年以上の長期使用者は1か月あるいは2か月に1回減量する．など)[7]．

文献

1) 日本緩和医療学会 緩和医療ガイドライン作成委員会(編)．がん疼痛の薬物療法に関するガイドライン（2014年版)．金原出版；2014．pp18-41．
2) 山代亜紀子ほか．緩和医療を受け持つペインクリニック診療における課題と展望．ペインクリニック 2013；34：760-770．
3) 日本ペインクリニック学会 非がん性慢性[疼]痛に対するオピオイド鎮痛薬処方ガイドライン作成ワーキンググループ(編)．非がん性慢性[疼]痛に対するオピオイド鎮痛薬処方ガイドライン．真興交易医書出版部；2012．pp20-53．
4) Goodwin PJ, et al. Pain in patients with cancer. J Clin Oncol 2014；32(16)：1637-1639．
5) Del Fabbro E. Assessment and management of chemical coping in patients with cancer. J Clin Oncol 2014；32(16)：1734-1738．
6) 栗島路子．身体依存・精神依存．プロフェッショナルがんナーシング 2013；3(1)：108-109．
7) Berna C, et al. Tapering long-term opioid therapy in chronic noncancer pain：evidence and recommendations for everyday practice.. Mayo Clin Proc 2015：90(6)：828-842．

緩和医療／疼痛

鎮痛補助薬
鎮痛薬の効きにくい痛みに効果を発揮する薬剤

冨安志郎
医療法人光仁会 西田病院麻酔科・緩和ケア医長

- ◆ がん疼痛，慢性疼痛の中には，鎮痛薬のみでは十分な鎮痛効果を得ることが困難な痛みがある．
- ◆ 通常鎮痛薬として用いないが，ある種の痛みに効果を発揮する薬剤があり，これを鎮痛補助薬（adjuvant analgesics，co-analgesics）と呼ぶ．
- ◆ 痛みのメカニズムに作用して鎮痛効果を発揮するものと，痛みの原因を改善することで鎮痛効果を発揮するものがある．
- ◆ 鎮痛補助薬の追加や継続は，ゴール設定（薬剤で眠くなっても痛みをとりたい／痛みが残っていても眠くなるのは困る，など）に基づいて行う．

鎮痛薬による治療がうまくいかないとき

- がん疼痛や慢性疼痛の治療において，鎮痛薬による治療が奏効しない場合や部分的な効果しかみられない場合がある．
- 鎮痛薬による治療が奏効しない場合，痛みの原因，痛みの種類や特徴（痛みの程度やパターン）を再評価する．
- 評価に基づき，改善可能な原因の治療や補助療法，理学療法，心理的アプローチなどに加えて鎮痛補助薬を併用する．

鎮痛補助薬とは

- 鎮痛補助薬は「主たる薬理作用が鎮痛ではないが，ある種の疼痛状態において鎮痛効果を発揮する薬剤」と定義されている[1]．
- 非特異的，多目的に用いられる薬剤と，特殊な病態の痛みに用いられる薬剤に分類される（**1**）．

1 鎮痛補助薬の種類

多目的鎮痛補助薬
・抗うつ薬
・コルチコステロイド
特殊な病態に用いられる鎮痛補助薬
神経障害性疼痛
・抗けいれん薬
・抗不整脈薬
・その他
－ノイロトロピン®
－カルバマゼピン
－バクロフェン
転移性骨腫瘍に伴う痛み
・ビスホスホネート製剤
・デノスマブ
悪性消化管閉塞による痛み
・抗コリン薬
・オクトレオチド酢酸塩
筋骨格の痛み
・ベンゾジアゼピン系抗不安薬

多目的鎮痛補助薬

抗うつ薬

- 帯状疱疹後神経痛，線維筋痛症，有痛性糖尿病性神経障害，がん性神経障害性疼痛，脳梗

塞後中枢痛，脊髄損傷の痛み，幻肢痛，慢性顔面痛，片頭痛や他のタイプの頭痛，関節痛，慢性腰痛など様々な慢性疼痛への有効性が報告されている．
- セロトニンやノルアドレナリンといったモノアミンの再取り込みを阻害して下行性疼痛抑制系を増強することや，電位依存性ナトリウムイオン（Na^+）チャネルを遮断することにより鎮痛効果を発揮すると考えられている．
- 三環系抗うつ薬には痛みに対する保険適用はないが，セロトニン・ノルアドレナリン再取り込み阻害薬（SNRI）のデュロキセチンは糖尿病性神経障害，線維筋痛症に伴う痛み，慢性腰痛に保険適用がある．
- 三環系抗うつ薬は眠気などの副作用の少ないノルトリプチリンが好まれる．25 mg就寝前より開始，忍容性を確認しながら3～7日おきに25 mgずつ増量，最大150 mg/日まで増量するが，高齢者やオピオイドを内服している患者では副作用が増強する可能性があるので10 mg就寝前より開始，最大用量も75 mg/日を目安にする．
- デュロキセチンは20 mg朝1回より開始，1週間ごとに20 mgずつ最大60 mg/日まで増量する．高齢者やオピオイドを内服している患者では副作用の増強に注意する．
- 副作用として眠気，ふらつき，便秘，起立性低血圧，口渇，排尿困難，振戦などに注意する．緑内障，心筋梗塞の回復初期，尿閉（前立腺疾患等），モノアミン酸化酵素（MAO）阻害薬の投与中は禁忌である．
- 他の抗うつ薬やトラマドールなど，セロトニン作用を増強する薬剤との併用でセロトニン症候群を発症する危険性があるので，併用は禁忌である．

副腎皮質ステロイド

- 神経の圧迫による神経障害性疼痛，反射性交感神経性ジストロフィー，頭蓋内圧亢進に伴う頭痛，管腔臓器の閉塞による痛みなどに有効性が示唆されている．
- 作用メカニズムとして①炎症性メディエーター減少，②神経障害に伴う異所性神経活動の緩和，③がんにおいては腫瘍周囲の浮腫軽減による神経圧迫の解除，腫瘍自体の縮小効果などが考えられている．
- 3週間未満程度の使用で起こり得る副作用として精神症状（多幸感～抑うつ），高血糖，体液貯留，消化性潰瘍などが，長期投与によってクッシング様症状，皮膚や皮下・結合組織の変化，骨粗鬆症，ミオパチー，易感染性，消化器症状，遅発性精神症状などが発生する．
- 慢性投与後の退薬や減量によって偽リウマチや，ステロイドによって抑制されていた症状の再燃を起こすので減量は緩徐に行う．

特殊な病態の痛みに用いられる鎮痛補助薬

神経障害性疼痛

- プレガバリンおよびガバペンチンはGABAの誘導体の一つで，電位依存性カルシウムイオン（Ca^{2+}）チャネルの$\alpha_2\delta$サブユニットに結合し，グルタミン酸，サブスタンスPなどの興奮性神経伝達物質の遊離を抑制し，痛みの伝達を遮断する．
- 本邦においては，神経障害性疼痛，線維筋痛症に保険適用があることからプレガバリンを用いることがほとんどである．75～150 mg/日（1～3回分服）より開始し，忍容性を確認

Key words

セロトニン症候群
セロトニンの脳内濃度上昇に伴って引き起こされる一連の症候．軽重あるが吐き気，発熱，異常発汗，下痢などの自律神経症状，筋攣縮，硬直などの骨格筋症状，錯乱，昏睡などの中枢神経症状がみられる．うつ病治療薬などセロトニン作動性薬剤の多量や併用使用が原因で起こる．過去5週間以内のセロトニン作動性薬剤の使用状況，臨床症状などで診断する．原因薬剤の中止と対症療法を行う．

2 神経障害性疼痛診断アルゴリズム

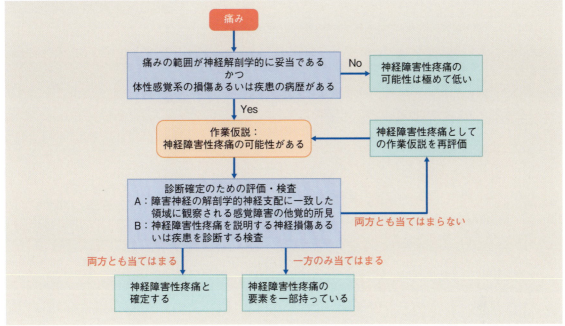

(日本ペインクリニック学会〈編〉「神経障害性疼痛薬物療法ガイドライン」2011[2]より)

しながら3〜7日ごとに100〜300 mgずつ最大600 mg/日まで増量する.

- プレガバリンの副作用として, 浮動性のめまいや傾眠, 浮腫の報告があり, 高齢者や腎機能障害患者では投与量の減量が必要である.
- ワクシニアウイルス接種家兎炎症皮膚抽出液含有製剤(ノイロトロピン®)は, 帯状疱疹後神経痛に鎮痛効果が確認されている. 4錠/日を朝夕分服する. 重篤な副作用がなく忍容性が高い.
- メキシレチンはVaugham Williams分類Ibの抗不整脈薬でNa^+チャネル遮断作用があり, 有痛性糖尿病性ニューロパチーに有効性が示唆されている. 300〜450 mg/日を3分服する.
- メキシレチンの主な副作用は悪心, 腹痛, 食欲不振等である. 刺激伝導系障害患者では完全房室ブロックを起こす可能性があるので, 使用前に心電図検査を行う.
- カルバマゼピンは抗てんかん薬であるが, 電位依存性Na^+チャネルに作用し, 神経細胞の異常興奮を抑制する. 突発性三叉神経痛に保険適用がある. 1日量200〜400 mgを2分割から開始し, 通常1日600 mgまでを2〜3分割で経口投与する.
- カルバマゼピンの副作用は眠気, めまい, ふらつきであるが, 血球減少, 皮膚粘膜眼症候群(Stevens-Johnson症候群), 中毒性表皮壊死症(Lyell症候群), 肝機能障害, アナフィラキシー反応など重篤なものもある. オピオイドを含めた多数の薬剤との相互作用がみられるので, がんによる痛みでは使いにくい.
- バクロフェンはγ-アミノ酪酸B($GABA_B$)受容体のアゴニストであり, 痙性を伴うような神経障害性疼痛に有効な場合がある. 初回量として5 mgを1日1〜3回投与し, 30 mg/日程度まで増量する. 主な副作用は眠気, 脱力感, 悪心, 食欲不振, ふらつき, めまい, 頭痛・頭重等である.

■ 神経障害性疼痛における鎮痛補助薬の使い方

- まず2のアルゴリズムに従って, 病歴, 痛み

3 神経障害性疼痛の薬物療法アルゴリズム

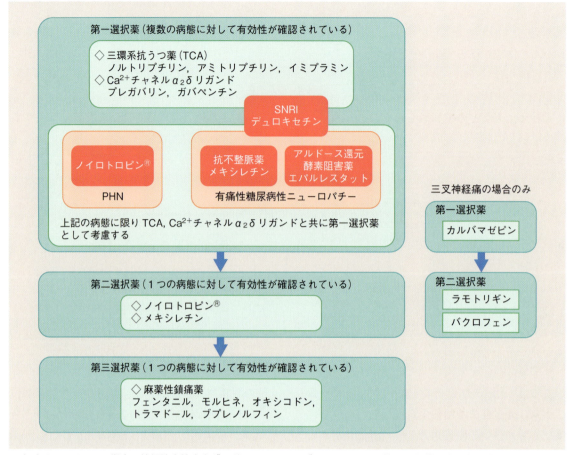

日本ペインクリニック学会の神経障害性疼痛ガイドラインでは，デュロキセチンは第一選択薬の中の有痛性糖尿病性ニューロパチーおよび第二選択薬として記載されている．しかし本ガイドライン発売後に臨床試験結果に準じて線維筋痛症および慢性腰痛症に保険適用が認められた．したがって本稿においては三環系抗うつ薬およびCa^{2+}チャネル$\alpha_2\delta$リガンドに近い位置づけと考え，改変を行っている．
PHN：帯状疱疹後神経痛，SNRI：セロトニン・ノルアドレナリン再取り込み阻害薬．
（日本ペインクリニック学会〈編〉「神経障害性疼痛薬物療法ガイドライン」2011[2]より一部改変）

の範囲，神経学的診察，画像所見から神経障害性疼痛の診断を行う[2]．
- 神経障害性疼痛に該当する場合は，原因疾患に対する治療や非薬物療法を開始すると同時に，日本ペインクリニック学会の神経障害性疼痛薬物療法ガイドライン[2]に準じて薬剤を使用する（3）．
- まず抗うつ薬（三環系のノルトリプチリンあるいはアミトリプチリン，イミプラミン，SNRIのデュロキセチン）またはCa^{2+}チャネル$\alpha_2\delta$リガンド（プレガバリンまたはガバペンチン）のいずれか1つを開始し，鎮痛効果が得られ副作用が許容できるところまで，または最大用量まで増量する．
- 第一選択薬を開始したが，副作用のために増量が困難な場合は別の第一選択薬に切り替える．鎮痛効果が十分で副作用が許容できれば継続するが，効果が部分的である場合はもう一方の第一選択薬を追加する．
- 第一選択薬による治療が奏効しなかった場合は第二選択薬のノイロトロピン®，メキシレチンまたは第三選択薬である麻薬性鎮痛薬を

検討するか，痛み治療の専門医に紹介する．

■がん患者に発生する神経障害性疼痛治療の考え方

- がんの増殖が原因で発生する場合は，組織損傷に伴う侵害受容性疼痛との混合性疼痛であるので，WHO方式がん疼痛治療法に準じてオピオイドなどの鎮痛薬を使用し，効果不十分な場合に鎮痛補助薬を併用する[3]．
- オピオイドと鎮痛補助薬の併用は効果も期待できるが中枢神経系の副作用に注意が必要なので，場合によってはオピオイドを減量したうえで鎮痛補助薬を用いる必要がある．
- 化学療法誘発末梢神経障害に伴う四肢のしびれを伴う痛みは純粋な神経障害性疼痛であるので，リハビリなどの非物療法と合わせて3のアルゴリズムに従ってデュロキセチンなどの鎮痛補助薬を第一選択薬とする．
- がんやがん治療と無関係に発生する神経障害性疼痛においても3に準じて鎮痛補助薬を選択する．このようにがん患者に発生する痛みであっても原因を明確にし，鎮痛薬が効く痛みかどうか，判断することが重要である．

がんによる骨転移の痛み

- ビスホスホネート製剤は破骨細胞活性を抑制し，骨破壊や痛みの原因になるプロトンの放出を減らすことで，痛みと骨関連事象（骨折，脊髄圧迫，高カルシウム血症）を減少させる．投与後14日程度で鎮痛効果が発現し，8週間持続するとされるが，完全な鎮痛は期待できない．代謝はほとんど受けずに腎から尿中に排泄されるので，腎機能低下患者では投与量を減量する．
- ビスホスホネートの主要な副作用は一過性の発熱，頭痛，骨痛や低カルシウム血症だが，重篤な合併症として顎骨壊死がある．化学療法やステロイド系薬の投与，抜歯等の歯科治療が関連しているので，使用前に歯科検査を実施する．
- デノスマブは破骨細胞および破骨細胞前駆細胞表面のRANK（receptor activator of nuclear factor-κB）に結合し破骨細胞の形成に関与するRANKL（RANK ligand）を特異的に阻害し，破骨細胞による骨吸収を抑制する．鎮痛効果はゾレドロン酸と同等だが，痛みの発生または増悪までの期間を有意に延長することが示唆されている．
- デノスマブの副作用として低カルシウム血症，疲労，悪心，関節痛，顎骨壊死，無力症，下痢等がある．低カルシウム血症予防にカルシウム500 mg/日および天然型ビタミンD，400 IUの補充が推奨される．

悪性消化管閉塞による痛み

- 悪性疾患による消化管閉塞においてはがんによる痛みと消化管内圧上昇を伴う蠕動痛が混在する．外科的減圧や化学・放射線治療が困難な場合は非ステロイド性消炎鎮痛薬（NSAIDs），消化管壁の緊張を起こさない程度のオピオイドと鎮痛補助薬の併用による薬物療法が主体となる．
- スコポラミンなどの抗コリン薬は消化管の鎮痙や消化管内の分泌減少による減圧，閉塞の解除により鎮痛効果をもたらす．
- スコポラミン臭化水素酸塩とブチルスコポラミン臭化物があるが，脂溶性の高い臭化水素酸スコポラミンは血液脳関門を通過して眠気，混乱などの副作用を起こしやすいことからブチルスコポラミン臭化物の使用が望ましい．1回10〜20 mg，1日3〜5回投与する．口渇，排尿障害，頻脈などの副作用がある．
- オクトレオチド酢酸塩はソマトスタチンのアナログであり，胃液，膵液，腸管分泌を抑制し，消化管蠕動を低下させることにより除痛をもたらす．1日300 μgを24時間持続皮下投与する．3日目を目安に悪心・嘔吐などの症状を評価し，投与量を調整する．
- オクトレオチド酢酸塩の副作用には血糖異常

(低または高血糖)，徐脈，胃部不快感，便秘などがある．急激に中止した場合の低血糖に注意する．

筋骨格の痛み

- 経験的にチザニジン塩酸塩，塩酸エペリゾン，ベンゾジアゼピン系抗不安薬などが用いられる．
- いずれも主に脊髄多シナプス反射の抑制を介して筋緊張緩和作用を示し，頸肩腕症候群，腰痛症による筋緊張状態の改善などに適応がある．
- 骨盤内腫瘍による腸腰筋刺激が原因の筋攣縮を伴う痛み(悪性腸腰筋症候群)には抗不安薬に加えてプレガバリンの有効性も報告されている．
- 少量より開始し，効果のある量まで漸増する．副作用として眠気，めまい・ふらつきなどがあるので，他の中枢神経系への作用のある薬剤と併用する場合は注意が必要である．

文献

1) Lussier D, Portenoy RK. Adjuvant analgesics in pain management. In：Oxford Textbook of Palliative Medicine, 4th ed.(Hanks G, et al, eds.). Oxford Univerisity Press；2010. pp706-734.
2) 日本ペインクリニック学会 神経障害性疼痛薬物療法ガイドライン作成ワーキンググループ(編)．神経障害性疼痛薬物療法ガイドライン．真興交易医書出版部；2011．
3) 日本緩和医療学会 緩和医療ガイドライン委員会(編)．がん疼痛の薬物療法に関するガイドライン(2014年版)．金原出版；2014．

緩和医療/疼痛

がん疼痛の原因にアプローチする放射線治療

清水わか子
君津中央病院医務局次長/放射線治療科部長

- 放射線治療はがん疼痛を緩和する有用な手段の一つである[1]．
- 放射線治療には，外照射，非密封放射線治療（RI〈radio isotope〉内用療法），密封小線源治療の3種類がある．
- 放射線治療を有効に用いるには，がん疼痛の責任病巣を明らかにすること，放射線治療の主たる目的を明確にすることが必要である．
- 原疾患や責任病巣の状況にも影響されるが，一般的に放射線治療によって痛みが和らぐには，治療開始してから2週程度を要し，最大の効果が得られるのは治療開始から4～8週後とされている．
- 有痛性骨転移の疼痛緩和効果は60～90％程度であるが，鎮痛薬が不要になるのは50％以下と考えられているので，鎮痛薬や他の非薬物療法と適切に組み合わせることが好ましい．

がん疼痛に対する放射線治療

- 放射線治療はがん病巣によって生じる痛みに対する考慮すべき重要な手段の一つである．
- 通常は体外から病巣に放射線をあてる「外照射」（あるいは「体外照射」とも言う）が行われる．
- それ以外の放射線治療の手段としては，非密封放射線治療（内用療法），密封小線源治療があり，その特性によって適応が異なる．
- 放射線治療によるがんの痛みの緩和は放射線が痛みの原因となっているがんの病巣に対して作用した結果として得られるので，放射線治療を行うにあたっては痛みの原因となる病巣の部位や大きさなどについて適切な情報を得る必要がある．
- 痛みが，脊髄圧迫による麻痺などの重篤な臨床問題の前駆症状であることも多いので，放射線治療の治療目標が疼痛緩和なのか局所の腫瘍制御なのかを十分に検討することが大切である．
- 放射線治療は，その治療目標によって放射線の量や治療回数，治療範囲が異なる．
- 放射線治療で緩和された痛みの再燃の多くは，治療部位の腫瘍の再増大による．
- 痛みが再燃した場合，再照射というオプションはあるが，放射線治療による臓器障害のリスクを背負う治療となることが多いので注意を要する．
- 腫瘍縮小によって長期間の疼痛緩和が有利になる数か月以上の予後が期待される場合や，治療部位や範囲によって1回に大線量を用いる短期治療による有害事象が問題となる場合には，短期の放射線治療は好ましくない．
- 放射線治療の実施にあたっては，痛みの原因となる病変の正確な評価だけでなく，今後の予後の見通しや他の治療との併用の可否などを十分に検討し，「どのような病変による症状をどの程度の期間制御することが必要か」「どの程度までの治療をどのような形で行うか」について患者・家族および放射線治療部門と

1 MRIとCTの適応比較

		MRI	CT
頭部	通常	◎	○
	出血・石灰化	○	◎
脊椎・脊髄		◎	○
胸部	肺	×	◎
	心臓・縦隔	○	○
腹部	上腹部	○	○
	骨盤内臓器	◎	○
四肢・関節		◎	○

(百島祐貴「ゼッタイわかるMRIの読み方」1999[2]より)

2 画像検査による骨転移の検出度（乳がん骨転移の場合）

検査法	感度(%)	特異度(%)
単純X線	44～50	不明
骨シンチグラフィ	62～100	78～100
CT	71～100	不明
MRI	82～100	73～100
PET	84～100	96～100

(Hamaoka T, et al. J Clin Oncol 2004[3]より)

十分に情報を共有することが必要である．

- 放射線治療は，放射線感受性の高い病変が原因であるような例外的な場合を除いて痛みの緩和に対する即効性はないので，適切な薬物療法などによる疼痛治療を組み合わせ，継続的な痛みの評価をすることが重要であり，予測される生存期間と放射線治療が奏効する時期を勘案して治療適応を考える必要がある．

放射線治療のための準備

- 病巣の評価のための画像診断はできる限り効果的に行う必要があるが，得たい情報によって最適なモダリティが異なる（1, 2）．そのため，状況に応じて放射線治療を行う施設の放射線治療を担当する医師と患者の症状・病状についての情報を共有し，必要な検査などについて相談することが望ましい．
- 特に病状が進行している場合，放射線治療を適切に行うために，可及的に直近の画像検査での適応判断が不可欠である．
- 放射線治療の適応や治療方法を判断するためには病状進行の早さや全身状態に関する適切な情報も重要であるため，放射線治療に至るまでの経過について正確な情報を共有するとともに，目安となる血算・血液生化学データについても可能であれば放射線治療を依頼する直前に評価しておくことが望ましい．
- 分子標的治療薬をはじめとする抗がん治療に用いる薬剤には，放射線治療とは同時併用禁止であったり，放射線治療との間に治療休止期間を要したりするものも多いので，薬物による抗がん治療を継続しているような場合はその内容について正確な情報を放射線治療部門と共有することが必要である[4]．

体外照射（外照射）によるがん疼痛治療

- リニアック（高エネルギー放射線治療装置），ガンマナイフ，サイバーナイフ，トモセラピー，粒子線治療など，放射線治療の大部分がこれに属する．
- 治療中や治療計画（治療のやり方を決めるための画像検査など）にかかる数〜十数分（場合によっては数十分）の間，一定の体位を保持できることが求められ，固定具などを作製することもあるので，治療体位が取れる程度の痛みの緩和を図ることが必要である．
- 放射線治療の目的や患者本人の状況の認識を

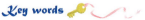

X線外照射装置
リニアック（高エネルギー放射線治療装置）・ガンマナイフ・サイバーナイフというのは機械的に特性の異なる装置名であって，外照射であるという点においては同じである．また，定位放射線治療 (stereotactic radiotherapy：SRT)，強度変調放射線治療 (intensity-modulated radiation therapy：IMRT) はリニアック装置に特殊な機能を付加して放射線の集中性を高めるシステムであり，画像誘導放射線治療 (image guided radiation therapy：IGRT) は治療位置の精度確認のためのシステムである．

3 骨転移の予後スコア

予後因子			スコア
原発巣			
	遅い増殖	ホルモン依存性乳がん・前立腺がん，甲状腺がん，多発性骨髄腫，悪性リンパ腫	0
	中等度の増殖	分子標的薬治療中の肺がん，ホルモン非依存性乳がん・前立腺がん	2
		腎がん，子宮内膜がん・卵巣がん，肉腫など	
	早い増殖	分子標的薬治療していない肺がん，大腸がん，胃がん，膵がん，頭頸部がん	3
		食道がん，腎・前立腺以外の泌尿器がん，悪性黒色腫，肝がん，胆嚢がん	
		子宮頸がん，原発不明がん	
臓器転移		腹部リンパ節　脳転移	1
		胸膜・腹膜・後腹膜への播種性転移	2
血液データ			
	異常	CRP≧0.4　または　LDH≧250　または　血清アルブミン<3.7	1
	危険	血小板<10万　または　血清カルシウム≧10.3　または　総ビリルビン≧1.4	2
ECOG-PS		3　または　4　（ほとんど身の回りのこともできない状態）	1
化学療法歴あり			1
多発骨転移あり			1
最大合計スコア			10

ECOG-PS : Eastern Cooperative Oncology Group-Performance Status.

（Katagiri H, et al. Cancer Med 2014 [5] より）

4 予後スコアによる骨転移の生存率

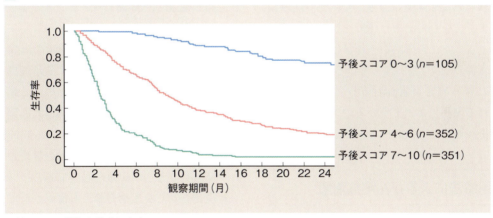

予後スコアは 3 から算出したもの．

（Katagiri H, et al. Cancer Med 2014 [5] より）

明確にして，見合った治療手段を選択することが重要である．

- 有痛性骨転移に対する外照射による痛みの緩和率は60～90％であるが，鎮痛薬が不要になることは多くないので，薬物療法や他の治療と適切に組み合わせ，継続的に痛みの評価をすることが必要である．
- 有痛性骨転移でも，原疾患や病状および全身状態などによって期待される予後に大きな違いがあるので，放射線治療の適応判断のためには十分な臨床情報の共有が不可欠である（3，4）[5]．
- 有痛性骨転移に対する外照射による除痛効果は，照射開始後2週程度から出現し，4～8週で最大になるとされているので，非常に予後が短いと予測される場合には治療適応の十分

な検討を要する．
- 骨折や麻痺などのリスクがなく疼痛緩和だけを目的とする有痛性骨転移（uncomplicated bone metastasis）に対する8Gy程度の線量を1回だけ照射する治療法（1回照射）については，痛みの再燃率や骨折のリスクは従来法より高いという報告もあるが，状況によっては非常に有用な手段である．
- 転移性脊髄圧迫による麻痺の回復は放射線治療を行ってもせいぜい40％程度であるため，麻痺を起こさないことが重要であり，背部痛で脊椎転移を疑う場合には適切な画像診断（MRI矢状断など）で麻痺のリスクを評価し，早急な対応の要否を確認する必要がある．
- 脊髄圧迫や病的骨折に対する外科手術後の放射線治療については，予後を考慮した要否の判断が必要であり，行う場合には治療期間の長い治療を選択することが望ましい．
- 骨転移以外にも腫瘍が原因で発生する痛みにはさまざまなものがあり（**5**），放射線治療の適応となるが，治療回数や線量は原疾患・部位・患者の全身状態によっていろいろである．
- 治療に伴う有害事象（副作用）は治療範囲に含まれる臓器によって変わるので，適切な情報の把握が求められる．

RI内用療法によるがん疼痛治療

- 放射線同位元素が特定の病巣に集まる特性を利用した治療である．
- 放射線同位元素を含む薬剤を投与し，その薬剤が病巣部分に集積した部分に放射線が分布することで痛みの原因となっている腫瘍に働きかけ，痛みを緩和する．

新しいRI内用療法
現在，Ra-223を含む新しい骨転移治療薬の導入が進められている．α線という生物学的効果が高く周囲への影響が小さい核種であり，その効果が期待されている．

5 放射線治療の対象となる典型的ながん疼痛とその原因

痛みの種類	原因
骨痛	骨転移
	病的骨折（外科的治療の対象とならない場合）
頭痛	転移性脳腫瘍
	原発性脳腫瘍
腹痛	肝腫大
骨盤痛	局所の腫瘍浸潤
胸痛	原発性肺がん
	中皮腫
軟部組織の痛み	局所の腫瘍浸潤

(Wall and Melzack's Textbook of Pain, 6th ed. 2013[1])より)

- 甲状腺がんの骨転移に対するI-131（ヨード），Sr-89が知られている．
- Sr-89は骨転移による骨破壊後の造骨細胞によるCaの取り込みに伴って転移病巣に取り込まれ，周囲にβ線を放出することで除痛を図る薬剤で，骨シンチグラフィで陽性像を示す病変を対象とする．
- Sr-89は外照射との併用や通常の疼痛治療中の使用も可能だが，原病による治療効果の違い，脊髄圧迫や骨折のリスクのある病変への使用は好ましくないこと，価格の問題，一過性の痛みの増悪現象（flare）があること，骨髄抑制を起こす抗がん治療との併用の場合のリスクなどへの配慮が必要である．
- 現在，新たな薬剤の導入も検討されている．

密封小線源治療によるがん疼痛治療

- 放射線同位元素を含む棒状，針状，ワイヤー状，あるいは粒状の金属を腫瘍部分に配置することによって，腫瘍を照射する治療である．
- 刺入などに伴う侵襲性があること，場合によっては全身麻酔が必要な場合があること，実施可能な施設がかぎられていることなどの制約があるが，皮膚病変や皮下病変などの軟

部組織による痛みなどに対しては有効な治療手段である．

文献

1) McMahon SB, et al (eds). Wall and Melzack's Textbook of Pain, 6th ed. Saunders；2013. p1075.
2) 百島祐貴．ゼッタイわかるMRIの読み方．医学教育出版社；1999.
3) Hamaoka T, et al. Bone imaging in metastatic breast cancer. J Clin Oncol 2004；22(14)：2942-2953.
4) 清水わか子．放射線治療と分子標的薬の併用状況に関するアンケート調査．臨床放射線2015；60：1705-1713.
5) Katagiri H, et al. New prognostic factors and scoring system for patients with skeletal metastasis. Cancer Med 2014；3：1359-1367.

参考文献

- Fishman S, et al (eds). Bonica's Management of Pain, 4th ed. Lippincott Williams & Wilkins；2010. pp644-655.
- Lutz S, et al. Palliative radiotherapy for bone metastases：an ASTRO evidence-based guideline. Int J Radiat Oncol Biol Phys 2011；79：965-976.

Further reading
緩和的放射線治療の概要を少し詳しく学びたい方に
- Berger AM, et al (eds). Principles and Practice of Palliative Care and Supportive Oncology, 3rd ed. Chap. 49, Palliative Radiation Therapy. Lippincott Williams & Wilkins；2007. pp537-547.

緩和医療／疼痛

緩和医療における神経ブロック

大西佳子[1]，細川豊史[2]
[1]京都府立医科大学疼痛・緩和医療学教室／在宅チーム医療推進学講座特任助教
[2]京都府立医科大学疼痛・緩和医療学教室教授

- がん疼痛の約8割は世界保健機関（WHO）のがん疼痛治療法に準じて鎮痛薬を適切に使用することにより痛みを緩和することができるとされている.
- 神経ブロック療法や放射線によるインターベンショナル治療法（interventional therapy）は，薬物で治療困難ながん疼痛に良い適応がある.
- 膵がんによる上腹部痛，骨盤内臓がん浸潤による肛門・会陰部の痛み，胸壁の痛みなどに適応となる場合が多い.
- 全身状態が悪化してから神経ブロックの適応を考慮するのではなく，早期から神経ブロックが施行できるペインクリニック医師・緩和ケア医師に，適応や施行について相談することが大切である.

がん疼痛に対する神経ブロック

- 神経ブロックは局所麻酔薬，神経破壊薬，高周波熱凝固（高周波エネルギーを用いて神経を熱で凝固させる）により，神経線維の興奮を抑制あるいは遮断し，末梢からの侵害入力が中枢へ到達することを抑制・遮断して痛みを抑制する[1]. 神経破壊薬，高周波熱凝固は長期間，効果が持続する.
- 神経ブロックは薬物療法で十分な効果が得られない症例にも鎮痛効果が期待でき，また，薬物療法の副作用（悪心・嘔吐，便秘，意識障害など）によるQOL（quality of life；生活の質）の低下は起こらない.
- 神経ブロック施行直後から速やかに鎮痛効果が得られるため，早急な疼痛コントロールを行いたいときに極めて有効である．オピオイドを減量あるいは中止することで薬物療法による副作用を軽減することが期待できる.
- 理論上ほとんどすべての部位に生じるがん疼痛は，神経ブロックにより鎮痛可能であるが，実際は痛みの部位，原因，患者の全身状態，施行局所の状態（感染，腫瘍の存在）などにより，適切なブロック法がないあるいは施行できない場合があり，適応が限られる欠点もある.
- 侵襲的な治療法であり，少なからず感覚・運動障害を伴い，それぞれのブロックに特有の合併症や持続ブロックに伴う感染・インフューザーポンプの煩わしさが問題となる.

神経ブロックの適応

- 神経ブロックの良い適応は，薬物療法のみで緩和困難な痛みである．神経ブロック適応のフローチャートを 1 に示す[2].
- 腫瘍の浸潤による神経障害性疼痛，骨転移痛や病的骨折の痛み，体動時の突出痛などは薬物療法では緩和困難な場合が多く，神経ブロックの良い適応となる.
- 高用量のオピオイド鎮痛薬で鎮痛が得られずにミオクローヌス，意識障害などの神経・精

1 神経ブロックの適応基準フローチャート

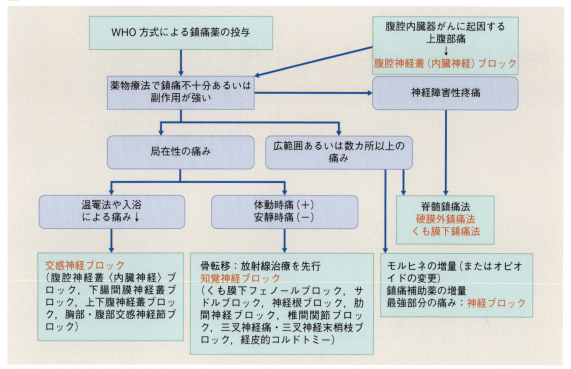

(日本緩和医療学会 がん疼痛治療ガイドライン作成委員会〈編〉「がん疼痛に対する神経ブロックの役割と実際の治療法」2002[2]を参考に作成)

神症状を伴う患者にも神経ブロックがよい適応となる場合がある．
- 薬物治療の初期段階でも，神経ブロック療法が薬物療法に比べて鎮痛効果，QOL，日常生活動作（ADL：activities of daily living）改善の点で優れていると予測される場合（例：膵臓がんに対する腹腔神経叢〈内臓神経〉ブロック）は，早期に神経ブロックを施行することが望ましい．
- 抗がん剤の進歩に伴い，長期生存するがん疼痛，非がん性慢性疼痛を持つ患者にオピオイドが長期投与されるケースが増えている．長期オピオイド使用に伴う精神依存，痛覚過敏，耐性，免疫力低下，内分泌機能障害などの問題も生じており，神経ブロックによりオピオイドを減量あるいは中止することで，これらの問題が解決できる可能性がある[3]．
- がん疼痛を持つ患者は，がんの浸潤・転移による様々な合併症，臓器障害を持っており，

神経ブロックの侵襲度と全身状態を考慮する必要がある．患者ごとに神経ブロックのリスクとベネフィットを検討し，病状の進行状態を予後も含めて考慮し，適応を決める．

神経ブロックの禁忌

- 施行部位・針刺入経路の感染，出血・凝固機能障害．
- 全身状態の悪化により神経ブロック施行時の体位保持が困難な場合．

部位別の神経ブロックの適応（2）

頭部・頸部の痛み

- 舌がん，咽頭がん，喉頭がん，上顎・下顎がんなどの顔面や頸部原発の腫瘍，頸部リンパ節転移巣などが神経に浸潤して神経障害性疼

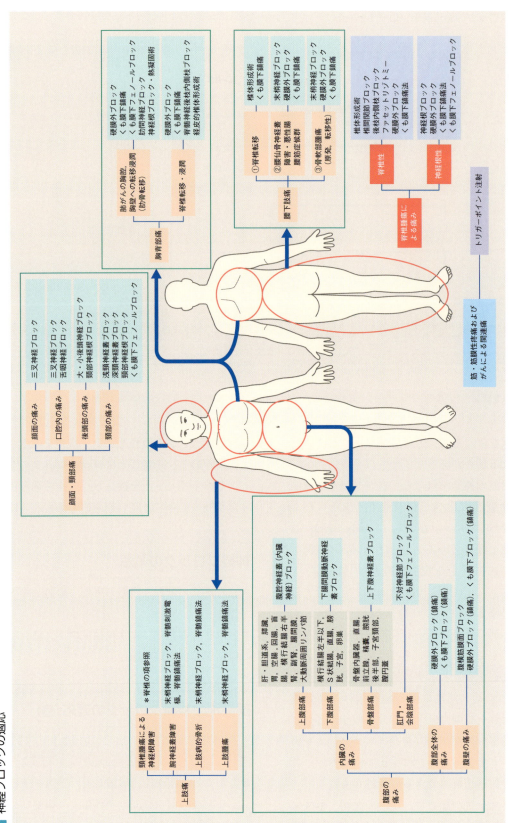

図2 神経ブロックの適応

(日本ペインクリニック学会〈編〉「がん性痛に対するインターベンショナル治療ガイドライン」2014[4]を参考に作成)

痛が出現する場合と，腫瘍自体が局所の組織を障害して痛みが生じる場合がある．
- いずれも慎重に適応を検討する必要があるため，ペインクリニックの専門医に相談する．

上肢の痛み

- 頸椎への転移による神経根障害，パンコースト腫瘍やリンパ腫などによる腕神経叢障害，上肢の病的骨折，骨・軟部腫瘍・皮膚腫瘍などの上肢に発生した腫瘍などにより上肢の痛みが発生する．
- 神経ブロックにより上肢の運動障害が問題となる場合があり，施行には十分な検討を要する．

胸背部の痛み

- 脊椎腫瘍，胸腔，胸膜，胸壁，肋骨への腫瘍の浸潤・転移により胸背部の痛みが発生する．
- 腫瘍が神経根や脊髄を圧迫すると，神経根症状や脊髄圧迫症状が生じ，神経根ブロックや脊髄鎮痛の適応となる．
- 肋間神経障害による肋間神経領域の痛みと感覚障害に対しては肋間神経ブロック，胸椎椎間関節由来の背部痛に対しては脊髄神経後枝内側枝ブロックが適応となる．
- 胸部は広範囲でなければ，神経破壊薬や高周波熱凝固を用いた半永久的神経ブロックで運動神経をブロックしても大きな影響は及ぼさないため，神経ブロックの良い適応となる領域である．

腹部の痛み

- 内臓に由来する痛みと腹壁に由来する痛みがある．
- がん組織の管腔臓器浸潤による通過障害，腫瘍増大による実質臓器の被膜伸展，膵がんにおける膵実質の破壊や発痛物質生成，がん性腹膜炎による腹膜刺激・腸間膜浸潤，腹水による腹壁伸展，がん組織の血管内浸潤・閉塞

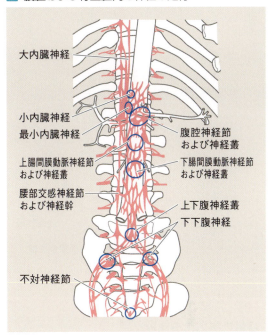

3 腹腔および骨盤腔内の神経の走行

(日本ペインクリニック学会〈編〉「がん性痛に対するインターベンショナル治療ガイドライン」2014[4]より)

による虚血，骨盤部がんの神経・神経叢浸潤による痛みなど，原因は様々である．
- 腹腔内および骨盤内臓器に由来する痛みに対しては，部位により腹腔神経叢（内臓神経）ブロック，下腸間膜動脈神経叢ブロック，上下腹神経叢ブロック，不対神経節ブロックを行う（**3**）．
- いずれも神経破壊薬を使用するため長期間の効果が期待でき，非常に有用で，良い適応である．

腰下肢の痛み

- 脊椎腫瘍，圧迫骨折，腫瘍の神経根・脊髄への圧迫による神経根症状や脊髄圧迫症状，骨盤内腫瘍による腰仙骨神経障害，腸腰筋内への腫瘍や転移リンパ節浸潤による悪性腸腰筋症候群，下肢骨軟部腫瘍による痛みなどがある．
- くも膜下鎮痛，硬膜外ブロック，末梢神経ブロックなどが適応となる．

4 腹腔神経叢ブロック，内臓神経ブロック

A：腹腔神経叢ブロック
B：内臓神経ブロック

横隔膜脚　大動脈　腹腔神経叢　内臓神経

(日本ペインクリニック学会〈編〉「がん性痛に対するインターベンショナル治療ガイドライン」2014[4]より)

脊椎腫瘍による痛み

- 薬物治療が無効な場合が多く，体動により増強するため，ADLの障害が著しい．
- 治療の基本は放射線治療と化学療法，時に外科的固定術であり，適切なインターベンショナル治療を選択する．
- 神経ブロックはこれらの治療が奏効するまでの橋渡しとして，もしくはこれらの治療法が施行できないか無効な場合に適応となる．
- 腫瘍自体による局所の鈍痛，骨破壊や病的圧迫骨折による強い体動時痛や，椎間孔浸潤による神経根障害，脊髄圧迫・脊髄損傷により損傷部位で痛みの求心路が遮断されて起こる求心路遮断性疼痛（deafferentation pain）などがある．
- 痛みの原因により椎間関節ブロック，後枝内側枝ブロック，後枝内側枝高周波熱凝固療法（ファセットリゾトミー），くも膜下鎮痛，硬膜外ブロックなどが適応となる．

代表的な神経ブロック

腹腔神経叢ブロック（CPB），内臓神経ブロック（4）

- 腹部内臓痛（特に上腹部痛）に対して有効であり，脊髄鎮痛と異なり，感覚・運動神経障害を生じない．
- 腹腔神経叢ブロック（celiac plexus block：CPB）では大動脈前面の腹腔神経叢を，内臓神経ブロックでは横隔膜脚，椎体前面，大動脈で囲まれるコンパートメント（retrocrural space：後横隔膜脚腔）内で内臓神経を遮断する．薬液は神経破壊薬である99.5%やエタノールや7～10%フェノールグリセリンを使用する．

Point
腹腔神経叢ブロック（CPB），内臓神経ブロックは，X線透視下，CTガイド下あるいは経超音波内視鏡的に第12胸椎～第1腰椎レベルで施行される．ブロック施行医は，施行前に必ずCTで腫瘍の増大，リンパ節転移，脊椎変形などを確認し，ブロックの可否や針の刺入方向を検討する必要がある．施行医にブロック依頼をする際は，神経ブロックが禁忌となる抗凝固薬が入っていないこと，できる限り直近のCT画像（古くても3か月以内）などの診療情報提供を行い，コンサルトすることが望ましい．

■随伴症状

- 血圧低下・起立性低血圧（30～40％に生じる），酩酊（エタノール不耐症の患者に生じる）による顔面紅潮・動悸・悪心，腸管蠕動亢進による下痢が一過性に起こるが，対症療法で改善する．
- 腸管蠕動亢進によりオピオイドによる便秘を改善し，食欲増進する利点もある．
- 以下はいずれも稀で数％以下の発生頻度であるが，血管穿刺（臨床上ほとんど問題とならない）や臓器穿刺（腎臓穿刺，気胸，胸管穿刺など），アルコール性神経炎，前脊髄動脈症候群，感染などがある．

硬膜外ブロック（5）

- 麻酔・ペインクリニック領域で最も広く施行されており，がん疼痛に非常に有用な方法で，三叉神経領域以外のすべての体性痛，内臓痛に対して対応可能である．脊髄に近い中枢レベルでの痛覚遮断が可能であり，局所麻酔薬を用いることで分節性と調節性に優れる．
- オピオイドの併用あるいは単独投与も行われ，モルヒネの硬膜外腔への投与量は経口投与の20～30分の1，静脈内投与の10分の1に相当し，モルヒネ総投与量の減量により副作用が軽減される．
- 長期投与ではチューブ先端周囲の硬膜外腔の線維化のため，薬液の広がりが悪くなり効果が得られにくくなる場合があること，利便性，経済性，腫瘍の硬膜外腔への浸潤・転移の可能性などの問題もあり，神経破壊術やくも膜下鎮痛法への変更が必要となることも多い[5]．

くも膜下鎮痛法（5）

- オピオイドの全身投与でも十分な鎮痛が得られない，あるいはオピオイドの副作用により継続困難な難治性のがん疼痛に対して有効な手段である．

5 硬膜外ブロック，脊髄くも膜下鎮痛

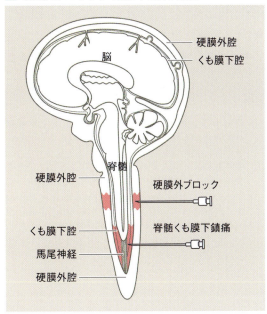

（日本ペインクリニック学会〈編〉「がん性痛に対するインターベンショナル治療ガイドライン」2014[4]より）

- 脊髄くも膜下腔にカテーテルを留置し，オピオイドのみあるいは局所麻酔薬と共に注入する．
- オピオイドは脳脊髄液を介して直接，中枢神経に作用するため，モルヒネのくも膜下腔への投与量は経口投与の200～300分の1，静脈内投与の100分の1，硬膜外投与の10分の1で同等の鎮痛を得ることができ，薬液投与量が減量できるため，副作用が軽減できる．
- 頭蓋内圧亢進には禁忌である．
- 合併症に尿閉，感染，硬膜穿刺後頭痛などがある．長期留置の際は，皮下ポートを設置することで感染リスクが軽減する．

神経根ブロック

- 比較的限局したがん疼痛に対して施行され，機能障害の少ない有用な方法である．
- 骨・軟部腫瘍，骨転移，病的骨折，突出痛，体動時痛などの薬物療法のみでは疼痛コントロールが困難な際にも有効であり，十分注意して施行すれば，合併症の発生は稀である．

その他

- 「がん性痛に対するインターベンショナル治療ガイドライン」[4]には，代表的なブロックとして，腕神経叢ブロック，肩甲上神経ブロック，肋間神経ブロック，腰神経叢ブロック，大腿神経ブロックなどが挙げられている．

文献

1) Strichartz GR, et al. Neural physiology and local anesthetic action. In：Cousins & Bridenbaugh's Neural Blockade in Clinical Anesthesia and Pain Medicine, 4th ed.(Cousins MJ, et al, eds.). Lippincott Williams & Wilkins；2009. pp26-47.
2) 日本緩和医療学会 がん疼痛治療ガイドライン作成委員会（編）．がん疼痛に対する神経ブロックの役割と実際の治療法．真興交易医書出版部；2002．pp104-116.
3) Swarm RA, et al. Injections, neural blockade, and implant therapies for pain control. In：Oxford Textbook of Palliative Medicine, 4th ed.(Hanks G, et al, eds.). Oxford University Press,；2010, .pp734-755.
4) 日本ペインクリニック学会 がん性痛に対するインターベンショナル治療ガイドライン作成ワーキンググループ（編）．がん性痛に対するインターベンショナル治療ガイドライン．真興交易医書出版部；2014．pp103-126.
5) 深澤圭太．神経ブロック．ペインクリニック 2015；36：412-422.

緩和医療/呼吸器症状

呼吸困難をどう評価し，どう対応するか

田中桂子
がん・感染症センター都立駒込病院緩和ケア科部長

- ◆「呼吸困難」とは呼吸時の不快な感覚と定義される主観的な症状であり，低酸素血症と定義される「呼吸不全」とは必ずしも一致しない．
- ◆ 呼吸困難は，その量・質・生活への支障を，患者の言葉で評価する．
- ◆ 治療は，まず呼吸不全の原因病態に対する治療を検討し，並行して酸素療法，薬物的対症療法を行う．キードラッグとして，モルヒネ・ベンゾジアゼピン系抗不安薬・コルチコステロイドがある．
- ◆ 非薬物療法として，呼吸法の工夫，ナーシングケアなども重要である．
- ◆ 呼吸困難は単に身体的な側面だけではなく精神的な側面も含む多面的なものであり，トータルディスニアとして，多職種チームで多角的にアプローチすることが重要である．

「呼吸困難」の定義，「呼吸不全」との違い

- 「呼吸困難」とは，主観的な症状で「呼吸時の不快な感覚」と定義される．空気飢餓感・呼吸努力感・胸部締め付け感・頻呼吸感・吸い込めない感覚・窒息しそうな感覚など様々に表現され，個別性が高く多面的なものである．
- 「呼吸不全」とは，客観的な病態で「PaO_2 が 60 Torr 以下」と定義される．
- 「呼吸不全」は，$PaCO_2$ が正常であるⅠ型呼吸不全（低酸素性呼吸不全）と $PaCO_2$ が 45 Torr を超えるⅡ型呼吸不全（高炭酸ガス性呼吸不全）に分類される．
- 多くの場合，呼吸不全により呼吸困難が引き起こされるが，必ずしも両者は一致せず，その重症度も相関しない．
- 例えば，閉塞性呼吸器疾患患者では徐々に増悪した低酸素血症に順応しているため，呼吸不全があっても呼吸困難の訴えが乏しいことがある．逆に，不安や緊張の高い患者では PaO_2 が正常であっても呼吸困難を強く訴えることがある．両者とも，見過ごすことなく医学的ニードと患者家族のニードに応じて対応する．

呼吸困難の頻度・呼吸困難が与える影響[2,3]

- 呼吸困難は，原発性・転移性肺がんの有無にかかわらずがん患者において頻度が高く，がんの進行に伴いさらに増加する．複数の病態が複雑に絡み合い難治性の場合が多い．
- 呼吸困難は，進行がん患者において身体活動（仕事や歩行など）のみならず精神活動（気分や意欲など）を障害すること，抑うつ・不安

Key words
Symptom Cluster
肺がん患者の呼吸困難は，疼痛，抑うつ，倦怠感など他の苦痛症状とも関連することが報告されている．このように，複数の苦痛症状が「関連して」発生することをSymptom Clusterと言い，例えば疼痛の治療により呼吸困難が緩和されたり，その逆が生じたりすることが報告されている．

1 呼吸困難の評価法

① 量的評価 Numerical Rating Scale（NRS）

「全く息苦しくない時を0，最も息苦しい時を10とすると，今の息苦しさはどの程度ですか？」
0　1　2　3　4　5　6　7　8　9　10

② 質的評価 Cancer Dyspnea Scale

	いいえ	少し	まあまあ	かなり	とても
1 らくに息を吸い込めますか？	1	2	3	4	5
2 らくに息をはき出せますか？	1	2	3	4	5
3 ゆっくり呼吸ができますか？	1	2	3	4	5
4 息切れを感じますか？	1	2	3	4	5
5 ドキドキして汗が出るような息苦しさを感じますか？	1	2	3	4	5
6 「はあはあ」する感じがしますか？	1	2	3	4	5
7 身のおきどころのないような息苦しさを感じますか？	1	2	3	4	5
8 呼吸が浅い感じがしますか？	1	2	3	4	5
9 息が止まってしまいそうな感じがしますか？	1	2	3	4	5
10 空気の通り道がせまくなったような感じがしますか？	1	2	3	4	5
11 おぼれるような感じがしますか？	1	2	3	4	5
12 空気の通り道に，何かひっかかっているような感じがしますか？	1	2	3	4	5

③ 生活への支障の評価 M.D. Anderson Symptom Inventory（MDASI）

症状は，どのくらい生活の支障になりましたか？

	支障なかった										完全に支障になった
日常生活の全般的活動には？	0	1	2	3	4	5	6	7	8	9	10
気持ち，情緒には？	0	1	2	3	4	5	6	7	8	9	10
仕事（家事を含む）には？	0	1	2	3	4	5	6	7	8	9	10
対人関係には？	0	1	2	3	4	5	6	7	8	9	10
歩くことには？	0	1	2	3	4	5	6	7	8	9	10
生活を楽しむことには？	0	1	2	3	4	5	6	7	8	9	10

（②Cancer Dyspnea ScaleについてはTanaka K, et al. British Journal of Cancer 2000；82：800-805〈http://pod.ncc.go.jp/documents/CDS-Manual.pdf〉より一部転載，③MDASI（MDアンダーソンがんセンター版症状評価表）については Okuyama T, et al. J Pain Symptom Manage 2003；26(6):1093-1104.〈http://pod.ncc.go.jp/documents/MDASI.pdf〉より一部転載）

と関連すること，抗がん治療その他の重要な意思決定に悪影響を及ぼすこと，さらに，終末期の緊急入院や持続的な深い鎮静開始の主な理由となること，などが報告されている．

呼吸困難の評価[2,3]（1）

- 呼吸困難は，主観的な感覚であるため，患者の言葉で以下の3点を評価する．

①呼吸困難の「量」（程度・重症度）を評価する．Numerical Rating Scale（NRS）が簡便で一般的である．

Key words

トータルディスニア（total dyspnea）
がん患者の疼痛が，「トータルペイン」と捉えられるのと同様に，呼吸困難も単に身体的な側面だけではなく精神的な側面も含む多面的なものであり，多角的に捉えることが提言されている．

突発性呼吸困難（episodic dyspnea）
呼吸困難の一過性増悪（急性，偶発的，突発的）を言う．コンセンサスの得られた定義はまだないが，労作以外に咳・不安・緊張・温度差などが誘因となり，5〜10分持続する強い呼吸困難発作が生じることが報告されており，対応策の研究が必要とされる．

2 呼吸困難治療のアルゴリズム

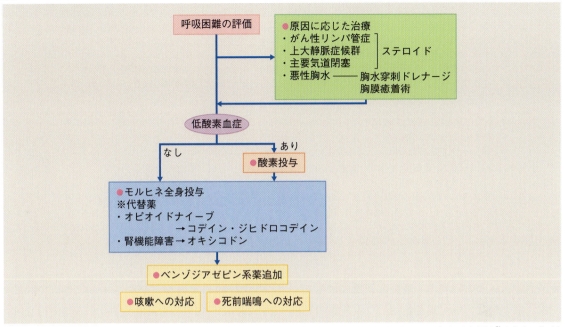

(日本緩和医療学会〈編〉「がん患者の呼吸器症状の緩和に関するガイドライン(2016年版)」[2)]を参考に作成)

②呼吸困難の「質」(どんな感覚か)を評価する．呼吸困難の感覚はそのメカニズムにより大きく異なるとされるため，オープンクエスチョンで尋ねるとよいが，Cancer Dyspnea Scale(がん患者の呼吸困難スケール)を利用してもよい．

③呼吸困難に起因する「生活への支障」(どんな時にどのように困っているか)を評価する．これは各々の生活パターンに大きく影響されるため，オープンクエスチョンで尋ねるとよいが，M. D. Anderson Symptom Inventory(MDASI)を利用してもよい．

- 自己評価が困難な時(全身状態不良，認知機能低下など)は，表情などの代理指標や，呼吸不全の指標であるSpO_2，呼吸数・パターン，家族の評価を参考にして総合的に判断する．

原因病態の治療[2,3] (2)

- 呼吸困難・呼吸不全の原因(3)を同定し，「原因病態に対する治療」を行うことが第一である．これらの治療については，腫瘍学・内科学の教科書に譲る．
- 原因病態に対する治療を，いつまでどこまで行うかの判断が重要である．予後の見通し(☞「がん患者の包括的評価」の項の **Lecture**「PPI」〈p.10〉参照)・治療効果の見込み・効果が出るまでの時間・治療の侵襲性・患者家族の希望などから検討する．
- 原因病態に対する治療が困難な時，またはそれと並行して，「対症療法」を行う(日本緩和医療学会より，エビデンスに基づいたガイドライン[2)]が作成されているので参照されたい)．

酸素療法[2,3]

- 「低酸素血症を伴う」患者では，低酸素血症の改善，呼吸困難の緩和が期待できるので，酸素療法を行う．重篤な副作用としてCO_2ナルコーシスがあるので，既往歴(慢性閉塞性呼吸器疾患)の確認と，必要に応じて血液ガス検査を行う．

3 がん患者の呼吸困難・呼吸不全の主な原因

	心肺局所における原因	全身状態による原因
がんに直接的または間接的に関連した原因	・肺実質への伸展（原発性，転移性肺がん） ・胸壁・胸膜・心膜への伸展（胸壁の腫瘍，胸水，心嚢水） ・主気管支の圧迫（気管狭窄） ・血管性（上大静脈閉塞，肺塞栓，腫瘍塞栓） ・リンパ管性（がん性リンパ管症） ・気胸 ・肺炎（誤嚥性肺炎，気管食道瘻による肺炎，日和見感染）	・呼吸筋疲労（悪液質，腫瘍随伴症候群，ステロイドミオパチー） ・貧血 ・横隔膜挙上（腹水，肝腫大） ・代謝性アシードシス（腎不全）
がん治療に関連した原因	・外科治療（肺切除後） ・化学療法（肺毒性，心毒性） ・放射線治療（ARDS，急性肺臓炎，肺線維症）	
がんと関連しない原因	・閉塞性肺疾患（COPD，気管支喘息），拘束性肺疾患 ・間質性肺疾患 ・心疾患（うっ血性心不全，虚血性心疾患，不整脈）	・パニック発作 ・過換気症候群

ARDS：急性呼吸促迫症候群，COPD：慢性閉塞性肺疾患.
(Oxford Textbook of Palliative Medicine, 4th ed. Oxford University Press, 2010, p824；日本緩和医療学会〈編〉「専門家をめざす人のための緩和医療学」2014[3] p153より一部改変)

- 酸素吸入による口腔内・鼻腔内乾燥に対しては，水分補給，保湿剤を使用し，舌苔等の早期発見に努める．拘束感・圧迫感に対しては，流量（治療ゴールに合った最低限の流量），方法（マスク・鼻カニューレ・吹き流しの使い分け，チューブの長さの工夫，はっか油添加の工夫など）について多職種で工夫する．
- さらに，終末期患者で酸素吸入を外してしまう理由として多いせん妄の除外診断が重要である．
- 「低酸素血症がない」患者の呼吸困難に対する有効性は示されておらず推奨はされない．意識的な深呼吸による自覚症状の改善や冷気刺激による改善が認められる場合もあるので，行ってみてもよい．

薬物対症療法 4

モルヒネ[2,3]

- モルヒネはがん患者の呼吸困難に有効であることが系統的レビューで示されており，推奨される．
- 作用機序は十分解明されていないが，呼吸中枢の換気反応の低下，呼吸抑制による有効な深呼吸の確保などが関与するとされている．「呼吸不全そのものを改善」するのではなく，「呼吸困難の感覚を緩和」する．
- どのような病態の患者にモルヒネの効果が期待できるかについては十分わかっていない．エキスパートオピニオンとして，重篤な低酸素血症や痰を伴わず呼吸数が低下していない患者で効果が期待できる可能性があるとされる[5]．
- 逆に，急性の呼吸不全を伴う患者，意識障害や認知機能障害がある患者，死期が迫っている患者に対してモルヒネが有効かつ安全であるかは現時点で結論できないので，適応を慎重に検討する必要がある．
- モルヒネ「未使用患者」では，モルヒネ少量を呼吸困難時に単回投与する．それが躊躇される場合は，コデインを代替薬として開始してもよい．
- モルヒネが疼痛に対して「既に使用されている場合」は，呼吸困難時・労作前予防的に，レスキューを使用する．効果を評価し，必要時レスキュー使用量を上乗せ，または20％程度ずつ増量する．
- 高齢者や呼吸機能・腎機能不全のある患者では，特に呼吸抑制に注意が必要である．開始

4 呼吸困難に対する標準的な薬剤の処方例

	分類	標準的な処方例
モルヒネ	①呼吸困難時の頓用	経口モルヒネ 2.5 mg/回（＝オプソ® 5 mg 0.5〜1包） モルヒネ皮下注 2 mg（＝0.2 mL）/回
	②定時処方	経口モルヒネ（オプソ®）5 mg×3/日（8時間ごと） モルヒネ硫酸塩（MSコンチン® 10 mg）2錠 分2（12時間ごと） モルヒネ注 0.5 mL＋生食 23.5 mL，1 mL/時（＝5 mg/日） モルヒネ塩酸塩（アンペック®坐薬 10 mg）0.5個×3/日（8時間ごと）
	③増量	20%ずつ増量 または，前日のレスキュー分を定時に上乗せ
抗不安薬	①呼吸困難時の頓用	アルプラゾラム（ソラナックス® 0.4 mg）0.5錠 ブロマゼパム（セニラン® 3 mg）0.5〜1個
	②定時処方	アルプラゾラム（ソラナックス® 0.4 mg）1〜3錠 分1〜3 ロラゼパム（ワイパックス® 0.5 mg）1〜3錠 分1〜3 ブロマゼパム（セニラン® 3 mg）1〜3個 分1〜3
コルチコステロイド	漸減法	ベタメタゾン（リンデロン®）4〜8 mg/日を3〜5日間投与 ・効果認める場合は，効果の維持できる最小量に漸減（0.5〜4 mg/日）で継続 ・効果がなければ中止
	漸増法	ベタメタゾン（リンデロン®）0.5 mg/日から開始し，0.5 mgずつ4 mg/日まで増量

（日本緩和医療学会〈編〉「がん患者の呼吸器症状の緩和に関するガイドライン（2016年版）」[2]；日本医師会〈監修〉「がん緩和ケアガイドブック」2010[4]を参考に作成）

時・増量時は，呼吸回数と酸素飽和度をモニタリングする．

モルヒネ以外のオピオイド[2,3]

- オキシコドンとフェンタニルの呼吸困難に対する有効性については現時点では質の高い報告がない．
- 疼痛に対して「モルヒネ以外のオピオイドを既に使用している患者に新たに呼吸困難が生じた場合」は，レスキューをモルヒネに変更すること（すなわち2種のオピオイドの併用）を検討する．
- 「モルヒネの使用が困難な場合（腎不全，せん妄，難治性便秘など）」は，オキシコドンを代替薬として選択することも許容される．
- いずれの場合も，モルヒネレスキューの適切量や，呼吸困難が理由でオピオイドスイッチングする際の適切な換算比は示されていないので，症例ごとに慎重に微調整する．

抗不安薬（ベンゾジアゼピン系薬）[2,3]

- 抗不安薬の呼吸困難に対する直接的な有効性については，十分なエビデンスが示されていない．しかし，呼吸困難は不安と関連があることが示されており，不安を緩和することで呼吸困難の閾値を上げ，呼吸筋をリラックスさせて有効な呼吸を可能にする効果が期待される．
- ベンゾジアゼピン系薬は「モルヒネとの併用」で上乗せ効果があることが示唆されており，モルヒネの効果が乏しい時は併用してみる．
- ベンゾジアゼピン系薬の副作用として眠気があり，特に全身状態が不良な例ではモルヒネとの併用で呼吸抑制が生じることもあるため，十分な評価が必要である．

コルチコステロイド[2,3]

- コルチコステロイドはがん患者に広く使用されているが，呼吸困難に対する有効性についてのエビデンスは示されていない．
- 薬理学的には，抗炎症，腫瘍周囲の浮腫軽減，抗アレルギー，免疫抑制などの作用を持つことから，がん性リンパ管症・上大静脈症候群・がん性胸膜炎・化学療法や放射線治療

による肺障害などに効果が期待できる．病態をきちんと評価した上で使用する．
- 一般に，漸減法（中等量を使用して効果を評価した後に維持量に減量する）が勧められる．副作用と効果を定期的に評価し，至適量を調整することが必要である．
- コルチコステロイドの副作用として，消化管潰瘍・出血，易感染性・難治性重症感染症の他，特に終末期ではせん妄の頻度が高いため，ルート類の自己抜去や転倒等のリスク評価を行うことが必要である．

非薬物対症療法

栄養の工夫

- 呼吸不全患者では，基本的に高カロリー，高タンパクの栄養維持が必要である．
- 進行期患者では，食事形態，食事量・回数を工夫し，さらに，亜鉛不足による味覚障害，ステロイドによる舌苔や酸素吸入による口腔内乾燥などに伴う嚥下困難・食思不振が生じていないか評価し対応する．

呼吸法の工夫

- 「腹式呼吸（横隔膜呼吸）」は，一回換気量を増やすことが目的である．吸困難時に無意識に行ってしまう胸式呼吸は，換気効率が悪くさらに呼吸困難の感覚を増悪させてしまうので，前もって腹式呼吸を指導しておくとよい．
- 「呼気時動作同調」とは，負担のかかる生活動作を「呼気時」に合わせて行い，「吸気時」には動作を休む方法である．簡単な工夫で得られる効果は大きい．

ナーシングケア

- 呼吸困難の閾値を上げるケアは，早期から積極的に試みる価値がある．カウンセリング・リラクセーション・筋弛緩法の指導・アロマセラピー・音楽療法・環境の整備・負担のかからない生活動作の調整などを試みる．
- 自己コントロール感は患者にとって特に重要であり，呼吸困難発作時に自分でできる対応法（モルヒネレスキューや速効性のある抗不安薬の頓用使用，深呼吸，酸素の増量など）をあらかじめ相談して決めておく．
- 呼吸困難があると排便のいきみがしにくいので便は軟らかめに保つ．
- 生活動作の優先順位を本人と相談し，補助具の利用（車いす，ポータブルトイレなど）を促し，家具や物品の配置を工夫する．
- 環境の整備としては，低温度・低湿度・気流や冷気（うちわや扇風機の風）が一般に好まれる．

難治性呼吸困難への対応・終末期の対応

- 終末期では，呼吸困難の原因が複雑に絡み，非可逆的・難治性となることが多い．最後の療養と看取りの場，セデーション，DNAR（Do Not Attempt Resuscitation）などについての希望を，前もって本人・家族と話し合っておくことが望ましい．
- 終末期における治療抵抗性の呼吸困難では，治療ケアのゴールは，「酸素飽和度や呼吸数の改善を目指す」のではなく，本人の「自覚的苦痛症状を緩和する」ことになる．これを，家族・医療スタッフで共有することが重要である．

Key words

アドバンス・ケア・プランニング
将来の意思決定能力の低下に備えて，今後の治療・ケアに関する意向，意思決定代理人などについて，患者・家族・医療者があらかじめ話しあうプロセスを言う．話しあう過程で，価値観を共有することが重要である．

文献

1) Morita T, et al. The Palliative Prognostic Index：a scoring system for survival prediction of terminally ill cancer patients. Support Care Cancer 1999；7：128-133.
2) 日本緩和医療学会 緩和医療ガイドライン作成委員会（編）．がん患者の呼吸器症状の緩和に関するガイドライン（2016年版）．金原出版；2016．
3) 日本緩和医療学会（編）．専門家をめざす人のための緩和医療学．南江堂；2014．
4) 日本医師会（監修）．がん緩和ケアガイドブック．青海社；2010．
5) 森田達也ほか（編）．秘伝 臨床が変わる 緩和ケアのちょっとしたコツ．青海社；2010．pp107-109．

参考文献

- Chan KS, et al. Dyspnea and other respiratory symptoms in palliative care. In：Oxford Textbook of Palliative Medicine, 5th ed.（Cherny NI, et al, eds.）．Oxford University Press；2015. pp421-434.
- 日本緩和医療学会 緩和医療ガイドライン作成委員会（編）．苦痛緩和のための鎮静に関するガイドライン（2010年版）．金原出版；2010．

緩和医療/呼吸器症状

咳嗽・胸水への対応

小原弘之
県立広島病院緩和ケア科部長

- ◆ 咳嗽は，がん患者や慢性閉塞性肺疾患（COPD）に高頻度に認められる症状であり，進行がん患者の治療開始時の43％，肺がん患者では最初の診断時に65％に認められる[1]．
- ◆ 咳嗽は，気道内の分泌物を排出する生理的な咳嗽である湿性咳嗽と痰を伴わず気道内や胸膜の刺激による病的な咳嗽である乾性咳嗽に分けて，マネジメントを考えていくことが重要である．
- ◆ 終末期のがん患者の乾性咳嗽の治療では，コデインやモルヒネなど中枢性の鎮咳薬を使用することが多いが，口腔内の乾燥を防ぐためのケアや室温調整など非薬物的な治療法も重要である．
- ◆ 悪性細胞が胸水中や胸膜で検出されれば，胸膜に播種した進行がんと診断される．
- ◆ 悪性胸水は胸水を採取して，滲出性胸水か漏出性胸水かを鑑別し，胸水の細胞診の検査を行って診断を進めていく．
- ◆ 悪性胸水のマネジメントは，単回の胸腔穿刺を繰り返す方法や，胸腔ドレナージ法，胸膜癒着法などがあるが，病態と予測される予後，患者の希望などを総合判断して治療法を選択する．

咳嗽

咳嗽の概念

- 咳嗽は，気道内の分泌物や異物を気道外に排出するために重要な生体防御機能である．
- 咳嗽は必ずしも病的な症状ではないため，一律に抑制するのは適切ではない．
- 効率のよい咳嗽を行うためには，十分な1回換気量，高い呼気圧，気道粘液を排出するための気流速度が重要である．
- 咳嗽は持続期間によって，3週間未満のものを急性咳嗽，3週間以上8週間未満持続するものを遷延性咳嗽，8週以上持続するものを慢性咳嗽と3種類に分類される[2]．

咳嗽の原因

- 慢性咳嗽の93％は，複数の原因が関係して

1 咳嗽の原因

がんと関連しない原因	がんと関連する原因
・心不全	・気管・気管支の腫瘍
・気管支喘息	・肺実質への浸潤
・慢性気管支炎	・胸膜病変（がん性胸膜炎，悪性胸膜中皮腫）
・気管支拡張症	・がん性心膜炎
・後鼻漏症候群	・縦隔病変
・胃食道逆流症	・がん性リンパ管症
・感染後咳嗽	・誤嚥（頭頸部腫瘍，気管食道瘻，声帯麻痺）
・ACE阻害薬など薬剤性	・放射線治療後の肺線維化
・好酸球性肺炎	・化学療法による肺線維化 ・肺炎 ・微小血栓

(Chen K, et al. "Oxford Textbook of Palliative Medicine, 4th ed." 2010[3]より)

おり，がんに関連する咳嗽には複数の原因と作用機序が関係している（**1**）[3]．
- がんに関連した咳嗽では，気管・気管支への

2 慢性咳嗽の各原因疾患に特徴的な病歴

疾患	特徴
咳喘息	夜間～早朝の悪化（特に眠れないほどの咳や起坐呼吸），症状の季節性・変動性
アトピー喘息	症状の季節性，咽喉頭のイガイガ感や掻痒感，アレルギー疾患の合併（特に花粉症）
副鼻腔気管支症候群	慢性副鼻腔炎の既往・症状，膿性痰の存在
胃食道逆流症	食道症状の存在，会話時・食後・起床直後・上半身前屈時の悪化，体重増加に伴う悪化，亀背の存在
感染後咳嗽	上気道炎が先行，徐々にでも自然軽快傾向（持続期間が短いほど感染後咳嗽の可能性が高くなる）
慢性気管支炎	現喫煙者の湿性咳嗽
ACE阻害薬による咳	服薬開始後の咳

（日本呼吸器学会〈編〉「咳嗽に関するガイドライン，第2版」2012[2]より）

浸潤，肺実質への浸潤，胸膜への浸潤，癌性心膜炎，縦隔病変，がん性リンパ管症など，腫瘍が心肺組織に直接浸潤して気道，胸膜，心臓などから求心性の刺激が迷走神経を介して脳幹の咳中枢に作用する．

- がんが直接浸潤した場合以外の原因としては，頭頸部腫瘍や食道気管瘻，声帯麻痺による誤嚥から炎症を併発して，機械的な刺激が連続する場合がある．
- がんと関連しない咳嗽では，喫煙と繰り返す感染が，慢性気管支炎や気管支拡張症につながって，慢性咳嗽を引き起こすことが多い．

咳嗽のアセスメント

- 咳嗽の原因の同定には，病歴，身体所見，胸部X線が重要であり，咳嗽の発症時期，強さ，誘因，喀痰の有無などを評価する．
- 慢性咳嗽には特徴的な病歴があり，診断の補助にする（2）[2]．
- 慢性咳嗽では，感染症の有無を評価することが重要になり，白血球と分画，CRPを含む血液検査，喀痰検査，末梢気道閉塞を診断するためのスパイロメトリーも咳喘息の評価に有用である．

咳嗽のマネジメント

- 咳嗽の原因を探索して，原因に対する治療を行う（3）[3]．
- 痰や気道の分泌が多い場合は，円滑に排出できるように援助する．
- 痰や気道内の分泌物が少ない場合やがんの進行終末期で全身衰弱が激しい場合は，鎮咳薬を用いて症状の緩和を図る．
- 喫煙の患者には，禁煙指導を行う．

咳嗽に対する治療薬

- 咳嗽や気道内分泌物を排出する生理的な咳嗽である湿性咳嗽と，痰を伴わず気道内や胸膜の刺激による病的な咳嗽である乾性咳嗽に分

Key words

慢性閉塞性肺疾患（chronic obstructive pulmonary disease：COPD）
たばこの煙を主とする有毒物質を長期間吸入することで，肺が炎症を起こして，肺胞が破壊されたり（肺気腫病変優位型），気道が破壊されたり（気道病変優位型）する．慢性的に続く咳や，痰，体動時の息切れなどが主な症状で，時間をかけてゆっくり経過することが多い．早期の診断には肺機能検査が必要で，禁煙指導が大切な治療法になる．

がん性リンパ管症
腫瘍細胞が，肺の血管に沿って走行しているリンパ管に浸潤増殖した状態で，難治性の乾性咳嗽や低酸素血症の原因となる．胸部X線撮影では，肺間質のびまん性の陰影を呈するが，高分解能CT（high-resolution computed tomography：HRCT）で気管支血管束周囲の間質の肥厚などが診断に有用とされる．標準的な治療法が確立されておらず，難治の病態である．

Key words

スパイロメトリー
呼吸時の呼気量と吸気量を測定して，呼吸の能力を調べる検査法である．通常，肺活量と1秒率を求める（最初の1秒に肺活量の何％を排出するかを調べて，身長と体重から予測された1秒量に対する割合を計算する）．COPDの場合は，1秒率が低下する閉塞性障害型を示すことが多い．

3 咳嗽の原因と治療

原因	治療
気管・気管支内の腫瘍	内視鏡治療（ブラキセラピー・レーザー・クリオセラピー）
肺実質の腫瘍	放射線治療・化学療法・ステロイド
胸水・心嚢水	ドレナージ
がん性リンパ管症	ステロイド
放射線性肺臓炎	ステロイド
誤嚥性肺炎	抗菌薬，誤嚥予防（口腔ケア）
うっ血性心不全	利尿薬
気管支喘息	気管支拡張薬，ステロイド
後鼻漏症候群	抗ヒスタミン薬
胃食道逆流症	ヒスタミンH_2受容体拮抗薬，プロトンポンプ阻害薬，食事の工夫
好酸球性肺炎	ステロイド

(Chen K, et al. "Oxford Textbook of Palliative Medicine, 4th ed." 2010[3]より)

類することが重要である．
- 乾性咳嗽に対する中枢性鎮咳薬を用いた治療は，コデイン10～20 mg/回を4～6時間おきに内服させる方法や経口モルヒネ速放製剤5～10 mgを頓用あるいは10～20 mg/日の徐放製剤で開始する方法などが一般的である[4]．
- 乾性咳嗽に対する中枢性非麻薬性鎮咳薬としては，デキストロメトルファンが慢性咳嗽に対して有効性が認められている．
- 湿性咳嗽に対する薬物療法としては，去痰剤の投与が，気道の水分増加と気道分泌を促進させて痰の除去を円滑にさせる．
- がん患者の鎮咳に，2％リドカインや0.25％ブピバカインの局所麻酔薬の吸入が咳反射に関与する気道の知覚神経を抑制することで効果が期待できる．

咳嗽に対する非薬物的な治療法

- 湿性咳嗽の場合は，体位排痰法や徒手胸郭伸張法など肺理学療法を取り入れて，吸引を併用しながら排痰を促すとよい．
- 体位ドレナージは，肺からの分泌物を出しやすい角度に調整して，身体を傾けたり支えたりする．
- 息を吐きながら小さな咳嗽を繰り返して，痰を咽頭まで移動させて，大きく咳払いをして喀出するハッフィングを指導する．
- 乾性咳嗽の場合は，室温を低めに設定して，加湿器やネブライザーを使用して加湿するとよい．
- 喉頭部にいがらっぽい違和感がある場合は，飲水や温かい飲み物などを摂って上気道を刺激する．

胸水

胸水の概念

- 胸水は，壁側胸膜側で5～10 L/日産生されるが，その80～90％は壁側胸膜で再吸収されて，10～20％は臓側胸膜に吸収される．
- 胸水は滲出性と漏出性に分類され，悪性細胞が胸水に含まれる悪性胸水は，滲出性に含まれ，肝硬変や低アルブミン血症は漏出性に分類されることが多い（ 4 [5], 5 [6]）．

Key words
ハッフィング
呼吸理学療法で行われる排痰援助の手技．最大吸気の後で声門と口をあけて一気に「ハー」と強制的に呼出して排痰を促す．介助が必要な場合は，呼吸に合わせて胸郭を圧迫する．

4 胸水の原因

漏出性胸水	うっ血性心不全 心膜疾患 肝硬変 ネフローゼ症候群 腹膜透析 粘液水腫 中心静脈閉塞 骨髄移植	
滲出性胸水	腫瘍性疾患	癌性胸膜炎 悪性胸膜中皮腫 悪性リンパ腫
	感染性疾患	細菌感染 結核症 アクチノミセス症 ノカルジア症 真菌感染 ウイルス感染
	肺塞栓症	
	消化管疾患	食道裂孔 膵疾患 腹腔内膿瘍 腹部手術後
	膠原病	リウマチ性胸膜炎 全身性エリテマトーデス(SLE) 薬剤性ループス シェーグレン症候群
	石綿曝露	
	サルコイドーシス	
	血胸	
	乳び胸	

(Broaddus VC, et al. "Pleural effusion. In : Textbook of Respiratory Medicine, 5th ed." 2005[5] より一部抜粋)

5 胸水の鑑別

鑑別すべき所見	滲出液	漏出液
蛋白質含有量	>35 g/L	<25 g/L
胸水蛋白・血清蛋白比	>0.5	<0.5
胸水 LDH	>血中濃度上限の 2/3	<血中濃度上限の 2/3
胸水・血清LDH比	>0.6	<0.6
pH	<7.3	>7.3
赤血球数	>100,000/μL	<100,000/μL
白血球数	>1,000/μL	<1,000/μL
グルコース	低い(感染の場合) とても低い(がんや他の原因による滲出液では<3.3 mmol/L)	血清と類似値

(Twycross Rほか〈著〉，武田文和〈監訳〉「トワイクロス先生のがん患者の症状マネジメント，第2版」2010[6] より)

胸水の徴候

- 悪性胸水を発症した症例では，呼吸困難，咳嗽，胸痛，運動耐容能の低下が出現することが多いが，胸水貯留の初期の段階や貯留のスピードが緩徐な場合は，無症状のことが多い．
- 悪性胸膜中皮腫の場合は，持続する鈍痛や一過性に限局した胸痛で発症する場合があり，診断の参考にする．

胸水のアセスメント

- 200 mL以上胸水が貯留すると胸部単純X線撮影で診断可能とされており，側臥位では50 mL程度で検出できる．
- CTでは，①外縁の胸膜肥厚，②結節状の胸膜肥厚，③1 cm以上の部分的な胸膜肥厚，④原発腫瘍の縦隔側への胸膜浸潤，があることが悪性胸水を示唆する所見である[7]．
- びまん性の胸膜肥厚と石灰化した胸膜プラークがあれば，悪性胸膜中皮腫が示唆される．
- 胸水の鑑別診断がついていない場合は，診断と治療を兼ねて胸腔穿刺を行い，細胞診で悪性胸水の診断を行う．
- 悪性胸水が疑われていて，胸腔穿刺と胸水の分析で悪性胸水の診断がつかない場合は，CTガイド下胸膜針生検もしくは，胸腔鏡を

Key words

胸膜プラーク
壁側胸膜に生じる両側性の不規則な白板状の肥厚をプラークと呼ぶ．多くは1〜5 mm程度の大きさを呈する．胸膜プラーク自体は，良性の胸膜病変と考えられているが，石綿曝露との高い関連性が指摘されており，過去の石綿曝露の指標になると考えられている．

CTガイド下胸膜針生検
実際にCT装置で身体の断面像をみながら，肺の病変部に生検針を刺して組織を採取する方法．原則的に気管支鏡で見えにくい病変や組織が上手く採取できなかった場合に実施する．気胸や血痰の合併症がある．

6 胸腔穿刺のみの対応が勧められる症例の基準

1) 穿刺実施後に緩徐に胸水が再貯留する
2) 胸水の排液が症状の改善につながる
3) 予後が1～3か月以内と予測される
4) 胸膜癒着術など胸水に対する他の治療に耐えられない

(Antony VB, et al. Eur Respir J 2001[8]より)

7 胸膜癒着術の適応基準

1) 胸水の原因となっている腫瘍は,化学療法や放射線に反応しない
2) 呼吸器症状は胸水が原因になっている
3) 胸膜癒着術が必要とされる予後が期待できる(2～3か月以上)
4) 胸膜癒着術で胸水が制御できて,症状が改善する
5) 肺内の腫瘍が胸膜癒着術の障害にならない

(Antony VB, et al. Eur Respir J 2001[8]より)

用いたビデオ補助下胸部手術(video-assisted thoracic surgery:VATS)を行う.

胸水のマネジメント

- 胸腔穿刺は,胸壁から経皮的に胸腔内に注射針やカニューレを挿入して,一時的に胸水を排液する.
- 悪性胸水の98～100％では30日以内に胸水が再貯留するため,繰り返し胸腔穿刺を実施する場合は,6のような症例がその適応と考えられている[8].
- 胸腔ドレナージは,胸腔チューブを持続的に胸腔内に挿入して,持続的に胸水や空気を排出させる方法である.
- 再膨張性肺水腫を起こさないように,胸腔穿刺による排液は1,000～1,500 mL以下として,ドレナージチューブを留置している場合は,週に2～3回の排液を行う.
- 大量の胸水が長期間貯留した場合は,胸水排液後に虚脱した肺が再膨張しないことが多いため,ドレナージが必要な場合は早期に判断して,胸膜癒着術の実施を考慮する.
- 胸膜癒着術は,胸膜腔に溜まった胸水を排液後に,胸膜腔に薬剤を注入して胸膜の炎症を惹起させて胸膜腔の閉鎖を図る治療法である.
- 胸膜癒着術は,2～3か月以上の予後が期待できる症例がその適応と考えられており,その適応基準が示されている(7).
- 日本では胸膜癒着剤はOK-432(ピシバニール®)がよく使用されてきたが,海外ではタルク(talc)が推奨されており,2013年12月からは日本でもユニタルク®胸膜腔内注入用懸濁剤が使用可能となった.
- OK-432は38～39℃の発熱を生じることが多いが,タルクは,OK-432と比べて炎症の程度が軽いため,37℃台前半の発熱であることが多く,注入時の痛みもOK-432と比べて少ない.
- コクランシステマティックレビューでタルクは胸膜癒着術に有効とされているが,4～8％に発熱,痛み,膿胸などの急性呼吸促迫症候群(acute respiratory distress syndrome:ARDS)の合併が報告されており,投与後に注意を要する.

Key words

胸腔鏡を用いたビデオ補助下胸部手術(VATS)

胸腔鏡と呼ばれる内視鏡を用いた外科的胸腔鏡検査である.非侵襲的な方法で,滲出性胸水や種々の胸膜病変の診断が確定できないときに実施する.胸膜の悪性疾患および結核の診断は95％の精度とされる.胸膜腔が閉鎖している場合は,絶対的な禁忌であり,血流の多いがんや,重症の肺高血圧症や囊胞性肺疾患では,生検が禁忌である.

文献

1) Kvale PA. Chronic cough due to lung tumors:ACCP evidence-based clinical practice guidelines. Chest 2006;129(1 Suppl):147S-153S.
2) 日本呼吸器学会 咳嗽に関するガイドライン第2版作成委員会(編). 咳嗽に関するガイドライン,第2版. メディカルレビュー社;2012. pp7-8, 14-19.

3) Chen K, et al. Palliative medicine in malignant respiratory diseases. In：Oxford Textbook of Palliative Medicine, 4th ed.(Hanks G, et al. eds.). Oxford University Press；2010. pp1107-1144.
4) 日本緩和医療学会（編）．専門家をめざす人のための緩和医療学．南江堂；2014. pp159-166.
5) Broaddus VC, et al. Pleural effusion. In：Textbook of Respiratory Medicine, 5th ed.(Mason RJ, et al. eds.). Elsevier：2005. pp1913-1960.
6) Twycross R ほか（著）／武田文和（監訳）．トワイクロス先生のがん患者の症状マネジメント，第2版．医学書院；2010. pp173-179.
7) Yilmaz U, et al. CT in differential diagnosis of benign and malignant pleural disease. Monaldi Arch Chest Dis 2005；63(1)：17-22.
8) Antony VB, et al. Management of malignant pleural effusions. Eur Respir J 2001；18(2)：402-419.

緩和医療/消化器症状

がん患者に悪心・嘔吐を認めたときの対応

今井堅吾
社会福祉法人聖隷福祉事業団 聖隷三方原病院ホスピス科医長

- ◆ 悪心・嘔吐の原因を可能であればまず治療した上で，病態に応じて制吐薬を投与する．
- ◆ 消化管と関係のない悪心・嘔吐である場合も多いことに留意する必要がある．
- ◆ 悪心・嘔吐が難治性の場合，別の作用機序の制吐薬を併用するか，複数の受容体に拮抗作用のある抗精神病薬に変更する．
- ◆ コルチコステロイドの追加が難治症状に対して有効な場合がある．
- ◆ 環境調整，口腔ケア，便秘対策などのケアも重要である．

悪心・嘔吐治療の概要

- 進行がん患者では，悪心は約60％，嘔吐は約30％で認める[1]．
- 悪心・嘔吐の病態に応じて制吐薬を投与することで，悪心の56〜93％，嘔吐の84〜93％が改善したと報告されており[2]，まず病態を評価した上で，病態に応じた制吐薬から開始する．
- しかし，実臨床では病態がはっきり分からない場合や，難治性の場合もある．

悪心・嘔吐の病態と原因

- がん患者の悪心・嘔吐は，何らかの原因により嘔吐中枢が刺激されることにより生じる．

Memo

悪心・嘔吐を認める場合，飲食を止めると悪心・嘔吐が軽減するが，再開すると症状が悪化し，悩ましい場合がある．そのような場合には，多少吐いたり，悪心が出ても食べることを優先するのか，とにかく症状悪化を避けるために飲食を止めるのか，何を目標とするかについて患者・家族と相談し，症状に対する治療や，飲食について決定していくことが大切である．

- ①化学受容器引き金帯 (chemoreceptor trigger zone：CTZ)，②末梢 (咽頭，心臓，腹部内臓の機械的受容体あるいは肝，消化管の化学受容器から迷走神経，交感神経，舌咽神経)，③上位中枢，④前庭器，以上の4つの伝達経路があり，それぞれの経路ごとに神経伝達物質や関与する受容体が異なる[3]（ **1** ）．
- この伝達経路ごとに分類した，悪心・嘔吐の原因と臨床症状を **2** に示す．

治療可能な原因の治療

- 悪心・嘔吐に関与している原因を同定し，その原因治療が可能であれば行う．
- 治療可能な悪心・嘔吐の原因と治療例を **3** に示す．

悪心・嘔吐の評価

- 問診で，いつから，どのようなときに発現するか，悪心・嘔吐の増悪因子や軽快因子を同定する．これらは，原因の推定に役立つだけでなく，直ぐにケアに活かすことが出来るた

1 嘔吐刺激を伝達する神経経路と関与する受容体

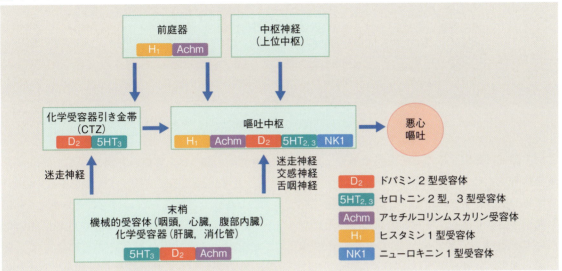

2 悪心・嘔吐の神経伝達経路ごとの主な原因と臨床症状

入力経路	原因	例	臨床症状
CTZ	薬物	オピオイド，ジゴキシン，抗けいれん薬，抗菌薬，抗うつ薬，抗腫瘍薬	薬物血中濃度と平行した症状増悪
	代謝異常	高カルシウム血症，肝不全，腎不全	持続的な症状
	悪心・嘔吐誘発物質	腫瘍からの誘発物質　エンドトキシン	
末梢	消化管運動の異常	腹水貯留，がん性腹膜炎，肝臓腫大，後腹膜腫瘍	腸蠕動の異常 腹部膨隆
		消化管を刺激する薬物	胃炎様症状
	消化管運動の低下	胃蠕動不全，便秘，消化管閉塞	腸蠕動の低下　食後に増悪
	消化管運動の亢進	下痢，消化管閉塞	腸蠕動の亢進
中枢神経	頭蓋内圧亢進	転移性脳腫瘍	朝に症状が増悪
	心因性	不安	予期的，心理変化での症状の悪化
	炎症	がん性髄膜炎，感染性髄膜炎	髄膜炎症状
	放射線治療	頭蓋内への放射線照射	治療期間と関連した症状悪化
前庭系	薬物	オピオイド，アスピリン	頭位変換による症状悪化 体動による症状悪化 めまいを伴う
	前庭系の異常	メニエール症候群，前庭神経炎	

3 治療可能な悪心・嘔吐の原因と治療例

悪心・嘔吐の原因	治療例
化学療法や放射線療法	既存のガイドラインに沿った薬物治療[4]
脳転移による頭蓋内圧亢進	コルチコステロイド，D-マンニトールまたは濃グリセリン
高カルシウム血症	ビスホスホネート製剤（ゾレドロン酸等）
不安	抗不安薬の投与や心理的サポート
薬物	中止や変更が可能かどうかを検討
便秘	下剤や経肛門的処置
腹水	腹水穿刺，利尿薬
消化管閉塞	「がん性腹膜炎による消化管閉塞の管理」の項 (p.79) 参照
消化性潰瘍	胃酸分泌抑制薬

4 吐物や排液の性状から推定される病態

吐物・排液の性状	推定される病態
食物残渣	胃の運動不全，上部消化管狭窄
便汁様	下部消化管閉塞
血液混じり	上部消化管の粘膜障害，比較的多量の出血
コーヒー残渣様	時間の経過した消化管や腫瘍からの出血
胆汁混じり	十二指腸や空腸の狭窄，小腸蠕動不全

め，詳細に聴取することが重要である．
- 身体所見では，視診で腹部膨満がないか確認する．触診で腹部の圧痛，肝腫大，波動の有無から腹水の存在，便塊を触知しないかについて評価する．聴診では腹部の蠕動音の減弱，消失，亢進を確認し，打診で腸管ガスについて評価する．
- 腹水，腸蠕動低下，便秘は悪心・嘔吐の原因や悪化要因となる．また，腸蠕動の異常や排便，排ガスの状況から，消化管閉塞を鑑別していく必要がある．特に不完全な消化管閉塞の場合は，排便・排ガスはあるため消化管閉塞とは診断されずに，悪心・嘔吐を生じることがある点に注意が必要である．
- 必要に応じて血液検査を行う．悪心・嘔吐の原因と関連する異常として，高カルシウム，低ナトリウム，高血糖，腎不全，肝不全，炎症反応上昇，薬物血中濃度（ジゴキシン，テオフィリン，抗痙攣薬）に注意する．
- 必要に応じて画像検査を行い，悪心・嘔吐の原因となりうる病態を診断する．
- 内視鏡検査や消化管造影検査は，それ自体が苦痛を悪化させることもあり，治療方針決定や症状緩和への必要性，検査に伴う苦痛の程度，患者や家族の希望，などを参考に決定し，負担の少ない検査での代用についても検討することが望ましい．
- 消化管以外の原因でも悪心・嘔吐は生じることに留意する．
- 吐物や排液の性状から推定される病態について 4 に示す．

- 悪心の強さは，疼痛の評価と同様に，Numerical Rating Scale（NRS：0＝悪心なし／〜10＝これ以上考えられないほどひどい悪心）を用いて，過去24時間の平均値を患者に聞いて記録する．NRSは数字そのものよりも，継時的変化から苦痛の変化を明らかにするために用いる．

> 食事摂取量と悪心・嘔吐の関係に注意して観察する必要がある．一般的には，食事摂取を控えると悪心・嘔吐が良くなり，再開すると症状が悪化する場合が多いが，消化管以外が原因の場合は，そうとは限らない．また，制吐薬を投与して症状が良くなったようにみえても，実は「吐き気で食事が食べられなくなって，食事量が減った」ことが，症状軽減に一番効いている場合もある．

制吐薬の投与

- 原因に対する可能な治療を行った上で，悪心・嘔吐を引き起こしている病態に対して有効と予想される制吐薬の定期投与を行う[2]．
- 病態に対して有効な制吐薬の選択は，以下の手順で行う．
  ① 原因を同定する
  ② 嘔吐反射を伝達する経路，関与する神経伝達物質と受容体を推定する

悪心に対して，胃管などでドレナージされている場合は，ドレナージにより悪心・嘔吐が軽減したか，あるいはドレナージしても悪心・嘔吐が持続しているか，チューブの閉塞による急な排液量の減少がないか，などについて注意する．

5 制吐薬の処方例

薬剤	処方例	剤形
ハロペリドール	経口：0.75 mg/日を1日1回夕または寝る前で開始，1.5 mg/日まで増量 注射：2.5 mg/日を持続静注/皮下注で開始，5 mg/日まで増量	経口 注射
メトクロプラミド	経口：20 mg/日を1日4回毎食前および寝る前で開始，40 mg/日まで増量 注射：20 mg/日を持続静注/皮下注で開始，30 mg/日まで増量	経口 注射
クロルフェニラミン	経口：6 mg/日を1日3回 注射：10 mg/日を持続静注/皮下注で開始，20 mg/日まで増量	経口 注射
スコポラミン	舌下（注射薬を舌下投与）または皮下投与：1回0.15〜0.25 mgを必要時	注射
レボメプロマジン	経口：5 mg/日を1日1回眠前で開始，25 mg/日（分1〜2）まで増量 注射：5〜10 mg/日を1日1回皮下注/筋注で開始，25 mg/日（分1〜2）まで増量	経口 注射
オランザピン	経口：2.5 mg/日を1日1回で開始し10 mg/日まで増量	経口
デキサメタゾン	経口または静注：4 mg/日（分1〜2）で開始，1〜2 mg/日まで漸減	経口 注射

③ 最も効果的に受容体をブロックする制吐薬を選択する
④ 投与ルートを選択する（経口投与可能か，持続皮下投与や静脈投与が必要かを評価）
⑤ 効果が得られるまで，副作用に注意しながら徐々に増量する

- 化学的な原因の場合はドパミンD_2受容体拮抗薬（ハロペリドール，プロクロルペラジン），消化管運動の低下の場合は，消化管運動亢進薬（メトクロプラミド，ドンペリドン），中枢神経あるいは前庭系が原因の場合はヒスタミン1型受容体拮抗薬（ジフェンヒドラミン，クロルフェニラミン，ジメンヒドリナートなど）をまず投与する．
- 原因が不明の場合は，上記の制吐薬のうちのいずれかを投与する．

難治性の場合

- 症状が改善しない場合は，再度原因を見直し，上記で投与していない別の作用機序をもつ制吐薬を追加併用するか，複数の受容体に拮抗作用のあるフェノチアジン系抗精神病薬（レボメプロマジン，クロルプロマジンなど）や，非定型抗精神病薬（オランザピン，リスペリドンなど）に変更する[5]．
- これらの薬剤を投与しても効果不十分の場合には，コルチコステロイド（デキサメタゾン，ベタメタゾンなど）の追加が有効な場合がある．
- コルチコステロイドの作用機序は明らかでなく，エビデンスも乏しいが，臨床では難治性の症状に対してしばしば用いられる．主な制吐薬の処方例を 5 に示す．

副作用への注意

- フェノチアジン系抗精神病薬や非定型抗精神病薬は眠気やふらつきなどに注意が必要である．
- ドパミンD_2受容体拮抗薬や，消化管運動亢進薬，複数の受容体の拮抗薬は，錐体外路症状を起こすことがある．その場合は，原因薬物を中止し，ヒスタミン1型受容体拮抗薬や抗コリン薬へ制吐薬を変更する．

Key words

錐体外路症状
抗精神病薬や，消化管運動亢進薬などのドパミン受容体拮抗薬の投与による副作用として認める．パーキンソン症候群やアカシジアを起こすことで，制吐薬により錐体外路症状を認めた場合は，速やかな薬剤の中止や変更が必要となる．

アカシジア
着座・静止不能，じっと座っていられず立ったり座ったりなどの運動亢進症状，下肢のむずむず感などの感覚症状，不眠や焦燥感などの精神症状を認める[6]．意識障害を伴わないが，せん妄による不穏と間違えられることがあるため注意が必要である．

非薬物療法，ケア

環境調整

- 悪心・嘔吐を誘発するようなにおいへの配慮（吐物のにおいが室内に留まらないような処理，ドレナージ回路を閉鎖式にする，においが強くなりやすい温かい食事への注意），衣類のしめつけがないようにする，悪心が和らぐ楽な体位や嘔吐した際に吐物が出し易い体位の工夫などを行う．

口腔ケア

- 口内炎，口腔内汚染などに注意して定期的な観察を行い，口腔乾燥に対してこまめなうがいや，口渇に対する水分や氷を用意する．

便秘対策

- 便秘により悪心・嘔吐は悪化するため，元々の生活習慣にある便秘対策を生かしつつ，下剤投与を考慮し，必要に応じて経肛門的処置（坐剤，浣腸，摘便）を考慮する．

文献

1) Glare P, et al. Systematic review of the efficacy of antiemetics in the treatment of nausea in patients with far-advanced cancer. Support Care Cancer 2004；12(6)：432-440.
2) Stephenson J, Davies A. An assessment of aetiology-based guidelines for the management of nausea and vomiting in patients with advanced cancer. Support Care Cancer 2006；14(4)：348-353.
3) Hardy JR, et al. Palliation of nausea and vomiting. In: Oxford Textbook of Palliative Medicine, 5th ed. (Cherny NI, et al, eds.). Oxford University Press；2015. pp661-674.
4) 日本癌治療学会（編）．制吐薬適正使用ガイドライン，第2版．金原出版；2015．
5) 日本緩和医療学会 緩和医療ガイドライン作成委員会（編）．がん患者の消化器症状の緩和に関するガイドライン（2011年版）．金原出版；2011. pp37-44.
6) 青葉安里，上村誠．アカシジア．抗精神病薬の副作用—症状と対策（上島国利監修）．ファーマインターナショナル；2001. pp20-23.

緩和医療／消化器症状

がん性腹膜炎による消化管閉塞の管理

久永貴之
筑波メディカルセンター病院緩和医療科診療科長

- ◆ がん患者における消化管閉塞は，その症状によりQOLを著しく障害する．また，食という行為は生きることと直結することが多いため，人間としての尊厳や自律に関わる部分が奪われることによる苦悩・スピリチュアルペインが生じることにつながる．
- ◆ 消化管閉塞では，全身状態・予後や閉塞の状況，QOLや患者・家族の希望などを包括的に判断して，手術，経鼻胃管，消化管ステント，薬物療法などの治療方針を決定する．
- ◆ 限られた予後の中で，元通り食べられることは少なく，患者の苦悩を受け止めながら真摯に話し合っていく姿勢が求められる．

悪性消化管閉塞とは

- 悪性腫瘍が原因で発生する消化管閉塞のことを悪性消化管閉塞（malignant bowel obstruction：MBO）と呼ぶ．
- 悪性消化管閉塞の有病率は，特に婦人科がんと消化器系がんで高く，卵巣がん患者では5.5〜42％，大腸・直腸がんなどの消化器がん患者では4.4〜24％である[1,2]．
- 悪性消化管閉塞はがん患者の予後不良因子であり，特に手術ができない場合の平均予後は13.4日〜3.7か月と短い．
- 消化管閉塞により消化管内容物が増大すると，消化管の拡張・伸展が進む．すると，消化管粘膜上皮の炎症や酸素不足などにより，プロスタグランジンやVIP（vasoactive intestinal polypeptide；血管作動性腸管ペプチド）が産生されることで，消化管粘膜上皮の浮腫

やうっ血が進行し，消化管分泌の増加が起こり，水分・電解質の吸収が阻害される．このような形で悪循環を形成し悪心・嘔吐・腹痛・腹部膨満感などの症状が悪化していく（**1**）．

悪性消化管閉塞の症状と所見・評価

- 消化管閉塞による悪心・嘔吐・腹痛・腹部膨満感といった症状が，どれだけ日常生活の支障となっているのか，食に対する想いや希望を傾聴・確認する．
- 症状出現までの経過，排便の状況，吐物の性状・量，紹介状・手術記録や直近のCT所見を確認し，閉塞部位や閉塞の程度の推定を行う．消化管閉塞の場合でも閉塞部位の口側に貯留した消化管内容物が細菌の増殖により液状化し溢流性下痢がみられることがあり注意が必要である．
- 上部消化管閉塞の場合，食道から噴門部の閉塞であれば唾液様のものを少量ずつ嘔吐し，十二指腸までの閉塞であれば胃液あるいは胆

Key words
消化管閉塞
腸閉塞の中では機械的腸閉塞，特に閉塞性の単純性腸閉塞を指す．

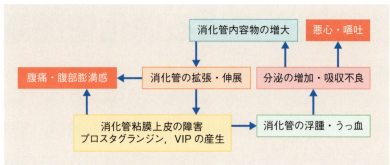

1 悪性消化管閉塞の悪循環

汁様のものを嘔吐する．
- 下部消化管閉塞の場合は便汁様のものを嘔吐することもあり，腹痛や腹部膨満感といった悪心・嘔吐以外の症状を伴うことが多い．
- 腹部超音波検査では，胃あるいは腸管の拡張とガスや液体貯留を確認する．拡張した小腸の長軸像ではkeyboard sign（拡張した小腸のkerckring襞がピアノの鍵盤のような像を呈する）を確認できることもある．

消化管閉塞の治療選択と非薬物療法

- 手術，経鼻胃管・イレウス管や胃ろうによるドレナージ，消化管ステント，薬物療法の4つに大きく分けることができる．4つの治療の優劣や選択基準は明らかになっていないが，全身状態や閉塞部位，予測される予後，患者・家族の希望などをもとに治療方針を決定する．
- 手術が選択されるのは，比較的全身状態が良く，予測される予後が2～3か月以上期待できる場合であり，バイパス術や人工肛門増設術などが行われる．
- 経鼻胃管・イレウス管は，挿入・留置に伴う身体的・精神的苦痛を考慮する必要がある．一方で経鼻胃管を入れることで，水分や流動物などドレナージされるものは摂取することができるようになるという利点もあり，留置を希望する患者も未だ多い．薬物療法の効果が乏しい上部消化管閉塞では，必要となることが多い．
- 長期に経鼻胃管の留置が必要な場合には，経皮的内視鏡的胃ろう造設術（percutaneous endoscopic gastrostomy：PEG）を行うことについても考慮する．
- 消化管ステントは食道，幽門，十二指腸，結腸，直腸などの閉塞に対して施行され，高い有効率が報告されている．ただし留置後の再閉塞，脱落や出血，消化管穿孔などの合併症もあり，適応について明確な基準は現在のところ明らかでない．

消化管閉塞の薬物療法の実際（**2**）

- 薬物療法としてはステロイド，H2ブロッカー，オクトレオチド，制吐薬を組み合わせることで，悪性消化管閉塞の症状を軽減でき，場合によっては閉塞の再開通が期待できる．各薬剤の使用する順番や組み合わせ方については，コンセンサスは得られていない[1-4]．

ステロイド

- ステロイドにより，閉塞部位周囲の浮腫や炎症を軽減することで再開通を促し，症状の緩和が得られる場合がある．一般的にはデキサ

2 薬物療法の組み合わせ

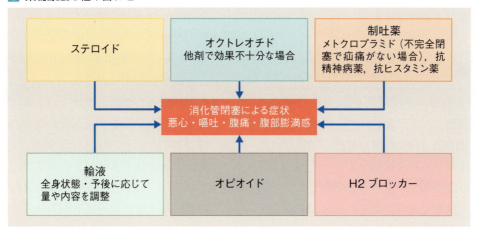

メタゾンまたはベタメタゾンの1日量4〜8 mg程度の量で用いられる．

H2ブロッカー

- H2ブロッカーは胃液分泌を抑制することにより消化管内容物を減少させることで，消化管閉塞の症状を軽減できるとされ，ステロイドとともにラニチジン，ファモチジンなどが用いられることが多い．

オクトレオチド

- オクトレオチドは胃・十二指腸・小腸などの消化管からの消化管ホルモンと消化液の分泌抑制，腸管からの水電解質の吸収促進の作用がある．これらの作用により消化管内容物を減少させることができるとされているが，その臨床的な有効性についての評価は定まっていない．薬価が高く，また保険適用の投与方法は持続皮下注射のみであり，時に使用しづらいことがある．
- 前述したステロイドやH2ブロッカーでは効果が不十分な場合，または使用しづらい場合に投与を検討する．

制吐薬

- 制吐薬としては，不完全閉塞で疝痛がない場合には，消化管運動促進薬（メトクロプラミド）を，その他の場合はハロペリドール等の抗精神病薬，ジフェンヒドラミン等の抗ヒスタミン薬などが用いられる[1]．

オピオイド

- 痛みや腹部膨満感に対してはオピオイド鎮痛薬を用いる．不完全閉塞で蠕動・排便を維持したい場合はフェンタニル製剤を選択する．フェンタニルで鎮痛効果が不十分な場合，完全閉塞で蠕動の維持より鎮痛を優先する場合は，モルヒネやオキシコドン製剤を選択する．

注意すべき点

- 輸液量は全身状態や予後の見通しによりその内容や量を調整する[5]．
- 例えばECOG Performance Status（ECOG PS）3-4で予後3週間以内という状況では，輸液により生命予後の延長は期待できない．また大量の輸液により消化管分泌が増加し苦痛が増強することがある．そのため脱水と体液過剰傾向のバランスを考慮して概ね500〜1,000 mL程度の維持輸液を行う．
- 一方でECOG PS1-2で予後は2〜3か月以上見込めるような状況では，適切に高カロリー

輸液を行うことで生命予後の延長とQOLの改善・維持が期待できる．

食事指導

- 治療により食事が摂取可能となった場合でも，再閉塞のリスクを低減するため肉や芋類など繊維が多く消化の悪い食材，脂肪分の多い食材を避けるように指導する．
- 閉塞の状況などから症状の悪化をきたす可能性が高く食事の再開が難しいときは，噛んで味わい，その後に吐き出すことができる食材を摂取することが可能である．ただし，相応の理解力がないと誤って飲み込んでしまうことがあり注意が必要である．
- 弾力性があり，誤って飲み込みづらい食材が適している．例えばイカや貝のおつまみなどは比較的好評だった．
- 胃管や胃ろうが留置されている場合は，管に詰まりづらくドレナージされるものは摂取可能である．
- 飴，チョコレート，ジュース類などが一般的であるが，甘いものが苦手な患者の場合には昆布茶やカップラーメンのスープなどを勧めてもよい．

文献

1) 日本緩和医療学会 緩和医療ガイドライン作成委員会（編）．がん患者の消化器症状の緩和に関するガイドライン（2011年版）．金原出版；2011．
2) Anthony T, et al. Report of the clinical protocol committee：development of randomized trials for malignant bowel obstruction. J Pain Symptom Manage 2007；34（1 Suppl）：S49-59.
3) Currow DC, et al. Double-blind, placebo-controlled, randomized trial of octreotide in malignant bowel obstruction. J Pain Symptom Manage 2015；49（5）：814-821.
4) Feuer DJ, Broadley KE. Cochrane Database Syst Rev 2000；（2）：CD001219.
5) 日本緩和医療学会 緩和医療ガイドライン作成委員会（編）．終末期癌患者の輸液療法に関するガイドライン（2013年版）．金原出版；2013．

緩和医療／消化器症状

緩和ケアにおける腹水・便秘・下痢のマネジメント

関本 剛
医療法人社団 関本クリニック副院長

- ◆ 腹水の病態は複雑であり，コントロールが難しい場合も多いが，不快な症状の原因となるため，対応を迫られることが多い．
- ◆ 便秘に対しては，便の性状と患者の腸蠕動音から薬剤の種類や量を選択する．
- ◆ 下痢の場合，下痢をきたすような薬剤の使用歴や特異的治療を要する病態か否かを判断することが先決であり，反射的な止痢剤の使用は避けるべきである．
- ◆ いずれの場合にも個々の患者における最善の方針を的確な評価のもとで選択していくことが重要となる．

腹水

- 腹水の病態は複雑であり，個々の患者において異なることが多いため，標準的な治療法は確立されておらず，コントロールが難しい場合も多い．
- 腹水貯留により，患者のquality of life（QOL）を下げる不快な症状が出現する．
- 個々の患者における最善の方針を的確な評価のもとで選択していくことが重要である．

腹水の定義と発生機序

- 腹水は毛細血管から漏出することによって産生され，腹膜からリンパ管を通って吸収されている．健康な状態ではその産生と吸収が一定に保たれ，少量の腹水が存在しており，腹腔内臓器の潤滑を担っている．
- 腹水の過剰な産生，または吸収の減少をきたすと，一定に保たれていたバランスが崩れ，腹水が腹腔内に異常に貯留してしまう．腹水は少量であれば無症状のことが多いが，大量となると腹部膨満，食欲不振，悪心，嘔吐，呼吸困難，下肢の浮腫などの不快な症状が出現する．

腹水の原因疾患と病態生理

- 腹水の原因疾患として最も多いのは肝硬変であり，心不全，腎不全，膵炎などがそれに続く．がんは腹水の原因疾患のうち10％を占め，最も多い原発巣は卵巣がんである．
- 肝硬変や多発肝転移では，門脈圧亢進や低アルブミン血症により腹水が過剰産生される．
- がん性腹膜炎（腹膜転移）では，腫瘍細胞が腹膜のリンパ管や局所リンパ節を閉塞させることにより，腹水吸収が低下しているのに加え，腫瘍細胞から産生される増殖因子（血管内皮細胞増殖因子など）による腹膜血管新生や透過性亢進により，腹水の産生も過剰に

Memo
肝硬変や多発肝転移では，末梢血管の拡張や浮腫などにより有効循環血漿量が減少するため，レニン－アルドステロン系が亢進し，腎臓でのナトリウムと水の再吸収が増加した結果，血管内の水分保持能力以上に体液が保持され，腹水産生がさらに増加する．

なっている．

- 腹膜血管新生や透過性亢進による腹水では滲出性腹水が，門脈圧亢進の場合は漏出性腹水が，リンパ管閉塞による腹水では乳び腹水が，それぞれ認められる．

腹水の診断と評価

- 腹水の存在診断における最も有用な臨床所見は，足関節の浮腫，腹囲の増大，腹部の濁音（打診所見）と膨隆である[1]が，腹水量が1,000～1,500 mL程度貯留していなければ，臨床所見のみでは診断し得ない．
- 腹部超音波検査もしくはCT撮影を行うと，100 mL程度の腹水でも検出可能である．
- 腹水貯留を認めた場合，診断的腹腔穿刺が原因の診断に有用であり，その際，腹水細胞診，細胞数，腹水中のアルブミン濃度，総蛋白濃度を検査しておく．
- 腹水細胞診はがんに由来する腹水の3分の2で陽性であり，血清腹水アルブミン勾配（serum-ascites albumin gradient：SAAG）は門脈圧亢進に伴う腹水か否かを診断するのに有用である．

腹水の治療

■ 補正すべき点を補正する

- 肝硬変や転移性肝腫瘍など，門脈圧亢進による腹水の環境整備として，減塩食が推奨されるが，がん性腹膜炎などの吸収が低下しているような腹水に対する減塩の効果に関して検討した研究はこれまでのところなく，SAAGが高値である例では減塩食が有効となる可能性がある．

Key words

血清腹水アルブミン勾配
血清腹水アルブミン勾配（serum-ascites albumin gradient：SSAG）とは，血中アルブミン濃度（g/dL）から腹水アルブミン濃度（g/dL）を引いた値であり，SAAG≦1.1 g/dLでは門脈圧亢進が存在することを示唆し，SAAG＞1.1 g/dLでは否定的である（診断精度97％）．

- がん，非がんにかかわらず，腹水をきたしている患者では過剰な輸液により腹水が増悪する可能性が高く，輸液の減量や休止を検討する．経口摂取ができない場合であっても，浮腫を伴う場合には，患者や家族に説明したうえで1～2日輸液を休んでみると，症状が改善することをしばしば経験する．

■ 薬物治療

- 肝硬変や転移性肝腫瘍が原因となっている腹水の治療においては，レニン-アルドステロン系の亢進による腹水増加の悪循環を改善することが重要であり，抗アルドステロン作用を持つスピロノラクトン（アルダクトン®：25～100 mg/日）がkey drugとなる．
- フロセミド（ラシックス®：20～80 mg/日）に代表されるループ利尿薬は，利尿効果は強いが，腹水に対する効果が弱く，脱水症状のみを増悪させる恐れがあるので，高カリウム血症をきたしている場合以外はスピロノラクトンと併用することを推奨する．
- 疼痛の治療としてNSAIDsを投与されている場合，体液を貯留させる副作用により腹水や浮腫を増悪させやすいことから，NSAIDsをアセトアミノフェンやオピオイドに変更することを検討する．

> **腹水試験穿刺による利尿薬有効性の予測**
>
> 腹水中総蛋白濃度が2.5 g/dL未満は漏出性であり，効果が期待できるが，2.5 g/dL以上は滲出性であり，効果を得にくい．また，血清腹水アルブミン勾配が1.1 g/dL以上であれば血清に比べて薄い腹水であり，利尿薬の効果が期待できるが，1.1未満であれば血清と同じくらい濃い腹水であり，利尿薬の効果は期待しにくい．

■ 腹水の非薬物治療

- 腹腔穿刺は1回に5 L以下であれば安全に施行できるという報告もあるが[2]，特に初回の穿刺で補液を併用しない場合には1～3 Lの排液とすることを推奨する．治療目標はあく

まで症状の緩和であり，1～3L排液した結果，腹囲は減らなくても症状が改善することをよく経験する．
- 低アルブミン血症がある場合は，腹水排液後にさらにアルブミンが失われ，腹水が再貯留しやすくなる．このため使用が可能ならば排液後にアルブミンの点滴投与を行う．
- 頻回の腹腔穿刺，腹水排液を必要とする場合，腹腔内にステロイド（トリアムシノロン-アセトニド：ケナコルトA水濁液®：10 mg/kg）を注入することで腹水の生成を遅らせることができるとする報告があり[3]，悪性腫瘍による腹水貯留に対して著効することがしばしばある．
- 比較的全身状態が保たれており，頻回に及ぶ腹腔穿刺を要する患者に対しては，穿刺排液した腹水を濾過・濃縮して，アルブミンなどの栄養分を点滴で再び体内にもどす治療法である，腹水濾過濃縮再静注法（cell-free and concentrated ascites reinfusion therapy：CART）を行っている施設もある．
- 腹腔と内頸静脈を結ぶチューブを皮下に埋め込み，腹水を静脈に流し込む治療法である，腹腔-静脈シャント（PVシャント）は，頻回の腹腔穿刺に伴う苦痛と蛋白・水分の喪失を回避することができるが，シャント閉塞，播種性血管内凝固（disseminated intravascular coagulation：DIC），血栓塞栓症，心不全，肝性脳症，腹膜炎など，重篤な合併症が報告されており，その発生率も25～50％と，比較的高いため，全身状態の良い肝硬変患者などに行われることはあっても，進行がん患者に適応されることは少ない．

便秘

- 便の性状（**1**）と患者の腸蠕動音（亢進か減弱か）から薬剤の種類や量を選択する．
- 下剤が効きすぎて水様便が頻回に排泄される

ような状態は，患者にとって望ましい状態とは言えない．少量から使用して，無理なく排便でき，後始末も手間がかからないちょうどいい硬さの便を出すことを目標とする．
- 便秘のマネジメントのためには十分な問診と診察による状況の把握，環境整備や薬物療法による治療と，医療スタッフと連携した定期的な効果判定が必須であり，医師は治療の主役となる看護師や他の医療スタッフと協働して治療を行うことが重要である．

便秘の定義

- 日本内科学会は「3日以上排便がない状態，または毎日排便があっても残便感がある状態」と定義している．
- 積極的抗がん剤治療を受けていないがん患者に関するものとしては，「少量の硬い便がまれにかつ困難感を伴って通過すること」と定義されている[4]．
- 本項では日本緩和医療学会のガイドライン[5]に倣って，「腸管内容物の通過が遅延・停滞し，排便に困難を伴う状態」と定義する．

便秘の原因

- 便秘は個人の生活様式や食習慣にも大きく関連する．
- 緩和ケアにおける便秘の原因としては，主として①がんによるもの，②薬剤性，③併存疾患の3つに大別され，がん患者の場合には，これらが複合的に便秘の原因となることが多い．

便秘の評価

- 排便習慣は個人によって異なるため，最近と現在の排便に関する十分な問診が重要である．最後の排便の時期，便の性状，回数，量，排便時の感覚（緊張，痛み，困難感），便中の血液や粘液の有無などを聴取する．さらに，腹痛，鼓腸，ガスの貯留，悪心，不快

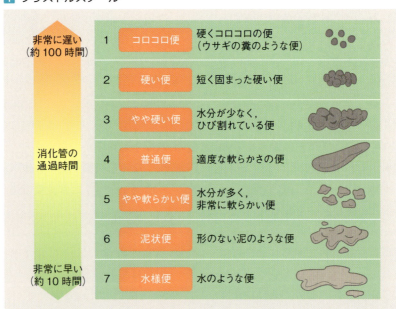

（ユニ・チャーム「排泄ケアナビ」ブリストルスケールによる便の性状分類 http://www.carenavi.jp/jissen/ben_care/shouka/shouka_03.html より）

感，頭痛，口臭，下痢などの症状の有無も確認する[4]．
- 便の性状は治療するにあたって非常に重要な項目となるため，簡便なスケール（**1**）を用いると，患者や他の医療者との間で，より正確に情報を共有することができる．
- 腹部の診察では便塊の有無，蠕動の状態，圧痛の有無などを，直腸診では便の有無の確認，狭窄や痔核の有無や肛門括約筋の緊張状態などを確認する[5]．

便秘の治療

■環境整備と生活習慣

- 高齢者や終末期がん患者など，床上生活を余儀なくされている患者にとって，排便は非常にストレスのかかる作業となるため，トイレへの安全な導線確保や衛生的な排泄環境，適切な頻度での排便処置など，環境調整やケアが，薬物療法以上に効果がある可能性を常に考えておく．

- 生理的な排便の引き金となる，直腸-肛門反射を鈍化させないために，便意を我慢しないことを習慣とする．また，胃-大腸反射は朝食後1時間がピークであることから，朝食をしっかりと摂ることを心がける．
- 高繊維食（25 g/日）と水分補給（2 L/日）が排便回数を増やし，下剤の使用量を減らすと言われている[6]が，がん患者では非現実的な量であり，消化管悪性狭窄をきたしている患者ではいずれも腸閉塞の引き金となりえるため，注意が必要である．

■薬物治療

- 便秘に対する治療薬は，便を軟化させる薬剤と蠕動を促進させる薬剤の2種類に大別される（**2**）．
- 坐剤や浣腸，摘便などの経直腸的処置を常に選択肢に入れながら，便の性状が硬ければ浸透圧性下剤を，腸蠕動が低下している場合には大腸刺激性下剤を初期経口投与薬とし，投与した薬剤に対する反応をみて併用する薬剤

2 緩和ケアにおける便秘に対する治療薬

分類		一般名（商品名）	作用機序	効果発現時間	用法・用量
経口薬	浸透圧性下剤	ラクツロース	腸管内水分移行 蠕動亢進	数時間〜2日	10〜60 mL（分1〜分3）
		酸化マグネシウム	腸管内水分移行 便軟化作用	8〜10時間	250〜2,000 mg（分1〜分3）
	大腸刺激性下剤	センノシド（プルゼニド®）	腸管筋神経への刺激	6〜12時間	12〜48 mg（分1〜分2または頓用）
		ピコスルファートナトリウム（ラキソベロン®）	腸管筋神経への刺激	6〜12時間	2.5〜15 mg（分1〜分2または頓用）※1滴＝0.5 mg
経直腸薬	大腸刺激性下剤	ビサコジル（テレミンソフト®）	腸管筋神経への刺激	20〜60分	10〜20 mg（頓用）
		炭酸水素ナトリウム・無水リン酸二水素ナトリウム配合（新レシカルボン®）	腸内でガス発生 蠕動亢進	数分〜20分	1〜2個（頓用）
	その他	グリセリン	吸湿作用 便の軟化，潤滑化	使用直後	10〜150 mL（頓用）

3 緩和ケアにおける便秘治療のアルゴリズム

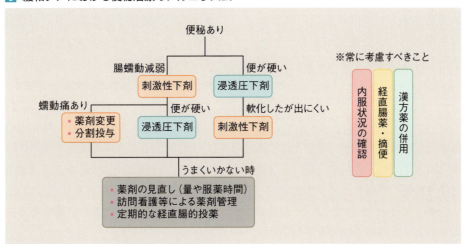

4 便秘に使用される漢方薬

薬剤名	大黄含有量	特徴
大黄甘草湯*	4 g	悪心や食欲不振を伴うタイプの便秘に使用 頓用に適しており，常用は避けた方がよい
麻子仁丸	4 g	体力がなく冷え性で頻尿の患者（高齢者）に使用 硬くてコロコロした便に適している
桃核承気湯	3 g	比較的体力があり，下腹部の圧痛や生理不順を伴う便秘に使用
桂枝加芍薬大黄湯*	2 g	腹が張って痛みのあるタイプの便秘に使用
潤腸湯	2 g	高齢者や皮膚が乾燥している患者の便秘に使用 硬くてコロコロした便に適している
三黄瀉心湯	2 g	高血圧症や不眠傾向の患者の便秘に適している
防風通聖散	1.5 g	肥満患者の便秘に適している
大建中湯	0 g	開腹術後等の腸管癒着症に比較的安全に使用できる 腹部の冷え・膨満感を伴う便秘に適している

*大黄は腸蠕動亢進作用を，芍薬は腹痛緩和・腸蠕動抑制作用を持つ．

を決定する（3）．
- 散剤を内服できる患者であれば，漢方薬への変更もしくは併用が有用であることが多い（4）．

十分なケアとコミュニケーションの必要性

- 経直腸的処置や環境整備などで重要な役割を担っているのは看護師や訪問介護員（ヘルパー）である．その際医師に求められるのは，看護師や介護員との綿密な連携であり，連携の良し悪しで患者のQOLが大きく左右されると言っても過言ではない．
- 患者との対話やそれに基づいた診察によって排便障害をできるだけ正確に把握し，想定される状況に応じた環境整備やケアを看護師や訪問介護員と協働して提供することにより，画一的に処方されていた薬剤が不要となり，減量・中止し得る場面も少なくない．

下痢

- 多くの潜在的な原因があるが，緩和ケアにおける下痢の原因として，過量の下剤，溢流性の下痢を伴う宿便，結腸の不完全閉塞が挙げられる．
- 下痢をきたすような薬剤の使用歴や特異的治療を要する病態か否かを判断することが先決であり，反射的な止痢剤（腸運動抑制薬）の使用は避けるべきである．

下痢の定義

- 24時間に3回以上の無形便をきたすことと定義されることもあるが[7]，本項では，排便回数の増加，または便の水分の増加，あるいはその双方が同時に起きることと定義する[8]．

下痢の原因

- 多くの潜在的な原因があるが，緩和ケアにおける下痢の原因として頻度が高いのは，過量の下剤，溢流性の下痢を伴う宿便，結腸の不完全閉塞である．
- 比較的頻度が高い他の原因としては，胃腸炎や放射線性腸炎，脂肪便が挙げられる．
- 腸管壁から腸管内への分泌が多くなり，多量の水様便をきたす分泌性下痢や，腸管内の浸透圧が上がり，結果として水分が腸管壁より腸管内に移行することによる浸透圧性下痢，腸管の炎症によって多量の浸出液が腸管壁から腸管内へ移行する炎症性下痢，胆汁や膵液の排出障害により，吸収されなかった過剰な脂肪が大便中に付着する脂肪便などに大別される．

下痢の診断と評価

- 使用中の薬剤の注意深い見直しが重要で，それによって下剤の過量投与が原因か否かを明らかにする．
- *Clostridium difficile*の関与が疑わしい患者の診断には，便中*C. difficile*毒素の検出（1回では否定できないため，疑わしい場合には12時間おきに3つの検体検査を行う），血液検査（腎機能や電解質）などを考慮する．
- 病歴や診察から原因を同定できない場合には，便の顕微鏡検査と培養を行う．

下痢の治療

■補正できる点を補正する

- 便を柔らかくする食事を見直す．具体的にはアルコールや高浸透圧性のサプリメントを避ける．
- 下剤を含む使用中の薬を見直し，修正する．下剤が過量ならまず減量すべきであり，この段階で止痢剤を投与すべきではない．また，がん化学療法による下痢であれば，その化学療法薬を中止する．*C. difficile*による下痢の場合には，原因となる抗菌薬を可能な限り中止し，メトロニダゾール（フラジール®）やバンコマイシン，またはガイドラインが推奨す

5 下痢に対する特異的治療

脂肪便	パンクレリパーゼ（リパクレオン®：600～1,800 mg/日）
胆汁性下痢	コレスチラミン（クエストラン®：18～27 g/日）
C. difficileによる下痢	バンコマイシン（塩酸バンコマイシン®：500 mg/日）もしくはメトロニダゾール（フラジール®：750～1,500 mg/日）※メトロニダゾールは本邦では保険未収載.
炎症性腸疾患	メサラジン（ペンタサ®：1,500～3,000 mg/日）など

る抗菌薬を投与する[9].

■ 薬剤による治療

- 宿便や閉塞，大腸炎が除外され，特異的な治療がない場合には，非特異的作用の止痢剤を処方する．
- 本邦で使用可能な非特異的止痢剤としてはロペラミド（ロペミン®1 mg：2カプセル/日から開始し，16カプセル以上とならないようにする）とリン酸コデイン（コデインリン酸塩®：20 mg/日から開始し，60 mg/日まで）がある．
- ロペラミドもリン酸コデインも，出血性大腸炎には禁忌である．
- ロペラミドはC. difficileによる下痢にも禁忌である．
- 放射線性腸炎や化学療法に起因した下痢は通常，モルヒネなどのオピオイドによく反応するが，脱水や悪心・嘔吐，発熱を伴う重症患者ではオクトレオチド（サンドスタチン®：300 μg/日まで）の持続皮下注入も選択肢に入る．ただし本邦において，重症下痢へのサンドスタチン®の投与は保険未収載である．

■ 薬剤以外の治療

- 下痢が重症で持続するようであれば，脱水の防止が重要であり，経口補液剤（OS-1：200～500 mL）の摂取が推奨される．欧米では経口補液剤の代わりとして，炭酸のぬけたコカ・コーラ®や，レモネードも推奨されている[8].
- 既に脱水をきたしている場合や，悪心・嘔吐をきたしている場合には輸液療法など，非経口的な水分補給が必要である．
- 下痢に対する特異的治療を 5 にまとめる．

文献

1) McGibbon A, et al. An evidence-based manual for abdominal paracentesis. Dig Dis Sci 2007；52：3307-3315.
2) Stephenson J, Gilbert J. The development of clinical guidelines on paracentesis for ascites related to malignancy. Palliat Med 2002；16：213-218.
3) Jenkin RP, et al. The use of intraperitoneal triamcinolone acetonide for the management of recurrent malignant ascites in a patient with non-Hodgkin's lymphoma. J Pain Symptom Manage 2008；36：e4-5.
4) Larkin PJ, et al. The management of constipation in palliative care：clinical practice recommendations. Palliat Med 2008；22：796-807.
5) 日本緩和医療学会 緩和医療ガイドライン作成委員会（編）．がん患者の消化器症状の緩和に関するガイドライン（2011年版）．金原出版；2011.
6) Anti M, et al. Water supplementation enhances the effect of high-fiber diet on stool frequency and laxative consumption in adult patients with functional constipation. Hepatogastroenterology 1998；45：727-732.
7) Cherny N. Evaluation and management of treatment-related diarrhea in patients with advanced cancer：a review. J Pain Symptom Manage 2008；36：413-423.
8) Sykes NP. Constipation and diarrhea. Oxford Textbook of Palliative Medicine, 4th ed.（Hanks G, et al, eds.）．Oxford University Press；2010. pp833-843.
9) Durai R. Epidemiology, pathogenesis, and management of Clostridium difficile infection. Dig Dis Sci 2007；52：2958-2962.

緩和医療/神経症状

がんに伴う神経症状への対応
終末期の意識障害，転移性脳腫瘍，頭蓋内圧亢進，痙攣，末梢神経障害など

横山太郎
横浜市立市民病院緩和ケア内科副医長

- ◆ 終末期の意識障害は，家族の心情に配慮した対応が必要である．
- ◆ 転移性脳腫瘍は，無治療では，予後2か月程度であるため，手術や放射線治療の適応を判断することが重要である．
- ◆ 頭蓋内圧亢進症状の治療におけるステロイドの選択は，蛋白結合能が低く髄液移行の良いデキサメタゾンを選択する．
- ◆ 痙攣発作の治療方針は，痙攣の既往や術後期間によって異なる．
- ◆ 末梢神経障害に対するオピオイドは，効果がないのではなく，他の痛みと比べて効果が限定されるということである．

意識障害──終末期の意識障害を中心に

意識障害の診断（1）

- 意識障害の原因は，一つでないことが多いため，できるだけ多くの鑑別疾患を挙げて診察にあたることが重要である．
- 緊急で治療を必要とする病態があるため，バイタルサインを確認し，緊急性と必要性を加味した上で，検査や問診を行うべきである．
- まずは，低酸素がないか，また低血糖症状である冷汗や頻脈がないかを診察する．
- 身体所見は，通常の診察に加えて，眼球の診察（対光反射，眼球運動，共同偏視，瞳孔）や腕落下試験，膝立試験などで巣症状の有無を確認する．また，転倒による外傷がないかを確認することも重要である（その他の所見に関しては，転移性脳腫瘍〈p.91〉や頭蓋内圧亢進症〈p.92〉の項を参照）．

緩和医療期特有の意識障害について

- 臨床的に大事なものは，せん妄とがん性髄膜炎である．
- せん妄は，低活動性せん妄の鑑別が重要で，うつ病と誤診されていることが多い．
- せん妄の特徴は，日内変動があることで，他のうつ病や認知症，がん性髄膜炎では乏しい．一方，がん性髄膜炎の特徴は，頭痛や感覚障害や運動障害が複数の部位に出現し，日内変動がないことである．
- がん性髄膜炎による意識障害は，乳がんや肺がんといった腺がんや血液悪性腫瘍に多く，終末期の患者の約20％に生じているが，実際の診断率は5％程度である．

終末期の意識障害と家族の気持ち

- 患者の30～50％は亡くなる直前まで意識が保たれている，といわれている[1]．家族は，最後の別れの時まで意識が保たれていると思っていることが多い．

1 意識障害の診断の流れ

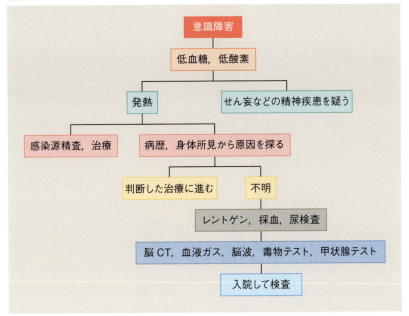

（Up To Date® Evaluation of abnormal behavior in emergency department；c1-14 [update 2013 May28：cited 2013 Aug 20]〈http://www.uptodate.com〉を参考に作成）

> **ここに注目**
> 終末期に話ができない患者が多いため，「鎮静」や「心肺蘇生」などの医療行為や今後の面会や日々の過ごし方について，本人の状態や希望に沿ってあらかじめ相談しておく必要がある．鎮静に関しては，医療者側もチーム内で適時，話し合うことが必要である．

- 意識障害の原因は，薬剤より全身状態の悪化であることが多いが[2]，日常診療では，薬剤だけが原因と決めてしまう患者家族や医療者が多く，場合によっては苦痛緩和や家族の悲嘆に影響することもあるため，しっかりと説明をすることが重要である．
- 意識の低下した患者への接し方に戸惑う家族は多い．そして，家族は，どのように患者と接するのが良いか，医療者からのコーチを望んでいることが多い[3]．よって，今後予想される状態の過程だけでなく，どのように患者に接していくべきかについても家族に説明すべきである．
- 具体的には，水が飲めなくなった場合に氷を砕き口の中に入れることや，返事がなくとも聞こえていることが多いため，聞こえていると考え，患者に話しかけるといったアドバイスである．医療者が実際に実践をすることが良いと言われている．
- 多くの家族は「自分がしっかり看病できているか？」という不安を感じているため，看病が問題ないことを伝えることも重要である．

転移性脳腫瘍 ── 在宅から病院での治療を検討するために

頻度と特徴[4,5]

- 転移性脳腫瘍はがん患者の20〜40％に出現し，解剖例の28〜42％に存在する[4]．画像診断や全身治療が進歩したため，診断件数が増加傾向にある．
- 肺がんが最多で脳転移のおよそ50％を占める，脳転移が唯一の転移であることもある（2.4〜4.4％）[4]．その他で脳転移の多いがん種は，乳がん（11％），消化器がん（12％），泌

2 脳転移の症状

高頻度の症状・徴候	低頻度の症状・徴候
・頭痛 ・片麻痺 ・気分変調 ・痙攣 ・認知障害	・運動失調 ・失語 ・乳頭浮腫

3 定位照射と全脳照射の違い

	定位照射 (サイバーナイフ, ガンマナイフ)	全脳照射
適応	直径4 cm未満,3個以下	直径3 cm以上の多発転移
治療効果	90％	60％以上
治療期間	1日～数日	2～3週間

尿器がん（5％）である[4]．悪性黒色腫は，疾患数は少ないものの，頻度は65％と高い[5]．
- 脳転移は，腫瘍塞栓が発生起源となっているため，動脈の終末である白質と灰白質の間（corticomedullary junction）が好発部位となる．テント上病変が全脳転移の85％を占め[5]，特に中大動脈領域に存在し，大脳基底核，視床，脳梁と続く．骨盤腫瘍では，後頭蓋窩や小脳へ転移する．

> **ここに注目**
> 転移性脳腫瘍は，未治療だと余命は約2か月といわれているため，治療適応のある患者に対しては，治療を行っていくべきである．また，ステロイドの反応性が乏しい場合や脳転移の個数が多い場合は，予後不良である．

症状

- 脳浮腫・頭蓋内圧亢進が原因で 2 のような症状が60～75％に出現する[6]．

治療

- 手術は，侵襲が大きいため，転移巣が3 cm以上の単発腫瘍で全身状態が良く，予後6か月以上の患者を対象とし，他の治療法の見込みなどを慎重に判断して行うべきである．ただし，小脳転移や症状の進行からQOL改善のために手術を行うときがある．
- 手術の対象とならない場合に放射線治療（定位照射，全脳照射）を行う（3）．
- 放射線感受性の高いがんは乳がん，肺がんである．一方，放射線感受性の低いがんはメラノーマや大腸がん，腎細胞がんである．
- 放射線治療による神経脱落症状の改善が得られるまでは，2～3週間かかる．
- 脳浮腫に対するステロイド治療は，症状がある患者全員に行うとよい治療である．投与量は，デキサメタゾン1日4～8～16 mgが一般的である．効果は，一時的であるが，数日以内に出現する．

頭蓋内圧亢進──ベッドサイドでの診断を中心に

症状

- 自覚症状は，頭痛，悪心・嘔吐，視力障害が三主徴で，他覚的所見には意識障害，うっ血乳頭，髄液圧亢進，外転神経麻痺，徐脈，血圧上昇がある．
- 頭蓋内圧亢進は脳腫瘍患者の60％に出現し，初発症状の20％といわれ[7]，意識障害が最も一般的な症状である．
- 頭蓋内圧亢進による頭痛の特徴は，深部痛で鈍痛である．早朝覚醒時や仰臥位，頭位変換，咳，バルサルバ手技で増悪する．
- 早朝覚醒時の頭痛増悪の原因は，夜間に血液中の二酸化炭素濃度が上昇することで血管が拡張して頭蓋内圧が亢進するためである．
- 悪心・嘔吐は，頭痛を併発し，嘔吐後は軽快する．
- 視力障害は，乳頭浮腫が原因で発症する．特徴は，間欠的なぼやけから始まり，「稲妻

4 脳ヘルニアの発生部位と種類

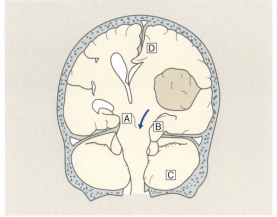

Ⓐ：中心ヘルニア，Ⓑ：鉤ヘルニア，Ⓒ：小脳扁桃ヘルニア，Ⓓ：帯状回ヘルニア．
(田崎義昭ほか「ベッドサイドの神経の診かた」(15版)，南山堂；2002．p295より)

5 脳ヘルニアの種類と特徴

種類	病変部位	圧迫部位・孔	障害部位	症状	
中心ヘルニア(Ⓐ)	大脳中心部 両側大脳	テント切痕	視床 視床下部 中脳以下の脳幹部	動眼神経麻痺は生じず意識障害から生じる	中脳→橋→延髄の順に虚血，出血(デュレー徴候)，浮腫が生じる
鉤ヘルニア(Ⓑ)	側頭葉	テント切痕	鉤 海馬回	同側動眼神経麻痺	
小脳扁桃ヘルニア(Ⓒ)	テント下病変	大後頭孔	小脳扁桃 延髄	外転神経麻痺 延髄圧迫による脈，呼吸の変化からの出現	
帯状回ヘルニア(Ⓓ)	一側病変	大脳鎌		全大脳動脈，内大脳静脈の圧迫で頭蓋内圧亢進が加速する．	

Ⓐ～Ⓓは4を参照．

(田崎義昭ほか「ベッドサイドの神経の診かた」(15版)，南山堂；2002．pp298-300より)

や「水玉」が見えるといった光視症へと変化していく．時間経過と共に，視神経が萎縮してくると，視力低下だけでなく視野障害も生じ，やがては失明に至る．
- 脳局所徴候は，外転神経の走行が長いため複視が生じやすい．
- その他の症状としては痙攣があるが，急激な頭蓋内圧亢進を伴っている時や大脳皮質に病変がある時に生じる．
- 頭蓋内圧亢進が進行すると脳ヘルニアに至る．

脳ヘルニア[8]

- 脳ヘルニアは病変部位により症状が異なる(4, 5)．
- 生命予後に関わる緊急時の症状として，①意識障害の程度の変化，持続性，進行性，②バイタルサインの変化(呼吸，脈拍，血圧，体温)，③瞳孔不同，縮瞳，拡大側の対光反射減弱・消失，④片麻痺，⑥除脳硬直があげられる．

脳ヘルニアの診断方法(6)

■ 呼吸
- チェーンストークス呼吸(Cheyne-Stokes respiration：CSR)，中枢性過換気，失調性呼吸(大きさも感覚も不規則)．

■ 瞳孔
- 対光反射，毛様体脊髄反射(頸部をつねると両側の瞳孔が1～2mm大に散大すれば正

6 脳ヘルニアの種類と診察所見

	呼吸	瞳孔	対光反射	毛様体反射	頭位変換眼球反射	三叉神経刺激	バビンスキー反射
中心ヘルニア初期	ため息，あくび CSR	1〜3 mm 縮瞳	正常	正常	活発 偏倚	非麻痺側で反応	両側 麻痺側で著明
中心ヘルニア進行期	CSR	縮瞳	正常	正常	活発 偏倚	上肢屈曲，硬直 除皮質硬直	
鉤ヘルニア初期	ほぼ正常	散大	遅鈍	遅鈍	正常	非麻痺側で反応	片側
鉤ヘルニア進行期	過呼吸 稀にCSR	著明に散大	消失	消失	障害側障害	除脳硬直	両側
中脳から橋上部	強い過呼吸 稀にCSR	正常	消失	消失	障害	除脳硬直	
橋下部から延髄上部	浅い過呼吸 失調性呼吸	正常	消失	消失	消失	四肢弛緩性	両側 下肢の屈曲
延髄	失調性呼吸 下顎呼吸	正常	消失	消失	消失		

CSR：チェーンストークス呼吸．

(田崎義昭ほか「ベッドサイドの神経の診かた」(15版)，南山堂：2002．pp296-300より)

常)，ホルネル症候群(患側の眼瞼下垂，縮瞳，眼球陥没，無汗症)．

■ 眼球運動
- 頭位変換眼球反射(頭を左右に回転させると眼球は前方を向いたままになり，元に戻すと再び正中位になるのが正常)．

■ 姿勢
- 除脳硬直(四肢の伸展・内旋，上肢の伸展・内転・内旋，股関節の内転，膝の伸展)，除皮質硬直(上肢の屈曲，肩の内転，肘と手首，手指の屈曲で下肢は伸展・内転というWernicke-Mann肢位)，三叉神経刺激(両側の眼窩上縁内側を摘む)．

治療

- 浮腫改善のためD-マンニトール，グリセリン・果糖注射液，ステロイドを使用する．
- 投与回数，量，間隔に関するエビデンスはないが，以下，経験的な治療を記載する．
① グリセリン・果糖注射液200 mLを1日2〜3回使用する．
② 緊急時はD-マンニトールを用いることが多い[9]．
③ ステロイドは，蛋白結合能が低く髄液移行の良いデキサメタゾン16 mgを選択する

が[10]，他にプレドニゾロン20 mgやベタメタゾン4 mgを1日2〜3回投与する．
- ステロイドを使用する場合，潰瘍の予防策を行う．他の副作用として高血糖やムーンフェイスといった代謝障害やミオパチー，せん妄や躁・うつといった精神障害があるので注意する．

痙攣 — 具体的な対応方法

原因と特徴[11]

- 脳転移，中枢神経転移，中枢神経感染症といった脳局所因子に由来する痙攣が25〜40％と頻度が高いが，電解質異常，低血糖，薬剤性，肝不全，腎不全といった全身因子でも4％強で生じる．
- 痙攣は，終末期の不可逆性の症状のこともあるが，感染や代謝異常が原因である場合は改善することもある．
- 肝臓に腫瘍のある患者に，中枢神経に異常がないにもかかわらず痙攣が発症することがある．脱水，低血糖が関与する場合がある．一部の患者は，薬物不応性で治療に難渋するこ

7 全般性痙攣重積状態の治療

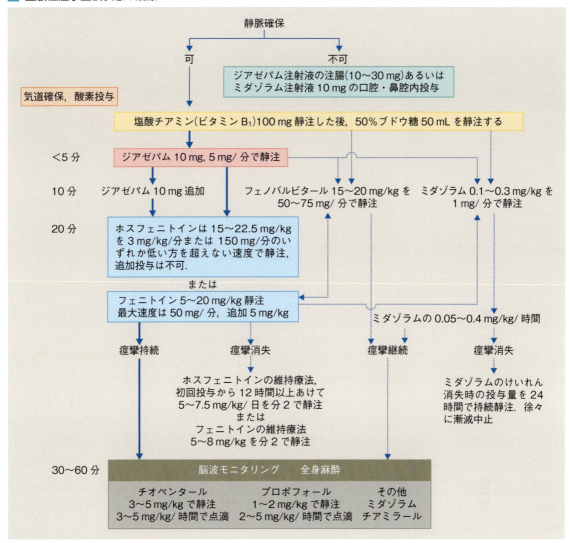

括弧内は青・壮年の用量．元図の註に「用量はさらに少なく使用するのが安全である」とあるように，実際の投与量はさらに減量して行われるべきである．
（日本神経治療学会治療指針作成委員会〈編〉標準的神経治療：高齢発症てんかん．神経治療 2012；29：472．Fig3「てんかん（けいれん）重積状態の治療フローチャート」より）

とがある．

痙攣の治療

- 痙攣の既往がある患者や術後1週間から6か月までは抗てんかん薬を投与する[11]．
- 抗てんかん薬は，痙攣の既往がない患者では，薬剤の副作用や相互作用，有効性が乏しいことから奨められない[11]．ただし，悪性黒色腫では例外的に予防投与されることがある．

- 痙攣重積時の治療を に示す．しかし，終末期の患者では血管確保が困難なことから投与

Memo

痙攣時の処方例

痙攣発現時は，ジアゼパム5 mgの静脈注射か筋肉注射を規定の投与量で行う．痙攣が継続的に生じる場合は，ミダゾラム50 mgを0.05 mL/時間で持続投与（6 mg/日）を開始し，効果が乏しい場合は，適時増量していく．眠気が許容できない場合やせん妄が生じる場合は，フェニトイン125 mgをゆっくり（1時間くらいかけて）投与する．

8 抗てんかん薬と投与方法

一般名	主な商品名	痙攣の種類	投与量(mg/日)	治療域(μg/mL)	半減期(時間)
カルバマゼピン[*1]	テグレトール®	全般発作 部分発作	400〜1,200	3〜8	12〜17
フェニトイン[*2]	アレビアチン®	全般発作 部分発作	100〜300	10〜20	7〜42
バルプロ酸ナトリウム[*3]	デパケン®	全般発作 部分発作	400〜2,000	50〜100	9〜12
ゾニサミド	エクセグラン®	全般発作 部分発作	100〜600	15〜25	28〜70
クロナゼパム	ランドセン® リボトリール®	全般発作 部分発作	0.5〜4	0.02〜0.08	20〜80
ガバペンチン	ガバペン®	部分発作の付加的治療	300〜2,400	2〜12	4〜6
トピラマート	トピナ®	部分発作の付加的治療	200〜400	4〜10	18〜30
ラモトリギン	ラミクタール®	全般発作 部分発作の付加的治療	100〜400	4〜15	11〜60
レベチラセタム	イーケプラ®	部分発作の付加的治療	500〜3,000	5〜40	6〜8

[*1] カルバマゼピンは投与の継続で半減期が短縮するため注意する.
[*2] フェニトインはある投与量から急激に血中濃度が上昇するため, 緩徐に投与する.
[*3] バルプロ酸ナトリウム投与中にカルバペネムを投与すると血中濃度が低下する.
(日本神経治療学会治療指針作成委員会(編)標準的神経治療:高齢発症てんかん. 神経治療2012;29:478. Table4「高齢者脳卒中後てんかんに処方可能な主要抗てんかん薬」を参考に作成)

方法や施設の要因からモニターの使用やICUへの移動が制約されることがある[10]. 予後や状態などを加味して家族と相談を行い検討する.
- 抗てんかん薬の投与方法を 8 に示す.

末梢神経障害──抗がん剤の有害事象を中心に

- 末梢神経障害にはがんに伴うもの, がんの治療(抗がん剤や手術)に伴うもの, がんとは関係のないものがある.

Memo
感覚の要素には痛覚, 温痛覚, 触覚があり, 所見をとるとこれらの症状の範囲に差があることが多い. その原因は, 末梢神経では隣の神経と神経支配が重複しているためであり, これを重畳(overlap)という. 重畳は痛覚が一番広く, 続いて温痛覚で, 一番狭いのが触覚である. この差が痛覚, 温痛覚, 触覚の範囲の差を生んでいる.

- がんに伴う末梢神経障害には胸膜播種による肋間神経浸潤, リンパ節転移による腕神経叢浸潤, 直腸がん局所再発による仙椎浸潤, 骨転移による腰椎浸潤, 膵体部がんによる腹腔神経叢浸潤が挙げられる.
- 9 に, 末梢神経障害の種類による分類と症状を記載した.

抗がん剤による末梢神経障害(10)

- 抗がん剤によるしびれは, 抗がん剤治療の効果と患者の仕事や趣味, QOLとのバランスをみて対応することが重要である. 多くの薬剤がCommon Terminology Criteria for Adverse Events (CTCAE)を用いた有害事象の程度を参考に減量や休薬の基準が決められているため, 主治医との連携が大事となる.
- 診療報酬の改定で化学療法を行っている外来から在宅医への紹介が増えることが予想され

9 末梢神経障害の種類別の症状

運動障害	感覚障害	自律神経障害
・四肢末梢の脱力 ・筋萎縮	・手袋・靴下状の感覚低下 ・難聴，平衡障害 ・味覚障害	・立ちくらみ ・悪心・下痢・便秘 ・インポテンツ ・尿閉

10 末梢神経障害をきたす抗がん剤とその特徴

抗がん剤	出現時期	症状・特徴・対応
シスプラチン	用量依存性	・難聴が20％と多く，運動神経障害は少ない ・60％が5年後も継続する
オキサリプラチン	急性末梢神経障害 （数日以内に出現）	・指先や喉，舌先などの感覚障害が主である ・寒冷刺激で症状が増悪するため，最低5日間は「冷たいものを飲まない」，「冷えの予防」といった予防を指導する
	慢性末梢神経障害 （累積投与量が800 mg/m²を超えると発現しやすくなる）	・「ボタンがかけられない」「ペットボトルのふたがあけられない」など，日常生活に支障をきたす場合がある ・大腸がんにおいては，CTCAEの基準に従い休薬しても生命予後は変わらない結果が出ている
タキサン系 （パクリタキセルが多く，発現頻度も60％と高い）	1回の投与量と総投与量に依存する 投与後3日目頃から	・四肢末梢に手袋靴下型にしびれ感，灼熱感が生じる．筋力低下は近位筋に多く，関節痛，筋肉痛となる ・投与時に手足をアイスグローブで冷やす方法が行われているが，この行為自体が苦痛でもあり効果が乏しいとも言われているため，全例に行うというのは注意が必要である
ビンカアルカロイド （ビンクリスチンが強い症状となることが多い）		・アキレス腱反射の低下や指先の知覚障害から生じる．運動神経障害として筋力低下が出現することがあり，歩行困難になることもある．自律神経障害としての便秘，腹痛，尿閉，起立性低血圧，高血圧が生じる ・薬剤の中止で改善するが感覚障害は年の単位で残ることがある
ボルテゾミブ		・CTCAEを参考にきめ細やかな減量，投与方法の変更や中止基準がある
サリドマイド		・多発性骨髄腫では，サリドマイドを使用した地固め療法も確立しつつあるため，有害事象で治療が困難とならないように注意が必要である

CTCAE : Common Terminology Criteria for Adverse Event.

るため，在宅医ががん治療よる末梢神経障害に関与する機会が増えることが予想される．

治療

■非薬物療法

- 投与方法の変更：投与の中止，投与量の減量，休薬
- 冷罨法，温罨法，運動，理学療法，マッサージ

■薬物療法（よく使う薬剤を赤字とした）

- ビタミン剤：ビタミンB_6，ビタミンB_{12}，ビタミンE
- 漢方：牛車腎気丸，芍薬甘草湯，疎経活血湯
- 抗てんかん薬：カルバマゼピン，ガバペンチン
- 三環系抗うつ薬：アミトリプチリン，クロミプラミン，イミプラミン
- その他の抗うつ薬：パロキセチン，デュロキセチン
- ステロイド：デキサメタゾン，プレドニゾロン
- NSAIDs：イブプロフェンに効果があるとい

Memo

デュロキセチンはオキサリプラチンによる有害症状は改善するが，タキサン系抗がん剤には効果が乏しいといわれている．

われている．
- プレガバリン：眠気，ふらつきが多いため，全身状態が不良な患者に対しては，25 mg/日からのスタートを推奨する．
- ラフチジン：カプサイシンを介在した知覚神経の賦活化による．タキサン系抗がん剤での改善の報告が多い．
- オピオイド：効果がないと言われているが，効果が他の痛みと比べて限定されると認識すべきである[12]．

文献

1) Emanuel EJ. Euthanasia and physician-assisted suicide : a review of the empirical data from the United States. Arch Intern Med 2002 ; 162 : 142-152.
2) Hallenbeck J. Palliative care in the final days of life : "they were expecting it at any time". JAMA 2005 ; 293(18) : 2265-2271.
3) Shinjo T, et al. Care for imminently dying cancer patients : family members' experiences and recommendations. J Clin Oncol 2010 ; 28(1) : 142-148.
4) Posner JB, Chernik NL. Intracranial metastases from systemic cancer. Adv Neurol 1978 ; 19 : 579-592.
5) 野村和弘．転移性脳腫瘍の疫学．脳神経外科ジャーナル 2003 ; 12(5) : 323-329.
6) Pace A, et al. End of life issues in brain tumor patients. J Neurooncol 2009 ; 91(1) : 39-43.
7) Bausewein C, et al. Primary brain tumors. In : Oxford Textbook of Palliative Medicine, 4th ed. (Hanks G, et al, eds.). Oxford University Press ; 2011. p1173.
8) Caraceni A, et al. Oxford Textbook of Palliative Medicine, 4th ed. (Hanks G, et al, eds.) Oxford, University Press ; 2011. p1035.
9) Nau R. Osmotherapy for elevated intracranial pressure : A critical reappraisal. Clin Pharmacokinet 2000 ; 38 : 23-40.
10) Droney J, Hall E. Status epilepticus in a hospice inpatient setting. J Pain Symptom Manage 2008 ; 36 : 97-105.
11) Kargiotis O, et al. Epilepsy in the cancer patient. Cancer Chemother Pharmacol 2011 ; 67 : 489-501.
12) Watson CP, et al. Controlled-release oxycodone relives neuropatic pain : a randomized controlled trial in painful diabetic neuropathy. Pain 2003 ; 105 : 71-78.

緩和医療／悪液質，食欲不振，倦怠感

がん患者の食欲不振・倦怠感の緩和

松尾直樹
医療法人惇慧会 外旭川病院ホスピス

◆ がん悪液質は飢餓とは異なる病態であり，食事摂取量の低下に代謝異常を伴うものとして，最近，定義や病期による分類が試みられている．
◆ 食欲不振・悪液質症候群（cancer-related anorexia-cachexia syndrome：CACS），がん関連倦怠感（cancer related fatigue：CRF）には炎症性サイトカインが関連している．
◆ 食欲不振・倦怠感ともに二次的な原因を見落とさないことが重要である．
◆ 食欲不振・悪液質症候群の薬物療法には，コルチコステロイド，プロゲステロン製剤，エイコサペンタエン酸がある．
◆ がん関連倦怠感の薬物療法にはコルチコステロイドがある．

食欲不振・悪液質症候群

- 悪液質（cachexia）は，ギリシア語のkakos（＝bad）とhexis（＝condition）に由来する言葉である．がん以外でもAIDS，慢性心不全，慢性腎不全，慢性呼吸不全などで生じる．
- がんによる悪液質では，食欲不振が主要な症状であることから，食欲不振・悪液質症候群（cancer-related anorexia-cachexia syndrome：CACS）と総称されてきた．
- がん悪液質の頻度は30〜80％と報告されている．
- 最近まで「がん悪液質」には明確な定義がなかったが，2011年に欧州緩和ケア共同研究グループ（European Palliative Care Research Collaborate：EPCRC）のガイドラインによって，「従来の栄養管理で改善することが困難な進行性の骨格筋量の減少を呈し（脂肪量の減少の有無にかかわらず），進行性に機能障害をもたらす多因子性の症候群である．病態生理は，食事摂取量の減少と代謝異常によってもたらされるタンパクおよびエネルギーの喪失状態である」との定義が提唱された[1]．
- がん悪液質の診断基準としては，一定のコンセンサスが得られたものはない．EPCRCの診断基準は，①6か月以内に5％以上の体重減少，あるいはBMI（body mass index）が$20 kg/m^2$未満かつ2％以上の進行する体重減少，あるいはサルコペニアの状態であり，②経口摂取量の低下，③全身性炎症所見を満たすもの，である．
- EPCRCでは臨床症状と栄養療法に対する反応性を考慮して，「前悪液質（pre-cachexia）」「悪液質（cachexia）」「難治性悪液質（refractory cachexia）」と3段階の病期に分類することが試みられている（1）．
- 前悪液質では早期の栄養療法により，栄養不良の進行を遅らせることができる病態と考えられている．一方，難治性悪液質では高度な代謝異常により，栄養療法を行っても栄養状態の改善が不可能な病態であり，栄養状態の改善よりもQOLの維持・向上を重視したサ

1 悪液質の病期分類

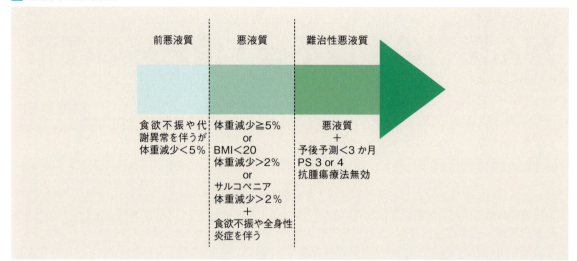

(Clinical practice guidelines on cancer cachexia in advanced cancer patients with a focus on refractory cachexia. European Palliative Care Research Collaborative. www.epcrc.org. 2011 EUROPEAN CLINICAL GUIDELINESより. 欧文は以下より閲覧可能 http://www.epcrc.org/guidelines.php?p=cachexia)

ポートに重点がおかれる.
- 栄養療法が有用な可能性のある前悪液質を早期に診断するために，Cachexia Scoreという評価方法がある．

> 悪液質は治療法が確立してない緩和ケアの領域である．しかし，最近では抗がん治療中の早期から緩和ケアシステムやNST（nutrition support team；栄養サポートチーム）が介入するようになり，まだ栄養療法によって栄養状態の改善やQOLの向上を期待できる前悪液質の段階を見逃さずに介入されるようになってきている．

がん悪液質のメカニズム

- 飢餓とがん悪液質は異なる（**2**）．
- がん悪液質における体重減少の要因は，食欲不振によるエネルギー摂取量の減少とエネルギー消費量の増大である．

Key words
Cachexia Score（CASCO）
栄養状態をより早期の前悪液質の段階で行えるように，前悪液質の同定を行う診断ツールとして開発された．①体重減少，②炎症所見・代謝異常・免疫機能，③活動度，④食欲不振の問診，⑤QOL質問票の各々を点数化して合計する．

2 飢餓と悪液質の相違

	飢餓	悪液質
基礎代謝	低下	正常または亢進
糖産生増加	一時的	持続的
肝糖新生	正常	増加
インスリン抵抗性		増加
脂肪酸代謝	正常	増加
遊離脂肪酸		増加
骨格筋量	正常	減少
タンパク異化	正常	亢進
タンパク合成		低下

(春田いづみほか．がん患者における食欲不振による栄養障害—グレリンの基礎．静脈経腸栄養2011；26：1221-1225より)

- がん悪液質のメカニズムには炎症性サイトカインや腫瘍産生物質が関与している．がんから，あるいは免疫細胞から産生される腫瘍壊死因子（tumor necrosis factor：TNF）-α，インターロイキン（interleukin：IL）などの炎症性サイトカインは，視床下部の摂食促進作用

Key words
サイトカイン
免疫細胞から分泌されるタンパク質．おもに免疫系の調節，炎症反応の促進，細胞増殖や分化の調整，抗腫瘍作用に関係する．がん悪液質，がん関連倦怠感では，その出現に最も関連した物質．

を有するニューロペプチドYの作用を阻害したり，摂食抑制ホルモンである副腎皮質刺激ホルモン放出ホルモンの分泌を刺激することで食欲不振をきたす．
- がん悪液質では以下の代謝異常を示す．
① ミトコンドリアの脱共役タンパク質の発現増強による熱産生機能亢進や，Coriサイクルの活性化による安静時エネルギー消費の亢進．
② Coriサイクルの活性化，肝糖新生の増加，インスリン抵抗性・分泌不全の増強による耐糖能異常．
③ 腫瘍産生物質(lipid-mobilizing factor：LMF)によるリポプロテインリパーゼ活性の低下，脂肪分解の亢進による高脂血症．
④ 腫瘍産生物質(proteolysis-inducing factor：PIF)により，骨格筋でのタンパク分解の増加，骨格筋の萎縮，低アルブミン血症．

がん患者の食欲不振

- 食欲不振はがん悪液質の主症状であるが，がん悪液質でも必ずしも食欲不振を伴わない場合がある．
- がんと診断された患者の50%が診断時に食欲不振を生じており，進行がんでは70%，緩和ケアシステムへの紹介時点で80%以上に食欲不振を生じる．
- 食欲不振は，がん患者にとって痛みなどと同様に苦痛な症状であり，QOLを低下させる主要因子である．食事摂取量が低下することは，家族にとっても苦痛となる．家族のほうが患者よりも，食事摂取量の低下や体重減少

を心配し，患者がそれにストレスを感じていることも多い．

> 悪液質と飢餓の違いについては，まず医療者が十分に理解しておく必要がある．難治性悪液質に気づかずに，栄養療法を強いることは患者の負担になるため注意が必要である．

食欲不振のメカニズム

- 食欲不振の原因は悪液質以外のものも多く，まず二次的な食欲不振を探索する(3)．
- 視床下部ではエネルギー摂取と体重の調節が行われている．これには体脂肪の蓄積を視床下部に伝えるペプチドであるレプチンが関連している．通常，体脂肪が蓄積してくると，レプチンの分泌が増加し，摂食抑制系ニューロン(プロオピオメラノコルチン/コカイン・アンフェタミン調節ペプチドニューロン)が活性化し，摂食促進系ニューロン(ニューロペプチドY/アグーチ関連タンパクニューロン)が抑制されるため，食欲が低下する．
- がん悪液質では体脂肪が減少するが，炎症性サイトカインによって常にレプチン様のシグナルが過剰となり，摂食抑制系のニューロンが活性化し，摂食促進系のニューロンが抑制された状態となる．
- 胃で産生されるグレリンは，食欲亢進作用を有する．がん悪液質ではグレリンが増加しているが，グレリンに対する抵抗性が出現しているため，食欲不振をきたす．大量のグレリン投与やグレリン抵抗性の改善の臨床応用が

Point
がん患者の体重減少の要因は悪液質だけではない．次の要因も見逃さないようにする．
① 骨格筋萎縮，タンパク質減少：長期臥床，廃用症候群，長期コルチコステロイド投与，加齢，頻繁な腹水・胸水排液，ネフローゼ症候群の合併．
② 異化亢進状態：感染症の合併，慢性心不全，慢性呼吸不全，慢性腎不全，糖尿病，肝硬変，甲状腺機能亢進症．

Key words
グレリン(ghrelin)
内因性の成長ホルモン分泌促進因子受容体のアゴニストとして発見されたタンパク質である．胃に最も多く発現しており，胃底腺の内分泌細胞から分泌される．グレリンは空腹時に胃より分泌され，摂食を促進し，エネルギー消費を抑制してエネルギーバランスを保つように脳内へシグナルが伝達される．消化器系にも影響を及ぼし，胃酸分泌促進作用と胃排出促進作用を有している．

3 二次的な食欲不振の原因

- 口内炎，胃炎，味覚障害，亜鉛欠乏
- 口渇，脱水
- 義歯不適合，歯牙欠損
- 嚥下障害，嚥下時痛，食道カンジダ，逆流性食道炎
- 腸閉塞
- 悪心・嘔吐，便秘，下痢
- 他の身体症状（痛み，呼吸困難など）
- 不安・うつ病，意識障害（せん妄など）
- 感染症

（木澤義之ほか〈編〉「緩和ケアの基本66とアドバンス44」南江堂；2015より）

4 食事摂取の工夫

- 規則正しい時刻ではなく，食べたい時に食べたい量を摂取する
- 栄養価や摂取量にこだわらない
- 少量ずつ回数を増やして摂取する
- 食事のにおいが気になる場合には，冷やして摂取する
- 小皿に少量ずつ摂取可能な分だけ用意する
- 家族などと一緒に楽しく摂取する
- 病院の食事に限らず，食べたい物を摂取してもらう
- コーヒーなどの嗜好品も我慢することなく，試してもよい

（木澤義之ほか〈編〉「緩和ケアの基本66とアドバンス44」南江堂；2015より）

試みられている．

食欲不振の評価

- 食欲不振は主観的な症状である．食欲不振の評価は食事摂取量の評価と等しくはない．食欲不振があっても，無理に食事を摂取し，食事摂取量自体が減少しないこともある．食欲不振も主観的なNRS（Numerical Rating Scale）などで評価する．
- 食欲不振の診断の明確な基準はない．FAACT（Functional Assessment of Anorexia/Cachexia Therapy）の食欲不振スコア（ACS）という12項目からなる質問票では24点以下が食欲不振と診断される．
- 食欲不振の評価では，早期満腹感，便秘，悪心・嘔吐，味覚・嗅覚障害といった消化器症状の評価が重要である．

食欲不振の治療

- 食欲不振を訴える患者に，医療者が食事摂取を頑張るように勧めることは苦痛を与える．食欲不振のつらさを感じている患者とのコミュニケーションでは，まず，「食事がとれないことはつらいことですね」といった共感的な対応が必要である．
- 患者と食事の工夫について話し合うことは重要である．食事摂取量が低下し，体重が減少してくると栄養にこだわりがちであるが，栄養にこだわることなく，患者の嗜好に合わせて食べやすいように形態，量，味つけ，盛りつけ，食器などの工夫をする．

食事摂取の工夫

- 死が近づいた場合，食事摂取の低下は自然な経過である．こういった治療が困難な場面で，どうかかわるかが終末期では問われる．
- 医療者として患者・家族に伝えたい食事の工夫を挙げる（ 4 ）．
- 個人的には終末期になると患者はアイスキャンディーやレモン系の炭酸飲料を好まれることが多いように感じている．

食欲不振・悪液質症候群の薬物療法

- 食欲促進薬としてはコルチコステロイドとプロゲステロン製剤の有用性が報告されている[2]．いずれも主な作用機序は炎症性サイトカインの合成抑制と視床下部の食欲促進因子（ニューロペプチドY）の活性化である．
- コルチコステロイドはプラセボと比較して食欲，QOLが改善することがわかっている．しかし，栄養状態の改善，骨格筋の増加は期待できない．
- コルチコステロイドはベタメタゾン1～4 mg，またはプレドニゾロン10～30 mgを投与する．ステロイドミオパチーを防ぐために，数週間以内の使用が推奨されている．
- プロゲステロン製剤は乳がん，子宮体がんのホルモン療法に用いられる治療薬であるが，

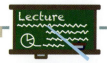

がん患者で注意すべきコルチコステロイドの副作用

症状緩和のために使用されるコルチコステロイドが，逆に不眠，抑うつ，ミオパチーを引き起こし，倦怠感を増悪させることがある．精神症状（不眠，うつ状態）は開始後数日から数週以内に生じる．減量や中止により精神症状が改善することが多い．ミオパチーはステロイド投与中のがん患者の60％において生じるともいわれているが，見逃されやすい副作用であり，主に下肢中心のだるさや下肢筋力低下による歩行障害，転倒の原因となるため注意が必要である．

5 経口摂取低下に対する緩和治療

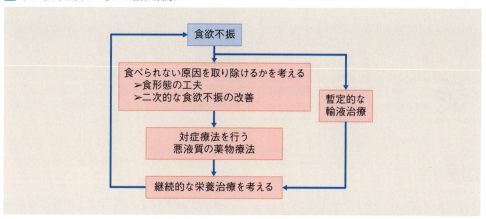

（木澤義之ほか〈編〉「緩和ケアの基本66とアドバンス44」南江堂；2015より）

抗腫瘍効果と無関係に食欲亢進作用があり，食欲不振の治療に用いられる．メドロキシプロゲステロン酢酸エステル（ヒスロン®H）400〜1,200 mg/日が用いられる．

- プロゲステロン製剤は臨床試験において，プラセボと比較して有意に食欲改善と体重増加が認められている．体重増加作用は脂肪組織と体液貯留をきたすのみで，骨格筋の増加は期待できない．
- 青魚の油などに多く含まれるn-3系多価不飽和脂肪酸のエイコサペンタエン酸（eicosapentaenoic acid：EPA）は炎症性サイトカインの産生を抑制することで食欲不振に対する有用性が認められている．EPAはサプリメントとして普及しているが，医薬品としてはイコサペント酸エチル（エパデール®）がある（悪液質は保険適用ではない）．
- 食欲不振がある場合の輸液は日本緩和医療学会の「終末期がん患者の輸液療法に関するガイドライン」を参考にして行う．輸液を開始する前に食欲が改善する方法がないかどうかの検討をする（ 5 ）．
- がん患者の不安やうつ病も食欲不振の原因となる．これらが食欲不振の原因と考えられる場合には，抗不安薬，抗うつ薬を検討する．

Key words

ステロイドミオパチー
コルチコステロイドによる筋タンパク合成障害とタンパク分解亢進によって生じる．特に下肢の近位筋に左右対称性に生じる．プレドニゾロン換算で40 mg/日以上で発症しやすいといわれる．トリアムシノロンとデキサメタゾンで生じやすい．

6 一次的倦怠感の病態生理　仮説

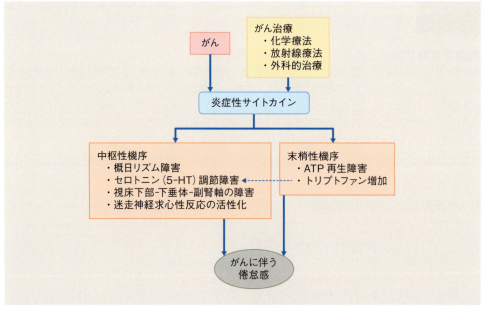

(松尾直樹．主要な症状のアセスメントとマネジメント―倦怠感．「専門家をめざす人のための緩和医療学」〈日本緩和医療学会編〉．南江堂；2014, p89より)

がん関連倦怠感

- がん患者の倦怠感は，がん関連倦怠感（cancer related fatigue：CRF）と言われ，全米総合がん情報ネットワーク（National Comprehensive Cancer Network：NCCN）では「がんやがん治療に関係した，最近の活動とは不釣り合いな日常生活を妨げるような苦痛を伴う持続性主観的感覚で，身体的，感情的および認知的倦怠感または消耗感」と定義している．
- 頻度は化学療法中では80～96％，放射線療法中では60～93％，終末期では90％以上である．

がん関連倦怠感のメカニズム

- CRFは欧州緩和ケア協会（European Association for Palliative Care：EAPC）によって主に炎症性サイトカインが関連する一次的倦怠感と貧血や感染，代謝異常，薬剤などが関連する二次的倦怠感（secondary fatigue）に分類することが提唱されている[3]．

■一次的倦怠感
- 一次的倦怠感の機序は，十分には解明されていないが，中枢性機序と末梢性機序の2つに分けられる（**6**）．がんとその治療はいずれも炎症性サイトカインの産生を招き，その調節障害は中枢性および末梢性機序において関連している可能性がある．
- 中枢性機序はセロトニンの調節障害，視床下部-下垂体-副腎軸の障害，概日リズムの乱れであり，末梢性機序はアデノシン三リン酸（ATP）の代謝障害であることが推測されている．

■二次的倦怠感
- 貧血は頻度が高い倦怠感の原因病態の一つである．化学療法中の患者では倦怠感とヘモグロビン値の関連がみられる．しかし，終末期の患者では，ヘモグロビン値と倦怠感の程度に有意な相関はなかった．
- 抑うつは倦怠感と関連する．大うつ病の診断基準には，易疲労感や食欲不振などのがん患

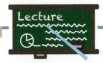

倦怠感の多彩な表現

単に「だるいですか？」と尋ねても，患者は「だるくはないです」と否定する場合があるが，それだけで倦怠感がないとは判断できない．患者は，現在自覚している倦怠感を「だるい」とは表現していない場合がある．がん患者の倦怠感には身体的倦怠感，精神的倦怠感，認知的倦怠感があることが報告されており，表現もさまざまである．この多彩な表現で評価ができる尺度がCancer Fatigue Scale（CFS）である．（国立がん研究センターのホームページよりダウンロード可能〈http://pod.ncc.go.jp/documents/CFS-Manual.pdf〉）

CFSは身体的倦怠感，精神的倦怠感，認知的倦怠感の3下位尺度から構成される．

CFSを全て行うことは負担が大きいため，臨床では，このうちのいくつかを質問し，倦怠感のスクリーニングとして使用するとよい．

「だるいですか？」と質問し，患者が否定する場合には，「疲れやすいですか？」「おっくうに感じますか？」「横になっていたいなぁと感じますか？」といった質問をすると，患者の訴えに当てはまり，倦怠感の診断に至ることが多い．

また，倦怠感には地域によって独特な表現があるのも特徴である．「こえ～」（東北）「へづね～」（新潟）「しんどい」（大阪），「きつい」（熊本）など，その地域での表現とその内容について理解しておくとよい．

者でみられる身体症状が含まれるため，大うつ病の診断が難しい．大うつ病の患者の倦怠感は抗うつ薬によって改善する可能性があるが，大うつ病がない場合には抗うつ薬の副作用としての眠気が逆に倦怠感の原因となる．診断に迷う場合は精神科にコンサルトを行う．
- オピオイドなどの症状緩和に用いられる薬剤は倦怠感に影響を与える．薬剤を開始後に眠気が生じ，同時に倦怠感を訴える場合には原因として疑う．多くの薬剤は眠気に対しての耐性を生じるため，開始後に倦怠感が生じても，数日で軽減する．

> **ここに注目**
> 終末期では貧血以外の要因が倦怠感に強く影響を与えている可能性があり，輸血によって，貧血が改善しても倦怠感が必ずしも改善しない．また，改善した場合でも効果が短期間であり，頻繁な輸血が必要になる．輸血によって症状の改善が認められない患者は予後が短く，有効な輸血を行うためには予後の予測が重要である．

がん関連倦怠感の評価

- 患者は倦怠感を当然のことと考え，治療法がないと思っている．医療者も同様に倦怠感を治療すべきものとして認識していないため，倦怠感についての問診をすることは少ないといわれている．倦怠感を緩和する方法があることを医療者が認識し，患者と共有する．
- 倦怠感の評価尺度としてVisual Analogue Scale（VAS），Numeric Rating Scale（NRS），Brief Fatigue Inventory（BFI），Cancer Fatigue Scale（CFS）などがある．

がん関連倦怠感の薬物療法

- まず二次的倦怠感の原因を十分に検索し，改善が可能な病態があれば，治療を行う．
- 薬物療法では，精神刺激薬（メチルフェニデート，ペモリン，モダフィニル）の報告がある．
- メチルフェニデートはオピオイドによる眠気に対しての有効性が確認されているものの，

倦怠感に対する有効性については統一した見解は得られておらず，日常的に使用することは推奨されない[4]．
- 国内ではメチルフェニデート，モダフィニルはナルコレプシーのみに適応が厳しく限定され，倦怠感に対して使用はできない．代替薬としてペモリンが使用されている（保険適用ではない）．
- コルチコステロイドは炎症性サイトカインの産生を抑制することや気分高揚作用により，倦怠感を軽減する．がん患者を対象としたコルチコステロイドの臨床試験は，複数報告されている．海外の研究では，デキサメタゾン8 mg/日という比較的多い投与量での有効性が確認されている[5]．
- 国内の緩和ケア病棟ではベタメタゾン1.5〜6 mg/日が投与されている．投与期間は副作用を防ぐ観点から，数週間以内が推奨されている．

文献

1) Fearon K, et al. Definition and classification of cancer cachexia：an international consensus. Lancet Oncol 2011：12(5)：489-495.
2) Yavuzsen T, et al. Systematic review of the treatment of cancer-associated anorexia and weight loss. J Clin Oncol 2005：23(33)：8500-8511.
3) Radbruch L, et al. Fatigue in palliative care patients-an EAPC approach. Palliat Med 2008：22(1)：13-32.
4) Bruera E, et al. Methylphenidate and/or a nursing telephone intervention for fatigue in patients with advanced cancer：a randomized, placebo-controlled, phase II trial. J Clin Oncol 2013：31(19)：2421-2427.
5) Yennurajalingam S, et al. Reduction of cancer-related fatigue with dexamethasone：a double-blind, randomized, placebo-controlled trial in patients with advanced cancer. J Clin Oncol 2013：31(25)：3076-3082.

緩和医療/精神症状

不眠・抑うつ・自殺への対応
つらさを支えるケアと自殺予防のためにできること

上村恵一
市立札幌病院精神医療センター副医長

- ◆ 向精神薬の使い分けや，抑うつを呈する患者とのコミュニケーション・スキルの前提は，面前の患者の精神症状を正しくアセスメントできることである．精神症状を疑った場合には，身体的症状を丁寧に評価し，その後精神症状，社会経済的背景，心理的背景，実存的な背景について評価する順番がきわめて重要である[1]．
- ◆ 不眠の原因を正しく評価しつつ，不眠症を呈している悪循環に着目し睡眠改善のための生活の工夫について話し合う習慣が重要である．
- ◆ 気持ちが落ち込んでいる背景を十分に探索し身体的緩和によって改善する可能性を常に意識し，早期介入が必要な抑うつの特徴とその鑑別法について理解する．
- ◆ 睡眠薬，抗うつ薬の選択は副作用プロフィールの違いによって行う．
- ◆ 自殺予防にとって重要なことは危険因子の同定だけではなく，背景にある負担感の知覚と所属感の減弱について把握することである．

正確なアセスメントがなければ介入方法は決まらない

- 精神症状アセスメントの問題でもっとも患者にとって不利益が多いのは，アセスメントなき介入が行われる場合である．症状の背景にある病態生理を推測せずに，不眠の訴えに対して睡眠薬，不安の訴えに対して抗不安薬，気持ちがしずむという訴えに抗うつ薬が開始されていることをよく見かける．
- いわゆる「治療的診断」は重大な薬剤副作用に繋がる恐れがあり躊躇されるべきである．うつ病とせん妄の鑑別が不十分であるのに，うつ病と誤診し抗うつ薬を投与することはせん妄の原因検索を遅らせる要因となり予後に著しい影響を与えることが懸念される．
- 精神症状を呈する背景にある病態生理は「意識の問題」，「知能の問題」，「気分の問題」，「心理的問題」と様々である．それぞれを司

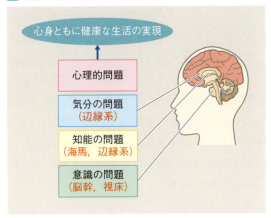

図1 精神症状と対応する脳の構造

（上村恵一「がん患者の精神症状はこう診る 向精神薬はこう使う」じほう；2015[1]より）

る脳の部位も異なっている（図1）[1]．

眠れないという症状への対応

- 眠れないという自覚症状に対して適切な問診

2 不眠症状の把握——睡眠状況や生活環境に関する問診

支障度	・不眠の影響でどんなことに困るか？ ・日中にどんな支障が出るか？
過去の睡眠状況	・何時から何時まで眠るのが普段の睡眠か？ ・もともとの飲酒習慣はありますか？ ・これまで不眠を呈したことはありましたか？
睡眠への考え方	・どの程度睡眠をとらないといけない，と考えることはありますか？（理想の睡眠） ・十分に睡眠をとらないと，悪いことが起きてしまう，と不安になることはありますか？

3 年齢別平均睡眠時間

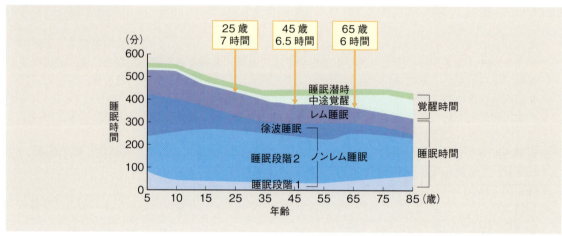

(Ohayon MM, et al. Sleep 2004[2] より)

により，患者は不眠の何に困っているのかを把握することが最も重要である．それには生活にどの程度支障をきたしているのか，過去の睡眠状況はどうだったのか，自分の理想の睡眠はどのようなものだと考えているかの3点に着目することが大切である（2）．

● 加齢とともに中途覚醒が増え，男性は特に早朝覚醒が目立つようになるが，加齢による総睡眠時間の減少[2]をしっかり説明することが重要である（3）．

● 急性に生じた不眠は何らかの原因が明確であることも少なくない．4のように環境要因から，身体的要因，薬理学的要因と順序立てて鑑別していくことが重要である．

● 不眠をきたしうる薬剤はオピオイド，ステロイド，抗がん剤（特に代謝拮抗薬，免疫抑制薬）が有名だが，アルコール，カフェイン，ニコチンなどの嗜好品も不眠の出現時期との

4 不眠の原因の把握

環境要因	・入退院による睡眠リズムの変化 ・騒音，巡回と照明による光
身体的原因	・嘔吐や発熱など病気の進行 ・治療に伴う副作用
薬理学的原因	・ステロイド，SSRIなどの薬剤による影響
精神医学的原因	・せん妄，うつ病，適応障害など
心理的原因	・ストレスや不安，家族への心配など

関連を確認する必要がある．

● 慢性不眠を形成する際に患者に必ず生じているのが5のような不眠の悪循環である．この図を意識し，悪循環を断ち切ることが不眠の改善に重要であることを説明する必要がある．5を用いながら，ブルーライトの悪影響や，眠くないのに臥床しない，などの睡眠衛生指導を行うことができる．

● 睡眠衛生指導を行うことが困難な日常生活動

5 不眠症の悪循環の把握

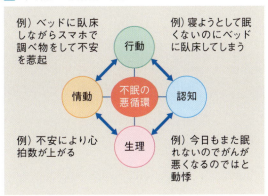

6 主な不眠症治療薬

クラス	一般名	
メラトニン受容体作動薬	ラメルテオン	
オレキシン受容体拮抗薬	スボレキサント	
半減期による分類	一般名	ベンゾジアゼピン系/非ベンゾジアゼピン系
超短時間作用型	トリアゾラム	ベンゾジアゼピン系
	ゾルピデム	非ベンゾジアゼピン系
	ゾピクロン	非ベンゾジアゼピン系
	エスゾピクロン	非ベンゾジアゼピン系
短時間作用型	エチゾラム	ベンゾジアゼピン系
	ブロチゾラム	ベンゾジアゼピン系
中間作用型	フルニトラゼパム	ベンゾジアゼピン系
長時間作用型	クアゼパム	ベンゾジアゼピン系

7 終末期で内服できない場合

- 薬物介入の必要を慎重に判断する
- 患者,家族から不眠へのニーズを聴く

下記が選択されることがある
- せん妄を疑う場合は抗精神病薬
 (ハロペリドール,クロルプロマジン)点滴静注または筋注
- ベンゾジアゼピン系薬
 (ミダゾラム,フルニトラゼパム)点滴静注
- ヒドロキシジン点滴静注
- ベンゾジアゼピン系抗不安薬(坐剤)
 (ブロマゼパム,ジアゼパム)挿肛

8 身体症状を考慮に入れたうつ病に特徴的な精神症状

① 身体状態に比してケアに参加しない
② 身体機能が低くみえる
③ 楽しいことがあっても無反応
④ 考え方が悲観的
⑤ 表情に活気がない

(上村恵一. ペインクリニック 2015[4]より)

作レベルの患者には薬物療法を優先させる場合もあるが,どのような睡眠薬にも精神依存は生じるため,習慣性には十分に注意する必要がある.1~2週間で効果を判定し,高齢者,特に認知機能が低下している場合,転倒とせん妄に留意する(6).

- 終末期において内服が困難な場合は,薬物介入の必要性についてはさらに慎重に話し合う必要がある.なぜならこの段階での向精神薬の投与は意識を低下させてしまう懸念があるからである.7 にあげた薬剤が検討される.

Memo
睡眠薬よりもお酒のほうが安全なのでは?
アルコールは急性には睡眠前半の改善をもたらすが,睡眠後半の質を低下させ,中途覚醒を増やすと言われている.また慢性の使用は耐性を生じアルコール依存の危険も高まることが知られている.

気持ちが落ち込む,活気がなくなるという症状への対応

- 治療介入が必要な不安・抑うつは20~40%と言われている[3].うつ病や適応障害はそれ自体が苦痛というだけでなく,QOL全側面の低下,自殺につながる,治療意欲を奪い有効であるという治療を受けられなくなってしまう,意思決定能力を低下させる,家族の精神的負担にも関連,入院期間の長期化に繋がる.
- うつ病による抑うつ症状の特徴(うつ病の中核症状ではがんによる症状から来る影響との鑑別が困難となるため特に留意する点)を 8[4] に示した.また,早期介入すべき患者の指標を 9[4] にまとめた.
- 介入が必要な抑うつ状態は2質問法などのスクリーニング・ツールを用いて介入の参考に

9 早期介入をすべき患者の指標

① うつ病の既往があること
② 社会的支援の背景が脆弱
　（独身，頼れる親族，友人が少ないなど）
④ 希死念慮の理由が了解不能である
⑤ 予後不良
⑥ がんによる機能障害が大きい

（上村恵一．ペインクリニック 2015[4]）より）

10 2質問法

以下の質問にお答え下さい
（当てはまる方に○をつけてください）．
Ⅰ）この1か月間，気分が沈んだり，憂うつな気持ちになったりすることがよくありましたか？
　　A　はい　　B　いいえ
Ⅱ）この1ヶ月間，どうしても物事に対して興味がわかない，あるいは心から楽しめない感じがよくありましたか？
　　A　はい　　B　いいえ

（鈴木竜世ほか．精神医学2003[5]）より）

11 うつ病で選択する抗うつ薬の特徴の違い

一般名	主な商品名	効果発現期間	鎮静作用	悪心	抗コリン作用	複雑な相互作用
パロキセチン	パキシル	週単位	+	++	++	++
フルボキサミン	ルボックス，デプロメール	週単位	+	++	−	+++
セルトラリン	ジェイゾロフト	週単位	+	++	−	+
ミルナシプラン	トレドミン	数日〜週	−	++	−	−
デュロキセチン	サインバルタ	数日〜週	−	++	−	+
ベンラファキシン	イフェクサー	数日〜週	−	++	−	−
ミルタザピン	リフレックス，レメロン	数日	++	制吐	−	−
スルピリド	ドグマチール	数日	−	制吐	−	−
四環系	テトラミド，ルジオミール	数日〜週	++	−	+	+
三環系	トリプタノール，アナフラニール，アモキサン	数日〜週	++	−	+++	+

する（10）[5]）．希死念慮については必ず確認する（質問することが自殺を助長することはない）ことと精神病症状（貧困妄想，被害妄想など）を有する場合も介入を急ぐことに留意する．

- 初期対応で，安易に抗不安薬や抗うつ薬をすぐに処方することは避ける．うつ病に対する治療を開始するかは，2〜4週間で患者が自然に回復する可能性，機能障害の程度，抑うつ症状の重症度と持続時間によって決まる．
- 重度のうつ病の治療は，薬物療法と心理療法の併用で最大の効果を上げられることが，複数の研究によって示されている．プライマリケア医や腫瘍医が抑うつ症状に対して薬物治療を開始している場合，同時に心理療法や支持的カウンセリングへの介入はするべきである．
- 介入を要するうつ病であると判断した場合は抗うつ薬が有効であると思われるが，投与した後の頻回の評価を惜しまない態度が重要．抗うつ薬には抗コリン作用を有し意識障害（特にせん妄）を惹起する場合もあることに留意する．
- 抗うつ薬の選択は，病歴，合併症，抑うつ症状の種類，反応性のあった抗うつ薬の種類，副作用により決定する（11）．

死にたいという訴えに対しての対応

- がん患者の自殺に関する先行研究の多くは 12[6]）のような危険因子を報告している．高リスク群のスクリーニングにはきわめて有効であると思われる．
- 次にがん患者の自殺の背景にある精神疾患を 13[7]）に示している．95％の自殺の背景は精神疾患の診断名が付いている．精神疾患のストレス脆弱モデルに従えば，がん患者の自殺のほぼすべてが，何らかのストレス要因がきっ

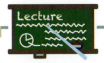

つらさを支える面接の基本的態度
① 病状進行に対する不安や再発に対する不安，終末期の孤独感などに対して，患者の思いや感情の表出を促し，悩みや不安をよく聴き，それを理解して支持する．
② よい・悪い，間違っているといった価値判断はせず，批判・解釈することなく受容する．また，安易に励ますようなこともせず，できる限り理解しようと努力しながら，患者の苦しみを最後まで支え続けるという姿勢を保つ．
③ 疼痛などのコントロール不十分な身体症状や，家族の問題などの環境的な要因が存在することもあるため，常に包括的なケアの提供を心がける．
④ 医療スタッフからの心理的な援助の有無が，その精神的な適応を大きく左右する要因であることが示されており，医療スタッフが患者の精神状態をよく理解し，医療チームとして患者を支えていく体制を整えることが重要である．

12 がん患者における自殺の危険因子評価

	高リスク［具体的に記載］	低リスク
（「死」を強く意識するような）診断・病状説明からの期間	1年以内［　か月・週］	1年以上
病状	進行［　　　　　　　］	早期
身体症状	疼痛［　　　　　　　］ 衰弱・倦怠感［　　　］	特になし or その他
がんの進展	頭頸部・肺・消化管・中枢神経	特になし
精神症状	うつ状態・せん妄	特になし
自殺や精神疾患の家族歴	有［　　　　　　　　］	特になし
自殺企図の既往	有［　　　　　　　　］	特になし
がん罹患前からの精神障害の存在	薬物/アルコール依存 パーソナリティ障害 その他［　　　　　　］	特になし
最近の喪失体験（死別等）	有［　　　　　　　　］	特になし

(Chochinov HM. Lancet Oncol 2001[6]より)

13 がん患者の自殺の背景に存在する精神疾患
　　── 心理学的剖検研究

精神疾患（DSM-ⅢRに基づく）	割合
大うつ病	32%
その他のうつ病性障害	30%
アルコール依存	13%
不安障害	13%
適応障害	12%
診断なし	15%

(Henriksson MM, et al. J Affect Disord 1995[7]より)

かけとなり，周囲のサポートの乏しさや援助の遅れなどの社会的要因が加わり生物学的な精神疾患を発症した上で生じた病死である．
● 危険因子の把握だけでは自殺予防への効果は乏しい．自殺の危険因子と自殺関連行動の関連を包括的に説明できる理論が必要である．自殺関連行動は「自殺願望」と，自殺を実行する能力である「身についた自殺潜在能力」が揃うことで生じると説明されている（**14**）[8]．
● 自殺願望は，自身が周囲の人々や社会にとってお荷物であると感じる「負担感の知覚」と，

家族や仲間などの他者から疎外されているという感覚である「所属感の減弱」という，対人関係に関連した心理状態が持続的かつ同時に起きている場合に生じるとされている．また身についた自殺潜在能力は手術などの身体的侵襲を伴う治療行為の既往を通して死への恐怖の低減と，身体的疼痛の耐性が上昇している状態と説明されている．

14 自殺の対人関係理論

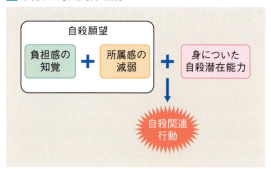

(Joiner TE Jr, et al. The Interpersonal Theory of Suicide : Guidance for Working with Suicidal Clients. American Psychological Association ; 2009[8]より)

- がんという身体疾患は療養生活に伴う役割の喪失や経済的負担などによる負担感の知覚と所属感の減弱を引き起こすであろうし，侵襲的な治療を伴う場合は身についた自殺潜在能力の増大にも繋がる．やはりがん患者の場合も，この3要素が媒介する時に危険因子と自殺関連行動が関連してくるのではないかと推察される．
- 希死念慮を呈したがん患者に対して，その背景にある苦痛を理解しようとする共感的な態度が必須であることは言うまでもないが，自殺危険因子を同定することから自殺予防が始まり，その後のより詳細な情報収集とより丁寧な精神療法がさらに重要であることを再認識すべきであると思われる．

自殺がスタッフに与える衝撃

本邦における一般病院入院患者の自殺事例の身体疾患は，がんが35％と最多である[9]．がんに限らず院内自殺の発生は遺族の強い悲嘆だけでなく院内で関わったすべての者，すなわちその場に居合わせた同室患者，医療者が強い衝撃を受け，その結果様々な心理反応を生じることも稀ではない．特にコンサルテーション・リエゾンで関わっていた精神科医は，親との死別同等のストレスを感じているという報告がある[10]．また，医療スタッフは強い自責の念に晒されることは言うまでもない[11]．

文献

1) 上村恵一．がん患者の精神症状―アセスメントの現状と課題．がん患者の精神症状はこう診る 向精神薬はこう使う（上村恵一ほか編）．じほう；2015. pp2-6.
2) Ohayon MM, et al. Meta-analysis of quantitative sleep parameters from childhood to old age in healthy individuals : developing normative sleep values across the human lifespan. Sleep 2004 ; 27 : 1255-1274.
3) Wilson KG, et al. Depression and anxiety disorders in palliative cancer care. J Pain Symptom Manage 2007 ; 33（2）: 118-129.
4) 上村恵一．がん患者の代表的な精神症状―せん妄と抑うつを取り上げて．ペインクリニック2015；36：S465-474.
5) 鈴木竜世ほか．職域のうつ病発見および介入における質問紙法の有用性検討―Two-question case-finding instrumentとBeck Depression Inventoryを用いて．精神医学2003；45：699-708.
6) Chochinov HM. Depression in cancer patients. Lancet Oncol 2001 ; 2 : 499-505.
7) Henriksson MM, et al. Mental disorders in cancer suicides. J Affect Disord 1995 ; 36 : 11-20.
8) Joiner TE Jr, et al. The Interpersonal Theory of Suicide : Guidance for Working with Suicidal Clients. American Psychological Association ; 2009.
9) Kawanishi C, et al. Proposals for suicide prevention in general hospitals in Japan. Psychiatry Clin Neurosci 2007 ; 61 : 704.
10) Chemtob CM, et al. Patients' suicides : frequency and impact on psychiatrists. Am J Psychiatry 1988 ; 145 : 224-228.
11) 河西千秋，加藤大慈．院内自殺事故の事後対応．看護管理2012；22：406-409.

緩和医療／精神症状

せん妄への対応
不穏や焦燥感の背景にある身体的問題を見落とさない

小川朝生
国立がん研究センター東病院精神腫瘍科長

- ◆ せん妄は，身体的な要因（脱水や感染，薬剤等）によって生じる意識障害である．
- ◆ せん妄は「認知症」と誤解されて，見落とされ，放置されることがある．身体要因の鑑別と対応が求められるemergencyな病態として認識し，対応する必要がある．
- ◆ 対応の原則は，身体要因の同定と可能な限りの除去である．その上で，注意障害の改善と精神症状の改善を目的に，少量の抗精神病薬を用いる．
- ◆ せん妄は家族の疲弊を招くことを通して，在宅療養を阻害する要因となる．せん妄自体への対応とともに，家族の負担や疲弊も評価をしつつ対応する．
- ◆ せん妄は，患者にとっても「苦痛」な体験である．医療スタッフは，患者から苦痛の訴えがないので，「患者は苦しんでいない」と誤解していることが多い．

せん妄とは

- せん妄は，急性に生じる注意の障害を主体とした精神神経症状の総称である．
- 典型的には，
  ① 注意の障害（視線が定まらない，一つの物事に集中し終わりまで続けることができない）
  ② 不眠や昼夜逆転などの睡眠覚醒リズムの障害
  ③ 感情の変動（怒りっぽくなることが多い），精神運動興奮
  ④ 幻視や錯視などの知覚障害
  など，多彩な症状が出現する．
- これらの症状の出方は1日を通して変動する（日内変動）．たいていは夕方から夜間を中心に出現する．
- せん妄は，身体疾患等に起因する注意障害・意識障害であり，緊急の対応が求められる病態である．しかし，症状が似ている「認知症」と誤って判断され放置されていることがある．
- せん妄を合併すると，
  ① 転倒や転落などの事故を誘発する
  ② せん妄の精神症状自身による苦痛を起こす
  ③ 家族とのコミュニケーションを阻害することによる苦痛，意思決定の阻害
  により身体症状のコントロールを不良にし，治療の阻害因子になる．
- 特に痛みなどの症状を聴取することが難しくなると，全身状態の変化を早期に発見し対応することが困難になり，死亡率や合併症の発症頻度の上昇につながる．
- 在宅において，せん妄の主要な原因には，① 脱水，② 感染，③ 薬剤がある．
- せん妄の対応の原則は，あらかじめリスクを把握し，予防を行い，早期発見に努めることである．
- 在宅では，せん妄は家族の負担となる．在宅療養を希望しつつ断念する理由の一つに，せ

1 せん妄の診断基準（DSM-5）と臨床症状

DSM-5診断基準	臨床場面で現れる症状
注意の障害（すなわち，注意の方向づけ，集中，維持，転換する能力の低下）および意識の障害（環境に対する見当識の低下）	会話のつじつまが合わない
	場当たり的な返事を繰り返す
	部屋が乱雑で整理できない
	周囲の状況が理解できない様子で困惑している
	声をかけないとすぐに寝てしまう
認知の変化（記憶欠損，失見当識，言語の障害など）	直前のことを思い出せない
	同じ質問を繰り返す
	指示を理解できずにとまどっている
	居場所を間違えている
	朝と夕方を間違える
	人がいないのに「人がいる」と言ったり，話しかけるようなそぶりをみせる
	虫もいないのに，虫をつまむようなしぐさをする
1日のうちで変動する傾向	午前中はしっかりと会話もできていたのに，夕方あたりからそわそわと落ち着かなくなる
	夜になると，落ち着かずに家の中をうろうろする
	トイレに頻回にいく
	点滴を絡ませてしまう，抜いてしまう
病歴，身体診察，臨床検査所見から，その障害が他の医学的疾患，物質中毒または離脱（すなわち，乱用薬物や医療品によるもの），または毒物への曝露または複数の病因による直接的な生理学的結果により引き起こされたという証拠がある	症状の出現に前後して，感染や脱水など明らかな身体の変化がある
	症状の出現前に，薬剤変更がある

（American Psychiatric Association. Diagnostic and Statistical Manual of Mental Disorders, 5th ed. American Psychiatric Publishing ; 2013[1]より）

ん妄に伴う家族の疲弊がある．

せん妄の臨床像 (1)

- せん妄は，睡眠覚醒リズムの障害（いわゆる昼夜逆転），注意障害を中心に，不安・焦燥，精神運動興奮，さまざまな情動変化（怒り，無関心），幻覚・妄想（通常は幻視が多い，注意障害からの錯覚と混在する）を伴う．
- 日内変動を伴い，夕方から夜間にかけて増悪するパターンが特徴である．適切な対応がなされないと，数週間から数か月間症状が持続し，認知症への移行や認知症の増悪にもつながる．
- せん妄には，①過活動型，②低活動型，③活動水準混合型の3つのサブタイプがある．

- 入院でも在宅においても，せん妄を発症する頻度はほぼ同程度である．予後が1か月を切ると，約30％がせん妄を合併し，予後が短くなるにつれ次第に上昇する．予後が1日〜数時間の時点では90％以上の頻度である[2]．

せん妄の病態

- 器質的な脆弱性（高齢，脳梗塞やパーキンソン病などの神経疾患，認知症など）をもとに，炎症反応や脱水，痛みなど身体的負荷が重畳してせん妄を発症する（ 2)[2]．
- 在宅において，頻度の高い原因は下記の①〜③であり，まず最初の鑑別で検討する項目である．

① 脱水：がん，がん以外を問わずまず疑う病

2 せん妄の各要因の関連

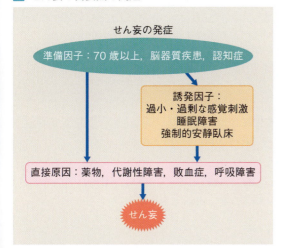

① 準備因子：器質的な脆弱性を決める要因，高齢，認知症，神経変性疾患．
② 誘発因子：直接せん妄を生じはしないものの，脳に負荷をかけ，機能的な破綻を誘導する，身体抑制，強制的な臥床，睡眠リズムの障害，コントロール不良な身体症状（痛み）など．
③ 直接原因：感染，脱水，薬剤，低酸素血症など．

（小川朝生「自信がもてる！せん妄診療はじめの一歩」羊土社，2014[5]より）

態である．特にがんにおいては，オピオイド（モルヒネ）を使用している場合に，代謝産物の蓄積を招き相乗効果でせん妄を生じることがある．
② 感染：呼吸器（誤嚥性肺炎）に加えて尿路感染，皮膚感染（褥瘡）のルールアウトが必要となる．
③ 薬剤：オピオイド，ベンゾジアゼピン系・非ベンゾジアゼピン系薬剤，ステロイド，抗ヒスタミン薬，など．

- 特に薬剤については，再調整で改善を図ることができる．投薬をリストアップし，せん妄発症前に開始したり，増量した薬剤がないかどうかを検討する．
- 注意をしたいのは，ベンゾジアゼピン系・非ベンゾジアゼピン系薬剤である．特に，超短時間型睡眠導入薬（トリアゾラム〈ハルシオン®〉やゾルピデム〈マイスリー®〉），短時間型抗不安薬（エチゾラム〈デパス®〉）は全身状態が悪い場合にはせん妄発症のリスクが高い．

せん妄のマネジメント

- せん妄への対応は，その目的から，予防的な介入と治療的介入に大きく分けることができる．
- 重要な点は，①せん妄の発症を予防するために増悪因子へ可能な限り対応する点，②定期的なモニタリングを行い，早期発見を意識する点である．
- せん妄の治療は，①原因となる身体要因を同定し除去すること，②注意障害と精神症状の改善を目指した抗精神病薬の投与である．
- 一般的なせん妄への対応のながれを 3 に示す．
- せん妄の診断をする際には，Confusion Assessment Method（CAM）という簡易アセスメントツールが用いられる（ 4 ）．

せん妄への対応

- せん妄への対応は，可逆的な原因を確実に同定し，対処することである．回復の可能性が高い原因を見落とさないことが重要である[2]．
- 痛みの評価を同時に行う．なぜならば，せん妄のために痛みを訴えることが困難になり，その結果（痛みのために）睡眠・覚醒リズムが乱れたり，焦燥感が増している場合があるからである．
- オピオイドによるせん妄の場合，同時に脱水による代謝産物の蓄積が重なることが多い．

Memo

せん妄の重症度を評価する尺度として以下のものがある．
- Delirium Rating Scale（DRS）
- Memorial Delirium Assessment Scale（MDAS）

また，認知機能評価のスクリーニングとしてMini-Mental State Examinationがあり，せん妄を疑う場合にスクリーニングに用いられる．

3 一般的なせん妄への対応のながれ

項目	内容
ハイリスクのスクリーニング	診療を開始する時点で一律に実施する
せん妄のモニタリング	ハイリスク群に対して，治療中や入院期間を通して客観的に症状をモニタリングする
予防的なアプローチ	ハイリスク群（特に高齢者や認知機能障害をもつ患者）を対象に実施 • 向精神薬（ベンゾジアゼピン系・非ベンゾジアゼピン系抗不安薬，睡眠導入薬）の使用を最小限に留める • 経口摂取を促し脱水を予防する • 疼痛コントロールを積極的に進める
患者・家族に対して教育的・支持的なアプローチを行う	せん妄の病態や経過についてあらかじめ教育する ケアのゴール設定をする
せん妄を診断する	診断ツールを用いる 自覚症状も評価をし，患者の心理的苦痛にも配慮をする
症状への対応	症状マネジメントを実施する（特に疼痛コントロールに注意を払う） 投薬を全て確認する，不要な薬剤を中止する 抗精神病薬の使用 転倒リスクの評価・安全の確保 家族への説明・支援
身体要因への対応	治療のゴール設定 原因探索と対応 飲水（脱水の場合） 輸液の検討（脱水，電解質異常，代謝障害） 抗生剤投与の考慮（感染）

4 せん妄評価ツール Confusion Assessment Method（CAM）の項目

① 急性発症と症状の動揺
② 注意力の欠如
③ 思考の散乱
④ 意識レベルの変化

②は必須項目．これに加えて③または④のいずれかを満たせばせん妄と判断する．

水分補給を一時的にでも行うことで改善が期待できることがある．

ここに注目
せん妄や認知症など認知機能障害のために注意を持続させることが困難な状態では，痛みの評価が難しくなる（痛みがあったとしても忘れて伝えることができない，うまく表現ができず，不安や焦燥感の表現となり，BPSD〈認知症の周辺症状〉や不穏として受け止められてしまう）．
いつもと様子が異なる，落ち着かない場合には，客観的な疼痛評価をし，痛みを意識して拾うよう努める．評価のポイントとしては，表情（苦悶様の表情がないか），体位（特定の体位を避ける，身構える，など），自律神経症状（頻脈や血圧の上昇，発汗）を確認する[5]．

家族への説明・支援

- 家族にせん妄とその原因や治療について説明し，家族の不安を解く．
- せん妄で家族が介護のために疲弊することが最大の問題である．家族が抱え込みすぎていないか，疲弊していないか確認しながら進める．
- 関わり方についても一言助言があると家族の不安は和らぐ（側に親しい人がいるだけでも患者が安心すること，幻視や妄想に無理にあわせなくてよいこと）．

家族への説明例

■ せん妄の説明

「今のように，つじつまの合わないような話をされたり，見えてもいないものが見えているような状態をせん妄と言います．これは熱が出たり，体の水分が足りないといった体の状態をきっかけに，脳機能がうまく働かなくなった状態です．ぼーっとしてうつらうつらしたり，夜

になると混乱して落ち着かなくなったりします．夢と現実が混ざったような夢うつつのような状態です．」

「これは体の症状の一つです．『こころの持ち方』とか『気が弱いから』ででてしまう症状でもありません．」

■対応に関する説明

「まわりの様子が分からないために，不安になったり，混乱されたりすることがあります．慣れ親しんだものは，混乱した中でもしっかりと分かります．身近なご家族が側におられるだけでも安心されます．」

「つじつまの合わないことを話しかけられたりすることもあるかもしれません．そのときは無理に正したり，無理に話をあわせる必要はありません．」

■オピオイドの使用に家族が不安を感じている場合

「がんで治療中の方の場合，せん妄はいくつかの体調不良が合わさって出てくることが多いのです．『麻薬（オピオイド）』のせいで症状が出たのではありません．オピオイドを減らすと痛みが出てきてしまい，かえって悪くなることがありますので，オピオイドはこのまま使用しながら，治療を進めていきましょう．どうしても合わない場合には，オピオイドの種類を変えることで，痛みを出さずに対応することもできます．」

薬物療法

- 多くの場合，抗精神病薬を用いた薬物療法の併用を行う．
- 薬物療法は抗精神病薬単剤が基本である．内服の場合には，非定型抗精神病薬を用いることが多い（定型抗精神病薬でも治療効果はほぼ同等であるが，錐体外路症状が出ることを嫌っての対応である）．

> **ここに注目** ベンゾジアゼピン系抗不安薬・睡眠導入薬の単独使用はせん妄を悪化させる危険があるので避ける．

- 抗精神病薬のせん妄に対する治療効果はどの薬剤もほぼ同等である．基本は少量から用い，注意をしながら漸増する．
- 一方，抗精神病薬は薬剤ごとにプロフィールが異なる．特に催眠・鎮静作用の強弱，半減期，有害事象のプロフィールを考慮しながら選択する（5）．
- 一般には，非定型抗精神病薬のリスペリドン（リスパダール®）やオランザピン（ジプレキサ®），クエチアピン（セロクエル®）などが用いられる．リスペリドンには液剤が，オランザピンには口腔内崩壊錠があり，嚥下障害がある場合でも比較的用いやすい．
- せん妄に対して抗精神病薬を用いる理由は，注意障害の改善と精神症状（幻覚や妄想，不安）の改善を目的としている．
- しばしば，「寝かす」ことを目的に抗精神病薬を用いている場合がある．たとえば，リスペリドンは鎮静作用を弱く設計された薬剤である．リスペリドンを用いて催眠を期待しても睡眠リズムは作りにくく，また効果が乏しいからと増量すると半減期が長い分，翌日過鎮静を生じてしまう．
- 睡眠リズムを整えることを意識する場合には，催眠・鎮静作用の比較的強い薬剤（オランザピンやクエチアピン）を用い，幻視や妄想などの精神病症状の緩和を目標とする場合には鎮静作用の弱い薬剤（リスペリドンなど）を用いる．
- 他に，経験的に一部の抗うつ薬（トラゾドン〈レスリン®〉）やチアプリド（グラマリール®），抑肝散なども用いられる場合がある．

5 せん妄の治療に用いられる抗精神病薬

一般名	投与経路	常用量	半減期	使用上の注意点	特徴
定型抗精神病薬					
ハロペリドール	経口，静脈，筋肉，皮下	0.75〜10 mg	10〜24時間	・錐体外路症状の発現率が高い	・在宅では内服が難しい場合に，皮下注・持続皮下注として用いられる
クロルプロマジン	経口，静脈，筋肉，皮下	10〜25 mg	10〜59時間	・強いα_1受容体阻害作用があり，鎮静効果が強い反面，血圧低下など循環動態への影響がある	・ハロペリドールに比べて強い鎮静作用があるため，精神運動興奮が強い場合に用いる
非定型抗精神病薬					
オランザピン	経口	2.5〜10 mg	21〜54時間	・鎮静効果が強い ・代謝障害のリスク	・鎮静効果が強く，睡眠リズムをつくることを意識して用いられることが多い ・半減期が長いため，夜間の追加投与の必要性が少なく，家族の休養を確保しやすい ・難治性悪心・嘔吐の治療薬としても使用されることがある
リスペリドン	経口	0.5〜4 mg	4〜15時間	・活性代謝物が腎排泄のため，腎機能低下時に過鎮静が生じる場合がある ・代謝障害のリスク	・鎮静作用は弱くかつ半減期が長め．そのため，入眠を意識して使用すると過量投与になりがちなため注意する
クエチアピン	経口	12.5〜200 mg	3〜6時間	・代謝障害のリスク	・鎮静作用が比較的強く，睡眠リズムをつくることを意識して用いられることが多い ・半減期が短く持ち越し効果が少ない．その分，夜間に追加投与をする機会が増えがちである ・錐体外路症状がほとんどなく，パーキンソン病のせん妄・精神病症状には第一選択薬となる
アリピプラゾール	経口	6〜24 mg	40〜80時間		・鎮静効果がない ・低活動性せん妄に対して主に使用される

低活動性せん妄

- 昼夜を通じて反応に乏しく，自発性も低下し，一見すると元気がなく見えるためうつ病と間違えやすい．声をかけて見当識をたずねると，時間・場所が分からないことでせん妄と判断できる．
- 過活動性せん妄と同様に抗精神病薬を用いて対応する．しかし，反応は概して低い．その場合にペモリンやドネペジル塩酸塩が経験的に用いられる．

終末期せん妄

- せん妄のなかに，原因が不可逆的であったり，複数の因子が関係しているために，完全

な回復は困難な場合がある．多くは死の過程に重なることが多く，このような状態を総称して終末期せん妄と呼ぶことがある[4]．
- 終末期のせん妄であり，回復が困難であると判断した場合には，多職種チームで再評価を行い，苦痛の緩和を最優先にゴールの再設定を行う．医療者と家族のゴールをそろえることが重要である．
- 回復が難しいとチームで判断した場合には，家族に対して今後コミュニケーションを取れる時間が次第に短くなっていく可能性があることを伝え，大事な話がある場合には早めにすること，大事な話は比較的覚醒レベルの保たれている時間（たいてい昼前後が多い）にすることを勧める[4]．

文献

1) American Psychiatric Association. Diagnostic and Statistical Manual of Mental Disorders, 5th ed. American Psychiatric Publishing；2013.
2) Lawlor PG, Bush SH. Delirium in patients with cancer：assessment, impact, mechanisms and management. Nat Rev Clin Oncol 2015；12(2)：77-92.
3) Witlox, J, et al. Delirium in elderly patients and the risk of postdischarge mortality, institutionalization, and dementia：a meta-analysis. JAMA 2010；304(4)：443-451.
4) Breitbart W, et al. Delirium in the terminally Ill. In：Handbook of Psychiatry in Palliative Medicine, 2nd ed.（Chochinov HM, et al. eds.）. Oxford University Press；2009. pp81-100.
5) 小川朝生．自信がもてる！せん妄診療はじめの一歩．羊土社；2014.

緩和医療/緊急対応

オンコロジー・エマージェンシー
がん患者の緊急性を要する病態への対応

西 智弘
川崎市立井田病院かわさき総合ケアセンター緩和ケア内科

- ◆ オンコロジー・エマージェンシーとは，がん自体もしくはがん治療に関連して発症し，数時間以内に緊急対応が求められる病態で「がん救急」と呼ばれることもある．
- ◆ 日常診療において，このような病態があることを念頭に置き，初期症状を見逃さないように心がける．
- ◆ 治療内容は一律に決められず，症例ごとに，予測される予後や患者・家族の希望，治療に伴う副作用（合併症）のリスクなどを考慮に入れながら治療にあたる必要がある．

オンコロジー・エマージェンシーとは

- オンコロジー・エマージェンシー（oncology emergency）とは，がん自体もしくはがん治療に関連して発症し，数時間以内に緊急対応が求められる病態の総称である．処置が遅れることで非可逆的な機能障害を生じたり，生命の危機に瀕する場合もある．
- オンコロジー・エマージェンシーは，がんの浸潤や転移による，管腔臓器や脈管の閉塞，出血や血栓形成，臓器の圧迫による機能障害，内分泌的異常などから生じる場合が多い．
- がんと診断されたのちに通院中の患者に発症することが多いが，時に未診断のがんの患者が発症して，診療所や救急外来に受診する場合もある．その意味で，オンコロジー・エマージェンシーは，腫瘍内科医や緩和ケア医のみならず，救急医や家庭医・総合診療医なども，対応に精通しておくべき病態である．
- 逆に，がん患者を診療していて症状の急激な悪化が見られたとき，そのすべての原因をがんによるものと決めつけるのも危険な場合がある．同様の症状をきたす良性疾患も必ず鑑別として考えておく．
- オンコロジー・エマージェンシーは早期に対応すれば，機能障害を回避し，生命予後を延長する可能性がある．しかし，全ての患者に対して一律に対応するのではなく，予測される予後や患者・家族の希望，治療に伴う副作用（合併症）のリスクなどを適宜勘案しながら治療にあたる必要がある．
- オンコロジー・エマージェンシーを起こしやすい状態が事前に予測される場合など，そのような際の対応の希望について，患者や家族と話し合っておく機会を持つことが望ましい．
- 以下，各論として高カルシウム血症，大量出血（気道・消化管・尿路），上大静脈症候群，心タンポナーデ，脊髄圧迫について述べる．

高カルシウム血症

- 悪性腫瘍に伴う高カルシウム（Ca）血症（malignancy associated hypercalcemia：MAHC）は，進行がん患者において最も頻度の高い生

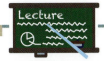

高Ca血症の分類

高Ca血症を，原因に応じて以下のように分類することもある[1]．
検査としては，intact PTH（副甲状腺ホルモン），副甲状腺ホルモン関連蛋白（PTHrP），$1,25(OH)_2D$（活性型ビタミンD）などを，可能であれば測定することで病態を鑑別できる（下表）．

① humoral hypercalcemia of malignancy（HHM：80％）：がん細胞で産生されるホルモンおよびホルモン様物質が原因となる．PTHrPが原因の頻度が高い．扁平上皮がん，腎がんなど．
② local osteolytic hypercalcemia（LOH：20％）：腫瘍による骨の溶解によって生じる．多発性骨髄腫，乳がんなど．
③ $1,25(OH)_2$ビタミンD分泌腫瘍（＜1％）：腫瘍が活性型ビタミンDを産生することで生じる．悪性リンパ腫など．
④ 異所性副甲状腺ホルモン産生腫瘍（＜1％）

腫瘍による各高Ca血症の生化学的マーカー

	HHM	LOH	$1,25(OH)_2D$産生腫瘍	異所性PTH産生
血清				
PTH	正常または↓	正常	正常	↑
PTHrP	↑	ー	ー	ー
calcitriol	↓	↓	↑	↑
P（リン）	↓	正常	正常〜↑	↓
尿				
cAMP	↑	正常	正常	↑
腎でのリン再吸収	↓	正常	正常	↓
腸				
カルシウム吸収	↓	↓	↑	↑

（杉本由香「がん診療UP TO DATE」日経BP社；2013[1]より）

- 命の危険性がある合併症の一つであり，頻度は20〜30％と報告されている．
- 原疾患としては扁平上皮がん（肺がん，頭頸部がん，食道がん），腎がん，乳がん，多発性骨髄腫などが多い．
- Ca値は，アルブミン＜4 mg/dLの低アルブミン血症がある場合，下記の補正値にて評価する．
 Ca補正値（mg/dL）＝Ca測定値（mg/dL）＋〔(4－アルブミン濃度)(g/dL)〕
- 普段の診療や救急外来でルーチンに採血する項目ではない場合も多く，担がん患者の採血を行う際はアルブミンとCa値を意識的に入れるように心がけておいたほうがよい．
- 症状として，傾眠やせん妄を生じ，意識障害を主訴に救急搬送される場合もあるが，ほぼ無症状のまま，採血にて発見される高Ca血症もある．
- 全身倦怠感や食欲不振が高Ca血症の症状であった，という場合もあり，「がんの進行による症状」と決めつけるのではなく，Ca値が高値ではないか常に疑う視点が重要である．
- その他，口渇・多飲，頻尿・多尿，脱水症状，悪心・嘔吐，便秘，筋力低下など多彩な

肝障害がないのにアルカリホスファターゼ（ALP）高値の場合は，骨吸収が亢進している場合があり要注意．

症状を呈する．
- 発見が遅れると，経口摂取の低下，尿濃縮能低下による多尿により腎前性腎機能障害を起こす．
- 治療として，まずは生理食塩水をベースにした1,000～2,000 mL/日程度の輸液を行う．これ以上の大量輸液は，特に高齢者や心不全の既往のある患者では溢水・肺水腫を誘発する恐れもあり，推奨されない．
- Caを低下させる治療として，ビスホスホネートが用いられる．具体的にはゾレドロン酸（ゾメタ®）が主に用いられることが多い．
- ゾレドロン酸の有害事象として，発熱，骨・関節・筋肉痛，悪心・嘔吐，腎機能障害，顎骨壊死などがある．腎機能障害時には減量が必要とされている．

> **ここに注目** 顎骨壊死は歯周病などがリスク因子のため，投与前に歯科治療を終えておくことが望ましいが，緊急時はやむを得ず使用することもある．

- 発熱にはクーリングやアセトアミノフェン（カロナール®）で対応する．発熱があることを事前に伝えておくことで，患者・家族・医療スタッフが，発熱時に適切に対応できるようになる．
- ビスホスホネートのCa低下効果が現れるのには数日を要するため，緊急にCa値を下げる必要がある場合には，ビスホスホネートと併用してエルカトニン（エルシトニン®）を使用することも検討する．ただし，効果は弱く，数日間以上使用するとさらに効果が減弱する．
- 尿中へのCa排泄を促進する目的でループ利尿薬を投与する場合もある．しかし，利尿薬が高Ca血症の改善に有効というエビデンスは限定的である．また発症初期には前述のとおり脱水状態であることが多く，利尿薬の使用で腎機能を悪化させる可能性もあることから利用は推奨されない．サイアザイド系利尿薬は腎尿細管からのCa吸収を抑制して高Ca血症を増悪させるため，使用しない．
- 抗RANKL（receptor activator of NF-κB ligand）抗体であるデノスマブ（ランマーク®）は骨吸収抑制作用から高Ca血症の治療にも期待されるが，本邦における保険適用はない．
- 高Ca血症について，発症後の予後は比較的不良であり，全身状態が悪い中で上記の治療を行っても，苦痛がある期間を延長するだけ，ということから，あえて治療を行わない場合もある．医師のみで全てを決めるのではなく，スタッフや家族を含めた話し合いを行い検討する．

大量出血（気道・消化管・尿路）

気道出血（喀血）

- 腫瘍の気道への浸潤や，新生血管の破綻により生じる．肺血流は肺動脈循環系と気管支動脈循環系に分かれるが，喀血に主に関連するのは後者である．
- 喀血が少量であれば，安静と止血剤投与などで経過観察し，止血されるのを待つ．24時間以内に200 mL以上の喀血がある場合は緊急処置の適応となる[2]．
- 肺がんが原因となる場合，末梢側よりも肺門側にあり，空洞を作る扁平上皮がんが重篤な喀血をもっとも起こしやすい．その他，肺の転移性病変（乳がん，大腸直腸がん，腎がん，悪性黒色腫など）も原因となる．
- 悪性腫瘍に合併する感染（真菌感染の関与が多い），肺塞栓も鑑別に考えておく．
- 鼻腔，咽頭などからの出血が喀出されたことで喀血に見えてしまう例もあるため，口腔内・鼻腔の観察も忘れずに行う．
- 喀血を発見した場合，まず気道の確保を行

う．事前のX線検査やCTなどで，出血している側が明らかであれば，病側を下に側臥位を取らせる．
- より確実な気道確保として気管挿管も検討すべきであるが，進行がん患者において処置を行うかどうかをよく検討する．挿管する場合は，非出血側気管支への片肺挿管が望ましい．
- 保存的加療でコントロールできない症例では，気管支鏡を行う．末梢気道へスコープを楔入し圧迫止血を試みたり，トロンビンやエピネフリン散布などで止血することが可能である．
- 気管支鏡を行うのが困難な症例などでは，選択的気管支動脈塞栓術を行うこともある．気管支動脈造影で責任血管を同定し，金属コイルにて止血する．

消化管出血

- 消化器がんの主病巣から動脈性の出血が起こり，吐血や下血に至る頻度は低い．しかし，病巣が動脈を巻き込んでいる場合や，静脈性の出血でも腫瘍表面からじわじわと出血する場合は止血困難な場合も多く，結果として大量出血に陥る場合がある．
- がんそのものではなく，治療の過程で生じる合併症としての消化性潰瘍や肝硬変合併例における食道静脈瘤破裂などでも大量出血をきたす．
- 治療としては，動脈性の出血ではない限り，保存的治療を優先する．上部消化管からの出血の場合，H2ブロッカー，プロトンポンプ阻害薬，アルギン酸ナトリウム（アルロイドG®），スクラルファート（アルサルミン®）などの投与を，慣例的に行うことが多い．
- 出血点を確認するため，上部（下部）内視鏡を行うことが望ましい．出血点が確認できれば，そのまま止血術を行うことも可能である．エピネフリン生食注入，クリッピング，静脈瘤の結紮などを行う．
- 内視鏡的に止血が困難な場合，手術により病巣を切除できないかを検討する．

> **ここに注目** 胃がんや大腸がんで，緩和ケアに専念している患者においても，出血が著しくQOLを低下させている場合は，出血コントロール目的の手術を検討する場合がある．

- 動脈性の出血の場合は血管内造影＋金属コイルを用いた止血が有効な場合もある．
- 手術が困難な例で，胃がんや直腸がんからの静脈性出血の場合，放射線治療を行うことで止血が得られる場合がある．ただし，胃への放射線照射は，粘膜びらんを起こし，重度の食欲不振を生じる場合が多く，適応は十分に吟味すべきである．

尿路出血

- 軽度なものも含めれば，進行がん患者の6〜10％に尿路出血が発生する．
- 原因としては，尿路上皮がん，腎がん，尿路周囲臓器からの浸潤といった腫瘍性の要因のほかに，放射線性膀胱炎，出血性膀胱炎，尿路結石なども鑑別としてあげられる．また，シクロホスファミド（エンドキサン®；多発性骨髄腫や悪性リンパ腫，乳がんに対する治療で用いられることがある）などの抗がん剤治療に伴う血尿もある．下部尿路からの出血の方が大量出血となりやすい．
- 貧血やショックも問題となるが，凝血塊の形成から尿路閉塞（膀胱タンポナーデ）をきたすと患者のQOLは著しく低下する．
- 治療としては，補液や輸血による循環動態の維持を行ったのち，膀胱タンポナーデの予防・解除を行う．20〜24 Fr程度の尿道カテーテルを挿入し，膀胱洗浄を行うことで凝血塊を除去する．尿路が確保されたら，20 Fr程度の3 wayバルーンカテーテルを挿

1 上大静脈症候群（SVCS）の重症度分類

重症度(Grade)	カテゴリー	頻度(％)	定義
0	無症状	10	画像上，上大静脈症候群を疑うが症状なし
1	軽度	25	頭頸部の浮腫，チアノーゼ，多血症
2	中等度	50	機能障害を伴う頭頸部の浮腫（軽度の嚥下障害，咳嗽，軽度もしくは中等度の頭部・顎・眼瞼の運動障害，浮腫に伴う視力障害）
3	重度	10	軽度〜中等度の脳浮腫（頭痛，めまい），軽度〜中等度の喉頭浮腫，静脈還流低下（屈伸後の失神など）
4	致死的	5	重度の脳浮腫（意識混濁，知覚鈍麻），重度の喉頭浮腫（喘鳴），重度の静脈還流障害（誘因のない失神，低血圧，腎機能低下）
5	死亡	<1	死亡

(Yu JB, et al. J Thorac Oncol 2008[3]より)

入し，生食1,000 mL/日程度で持続灌流する．

> **ここに注目** カルバゾクロムスルホン酸ナトリウム（アドナ®）やトラネキサム酸（トランサミン®）の投与が慣例的によく行われるが，有効性についてのエビデンスには乏しい．大量出血の場合は膀胱内での凝固を促進し，膀胱タンポナーデを誘発する恐れがあり，上記のようなカテーテルでの洗浄・灌流流を併用する．

- 保存的に止血が困難と判断される場合は，動脈塞栓術や経尿道的な止血術を検討する．それでも止血が難しい場合は，尿管皮膚瘻造設術や回腸導管造設術といった尿路変向術が検討される場合もある．

上大静脈症候群

- 上大静脈症候群（superior vena cava syndrome：SVCS）は腫瘍による上大静脈への圧迫や浸潤，血栓形成などにより，上半身の静脈還流が障害され，多彩な症状を呈する病態である．
- 原因となる原疾患として，非小細胞肺がん（50％），小細胞肺がん（22％），リンパ腫（12％），転移性腫瘍（9％）などがある．腫瘍以外の要因として，中心静脈カテーテル挿入による血栓形成や，縦隔線維症，良性甲状腺腫，大動脈瘤なども報告されている．
- 上大静脈が閉塞した際の側副血行路として胸腹壁静脈，脊髄静脈，内胸静脈，奇静脈，肋間静脈などがあり，奇静脈合流部より中枢側に狭窄が及んでいる場合には，奇静脈経由の求心性側副血行路が有効に機能しないため重症化する．
- SVCSの症状を以下に列記する．
  ① 静脈圧の上昇：頸部や顔面，上肢の浮腫
  ② 肺水腫，喉頭・気管浮腫：呼吸困難，低酸素血症
  ③ 脳圧亢進：頭重感，めまい，眼球突出，意識障害
  ④ 気管・食道の圧迫：喘鳴，嚥下困難
  ⑤ 頸部・胸部の側副血行路発達：体幹の表在静脈の怒張
  ⑥ 静脈還流量の減少：心拍出量低下，頻脈
  ⑦ 反回神経の圧迫：嗄声
- 症状や臨床所見に基づき，重症度分類と患者背景などを加味した治療アルゴリズムを 1，2 に示す．1 を参考に重症度を判定し，2 を参考に治療を選択する．
- 全身状態によるが，適応があるのであれば外科的切除や全身化学療法を検討する．外科的治療では，病巣の切除だけではなく静脈血管バイパス術が選択される場合もある．化学療法の感受性が高い悪性リンパ腫や小細胞肺

2 上大静脈症候群（SVCS）の治療アルゴリズム

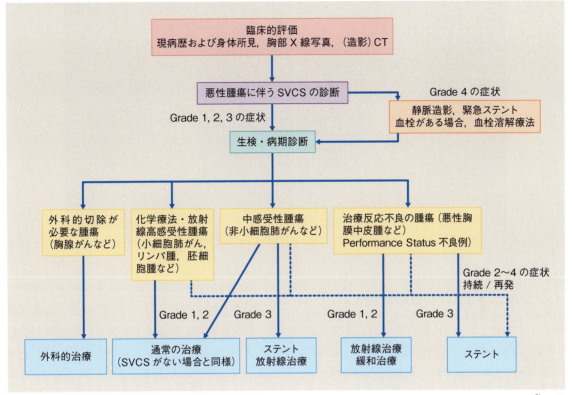

(Yu JB, et al. J Thorac Oncol 2008[3] より)

んでは80％，非小細胞肺がんでも40〜60％程度の症例で症状の消失が認められる．
- 多くの症例では外科的治療は困難なことが多く，放射線治療が選択される場合が多い（1回線量2〜3 Gyで総線量30〜40 Gy程度）．化学療法と併用する場合もある．ステント挿入後にも放射線治療は可能という意見もあるが，放射線科の医師とよく相談して決定すべきである．症状が再燃しても，同部位への再照射は困難である場合が多い．
- 放射線治療時は急性反応のために治療早期に症状が増悪しうることを説明しておく．予防目的にステロイドの併用を行うこともある．
- 血管内ステント留置術（メタリックステント）はその効果の早さから，症状が急速に進行し切迫状態にある症例に対して有用である．また，保存的加療で難治例に対しても適応がある．合併症として出血，血腫，感染，血栓塞栓症（肺塞栓），ステント逸脱，穿孔などがある．
- インターベンションが困難な例や比較的軽症例では薬物治療が優先される．ステロイド投与が慣例的に行われることが多いが，有効性を示す質の高いエビデンスはない．デキサメタゾン（デカドロン®）4 mgを6時間ごとに投与し，徐々に漸減する．
- 利尿薬も慣例的に用いられる場合があるが，有用性を示す質の高いエビデンスはない．静脈還流が不安定なSVCSにおいては，血管内脱水や腎機能障害を引き起こすリスクがあり，安易な長期的・大量使用は避けるべきである．
- 上肢の浮腫の改善目的に，マッサージや弾性包帯を用いた理学療法が有効な場合もある．

3 がん性心膜炎にて心囊液が貯留した患者の胸部X線像

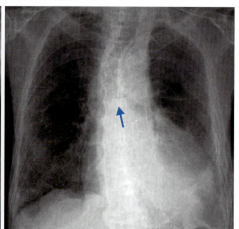

左：心囊液貯留前，右：心囊液貯留後．心囊液貯留前より気管分岐部が開大している（→）．

心タンポナーデ（がん性心膜炎）

- 心タンポナーデは，心囊液の貯留により心臓が圧迫されて拡張期充満が障害され，心拍出量が低下することから，急速に循環動態が不安定になり生命を脅かす病態である（単なる心囊液貯留とは区別される）．
- がん性心膜炎は心タンポナーデの原因として最も頻度が高く，32～58％を占める．
- 原因となる原発巣としては，肺がんが最も多く，乳がん，悪性リンパ腫，白血病，食道がん，大腸がんなどの転移や浸潤も原因となる．
- 悪性腫瘍と関連する非腫瘍性の原因として，放射線照射後，感染（免疫抑制状態による）も鑑別にあげられる．
- 心囊液貯留により，息切れ，呼吸困難，起坐呼吸，胸痛，咳，嚥下困難，末梢の浮腫，頻脈，奇脈などを呈する．
- 心囊液が徐々に増えた場合は，心膜腔内圧も急には上昇しないため，心タンポナーデをきたさない場合もある．一方，急速に心囊液が貯留すれば，少量でも心タンポナーデをきたす．
- 心タンポナーデをきたすと，Beckの3徴（中心静脈圧上昇，心音微弱，低血圧）の他，意識障害を呈する場合もある．
- 単純X線では，典型的には左右対照的に心陰影が拡大し（water bottle徴候），気管分岐部の開大を呈すると言われているが，見逃されやすく，以前の写真との比較が重要である（**3**，**4**）．
- がん性心膜炎を疑った場合には心臓超音波検査（心エコー）が第一選択であり，右室自由壁の拡張期虚脱が，心タンポナーデの早期徴候である．心エコーは，その後の心囊穿刺を行う上でも重要な検査である．
- 静脈還流の低下によりうっ血が起こり，肝・腎機能の低下をきたす場合があるため，担がん患者で原因不明の肝・腎機能障害を認めた場合には，がん性心膜炎を鑑別に入れる．
- 心タンポナーデをきたしている場合は，まずは心囊穿刺・ドレナージを行うことを第一選択とする．心電図モニターの監視下に，セミファーラー位の体位（不可能な場合は仰臥位）

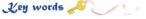

奇脈
吸気時に動脈圧が過度に低下して，脈の触れ方が弱くなる現象．通常の呼吸で10 mmHgを超えて低下する場合を奇脈とする．

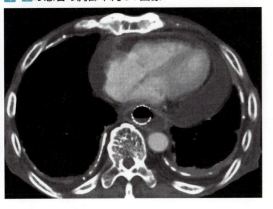

4 3の患者の胸部単純CT画像

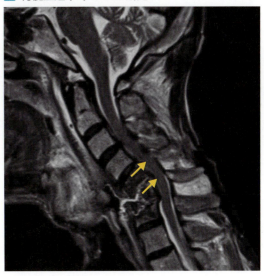

5 脊髄圧迫（→）のMRI所見

をとり，左肋骨剣状突起角（Larry point）を局所麻酔下に穿刺する．エコーガイド下に行うことが望ましい．合併症として，心筋損傷，冠動静脈損傷，気胸，肝損傷，不整脈，迷走神経反射などがあり，時に致命的となるため，可能な限り救急や循環器の専門医など，熟練した医師にコンサルトすべきである．

- 穿刺排液のみでは再貯留が高頻度（44〜70％）に起こるため，カテーテルの留置や，ブレオマイシン（ブレオ®）やOK-432（ピシバニール®）などを用いた心膜癒着術を検討する．
- 全身麻酔下に侵襲的な処置が可能な例であれば，剣状突起下心膜切開術が選択される場合もある．

脊髄圧迫

- 悪性腫瘍に伴う脊髄圧迫（malignant spinal cord compression：MSCC）は，椎体骨への転移巣の浸潤や，傍脊椎のがん病変が椎間孔を通じて脊髄を圧迫，または椎体の病的骨折による骨片による脊髄の圧迫などにより，脊髄が壊死し不可逆性の神経障害をきたす病態である（**5**）．
- 一度，神経障害が完成してしまうと不可逆性であり，患者のQOLを著しく低下させる．一方で，麻痺が軽度の時期に適切に治療を行えば機能回復の可能性もある．
- 進行がん患者の5〜10％に発生するとされ，原発巣としては乳がん，肺がん，前立腺がんで過半数を占める．他に，腎がん，骨髄腫，悪性リンパ腫が原発巣としてあげられる．
- 発生部位は胸髄が最も多く60％，次いで腰仙髄（30％），頸髄（10％）と続く．

> 典型的には，背部痛が数週間から数か月続いた後に脊髄障害が出現する．そのため，がん患者に生じた背部痛は，脊髄圧迫の早期サインの可能性があることを念頭に置く．

- 脊髄が障害されると，運動障害，知覚障害，膀胱直腸障害や起立性低血圧，発汗障害といった自律神経症状が生じる．頸椎レベルでの脊髄圧迫では，四肢麻痺および呼吸筋麻痺をきたす場合がある（**6**）．
- MRI検査が，感度・特異度とも高く，その後の治療方針を決める意味でも脊髄圧迫を疑う時は必須の検査となる．身体所見や以前のCTで責任病巣がわかる場合には，すぐに

6 脊髄の障害レベルと障害症状

C1-3髄節	頭蓋底から第2頸椎レベル	四肢麻痺．横隔膜が麻痺し，呼吸が難しくなる
C4-T1髄節	第3頸椎から第6頸椎レベル	四肢麻痺．上位レベルであるほど胸郭運動障害が強く生じ，呼吸障害・呼吸困難が生じやすい．C5以下が残存していれば上肢が動き，T1以下が残存していれば上肢機能は維持される
T2-L2髄節	第1胸椎から第11胸椎レベル	対麻痺．上位の障害では体幹保持が難しく座位がとれなくなる
L3-S5髄節	第12胸椎から第1腰椎レベル	脊髄と神経根の麻痺症状が混在して出現する．下肢の一部に運動障害が生じ不全麻痺となる．膀胱直腸障害を生じる場合がある
馬尾	第2腰椎から仙椎レベル	下肢の一部に運動障害が生じ不全麻痺となる

MRIを撮影してもよいが，はっきりわからない場合は頸部から骨盤部までのCTで責任病巣を探す．

- 単純X線検査では，50%以上の骨量減少が生じないと描出されない，軟部組織への腫瘍浸潤は描出されないことなどから，10～17%で偽陰性となる．脊椎正面像で椎弓根陰影が不明瞭となるpedicle signも有名だが出現頻度は高くない．
- 急性期の治療として，脊髄内の浮腫を軽減する目的に副腎皮質ステロイドを投与する．デキサメタゾン（DEXA）が用いられることが多く，4 mgを6時間ごとに投与（DEXA 16 mg/日）という報告が多い．
- 文献によっては初回投与としてDEXA 100 mgを点滴投与するという報告もある．しかし，DEXA100 mgを使用しても10 mgの低用量より効果が高いというエビデンスはなく，適切な投与量のコンセンサスは得られていない[4]．
- 除痛，病的骨折の予防，脊髄圧迫症状の緩和を目的に放射線治療が行われる．30 Gy10回分割または8 Gy1回照射が行われる例が多い．高線量の単回照射は，除痛の面では分割照射と差異がないものの，長期的な局所コントロールは分割照射のほうが良い傾向にあり，長期予後が見込める症例では分割照射を，予後が短く放射線の治療自体が苦痛となる例では単回照射を検討する．
- 骨破壊が強く，圧迫変形，不安定性をきたした不全麻痺症例では，椎体（弓）切除術（＋脊椎後方固定術）といった手術を行うことも検討される．全身状態と予測される予後から適応を検討する．

文献

1) 杉本由香．がん診療UP TO DATE（がん診療UP TO DATE編集委員会 編）．日経BP社；2013．pp911-920．
2) Kvale PA, et al；American College of Chest Physicians. Palliative care in lung cancer：ACCP evidence-based clinical practice guidelines (2nd edition). Chest 2007；132：368S-403S.
3) Yu JB, et al. Superior vena cava syndrome--a proposed classification system and algorithm for management. J Thorac Oncol 2008；3：811-814.
4) Vecht CJ, et al. Initial bolus of conventional versus high-dose dexamethasone in metastatic spinal cord compression. Neurology 1989；39：1255-1257.

緩和医療

がん患者における痛み以外のさまざまな症状緩和

金石圭祐
JCHO 東京新宿メディカルセンター緩和ケア内科部長

- ◆ がん患者には痛みだけではなくさまざまな苦痛症状が出現する．それらの苦痛を緩和することも疼痛緩和と同様に重要である．
- ◆ 苦痛症状の原因を考えることは必要であるが，原因がはっきりしない場合や複合的なこともある．また原因がわかってもその原因を取り除くことが難しいことも多い．原因を考えつつ，患者の状態に合わせた負担のない症状緩和を行うべきである．
- ◆ 症状コントロールの目標を設定する．臨床上の所見がそのまま患者の苦痛になっているのかどうかを考える必要もある．それらを完全になくすことが難しいこともある．症状緩和の落としどころを探ることも時に必要である．
- ◆ 症状緩和への対応や処置にも苦痛や負担がないかを十分考慮する必要もある．患者のQOLをかえって低下させてしまうような介入は避けるべきである．

かゆみ

まず最初に行うこと

- 最初に行われるべきことは，かゆみのある部位の診察を行い，皮膚の乾燥がないかを判断する．これは原因にかかわらず行われるべき対応である．
- 乾燥があるのであれば保湿を中心としたスキンケアを行う．必要に応じ保湿剤などを使用する．

次に行うこと

- かゆみの原因について検討する．かゆみの原因はさまざまであるが，がん患者に多いかゆみの原因としては，皮膚の乾燥がもっとも頻度が高く，その他に胆汁うっ滞，モルヒネ，その他の薬剤によるものが多い．

原因がわかった場合

■胆汁うっ滞によるもの

- 胆汁うっ滞によるかゆみは，閉塞性黄疸のある患者の多くで比較的よくみられる訴えである．減黄処置が可能であれば根本的な治療になる．それが困難な場合は対症療法を行う．
- 外用薬としては尿素配合軟膏，ジフェンヒドラミン軟膏，ヨモギローションなどがある．
- 内服・注射薬としてはクロルフェニラミン，ヒドロキシジンなどが使用される．
- それらの薬剤で十分な効果が得られない場合の選択肢として，適用外使用となるがパロキセチンやオンダンセトロンが有効であるとの報告もある．

■モルヒネによるもの

- モルヒネによるかゆみは1％程度の頻度であるとの報告がある．また内服よりも注射によるものの頻度が高いといわれている．
- 掻痒感は耐性が生じるので時間経過と共に軽

- 減する可能性がある．モルヒネによる副作用としてのかゆみかどうかの診断が重要である．
- 一般的にモルヒネを開始して数日以内に発生することが多い．長期的にモルヒネを使用している患者にかゆみの訴えがあった場合は他の原因をまず考えるべきである．
- モルヒネによるかゆみと診断すればオピオイドスイッチングを検討する．
- オキシコドンはモルヒネに比較してヒスタミン遊離作用が弱いとの報告がある．
- 対症療法としてはクロルフェニラミンをはじめとする抗ヒスタミン薬を投与する．ヨモギローションや保湿を目的とした皮膚ケアを必要に応じ並行して行う．

■モルヒネ以外の薬剤によるもの
- （モルヒネ以外の）薬剤によるかゆみについても，多くの薬剤で起こりうる．薬疹があるかどうかも評価する．モルヒネと同様だが経過が重要である．
- 開始後比較的早期（概ね1か月以内）に出現するかゆみについては薬剤の可能性を疑う．
- 対応としては，可能な限り薬剤の中止を検討する．基本的には多種多様な薬剤で起こりうるが，緩和ケア領域で使用頻度の高いものとしては，解熱鎮痛薬（NSAIDs等）や抗けいれん薬，抗生剤などで発生することが比較的多いので注意が必要である．

原因が不明な場合
- 対症療法が中心となる．皮膚ケアを行いながら，外用薬および内用薬を使用していく．
- 外用薬については効果をみながら幾つかの薬剤を選択していくことが必要になることもある．
- 内用薬については，患者の病状をみきわめつつ，副作用や負担なども考慮しながら薬剤を選択することも必要である．

ケアについての注意
- 入浴に際して，熱いお湯での入浴を避けたり，タオルなどで皮膚を強く擦ったりしないようにする．
- 電気毛布や過度の暖房などで皮膚が乾燥することにも注意が必要である．
- 爪を短く切っておくことも掻痒時の皮膚のダメージを減らす意味で有効である．
- 時に冷罨法を試みると効果があることもある．

かゆみの弊害
- 持続する強いかゆみは患者のQOLを著しく障害することが多い．皮膚を掻痒することによる出血は患者の皮膚の状態だけでなく，外観を大きく損ねることにもなる．
- かゆみが普段の安静や睡眠を妨げたりすることになると，患者の精神的な安定も損なわれることがある．時にかゆみのせいでイライラしたり，落ち着かなくなったりすることもある．

比較的新しい掻痒治療薬
- 血液透析・慢性肝疾患による掻痒症に対し，ナルフラフィン（レミッチ®）の使用を検討することもある．他の治療にて効果が不十分な場合のみに使用できる．薬価が比較的高く，適応をみながら使用していく必要がある．
- かゆみの原因とその対応について**1**にまとめた．

かゆみに対する処方例
■軟膏・ローションなど
- ジフェンヒドラミン（レスタミンコーワ®）
- ヨモギローション
- ヘパリン類似物質（ヒルドイド®）　など

1 かゆみの原因とその対応

原因にかかわらず行うこと (ケアを中心に)	・保湿をはじめとする皮膚ケア ・軟膏やローションなどを使用 ・頻回な入浴を避けたり，強く擦ったりしないようにする ・冬場は過度な暖房や電気毛布などの使用に注意する ・適度な湿度を維持するようにつとめる ・適度に冷罨法を行ってみる
かゆみの原因が不明な場合	・対症療法として抗ヒスタミン薬の使用 　ジフェンヒドラミン(レスタミンコーワ®) 　クロルフェニラミン(ポララミン®) 　ヨモギローション
モルヒネが原因の場合	・オピオイドスイッチング ・対症療法としての抗ヒスタミン薬の使用(軟膏・内服)
その他の薬剤が原因の場合	・薬剤の中止・変更
胆汁うっ滞による場合	・対症療法としての抗ヒスタミン薬の使用(軟膏・内服) ・ヒドロキシジン(注射) ・効果が十分得られなければ 　　パロキセチン(パキシル®) ＊夜間であれば眠剤の使用が有効なこともある

■ 内服
- クロルフェニラミン(ポララミン®) 1回2mg 1日4回まで
- 胆汁うっ滞によるかゆみで十分な効果が得られないとき：パロキセチン(パキシル®) 10～20 mg/日

■ 注射
- ヒドロキシジン(アタラックス-P®) 1回12.5～25 mg, 点滴静注　など．

しゃっくり(吃逆)

- しゃっくりとは，片側または両側の横隔膜の収縮によって起こるものである．急激な吸気と声門の閉塞を示す病的な反射である．
- しゃっくりは患者にとってそれ自体が不快なだけでなく，しゃっくりが続くことによって安静が保てなくなり，嘔吐，痛み，それによる食欲低下や不眠などにつながることもある．
- 多くのしゃっくりは自然に軽快するが，時に数日以上続くことがある．48時間以上続くものを難治性の吃逆とする．
- 特に難治性の吃逆の場合は，吃逆による苦痛はかなり強いものである．患者本人だけでなく，その音が患者家族の不安につながることもある．

しゃっくりの音について

しゃっくりを侮るなかれ．しゃっくりの音が問題となることもある．特に音が大きいしゃっくりの場合，それによりご家族が驚いてしまい安心して過ごせないようなこともある．入院などの場合は同室者や隣部屋への影響もある．しゃっくりの音が病棟中に響きわたるような大きなしゃっくりもある．それが長く続いた場合はなおさらである．

まず最初に行うこと

- がん患者のしゃっくりで最も頻度の高いものは胃内容の拡張によるものである．まず最初に胃の拡張がないか確認する．
- 胃液などが貯留している場合，その原因を解消することでしゃっくりが軽減する．それが原因の場合は経鼻胃管を挿入し胃液の貯留を解消したり，消化管蠕動を亢進させたりする薬剤を投与することが有効である．

2 しゃっくりの対症療法

		内服	注射	坐剤
非薬物療法 （負担のない範囲で行う）	・冷たい水を飲む ・息こらえ ・咽頭を（綿棒のようなもので）刺激する			
薬物療法				
胃腸機能調整薬	メトクロプラミド（プリンペラン®）	○	○	
抗けいれん薬	バクロフェン（ギャバロン®）	○		
	カルバマゼピン（テグレトール®）	○		
	フェニトイン（アレビアチン®）	○	○	
抗精神病薬	ハロペリドール（セレネース®）	○	○	
	クロルプロマジン（コントミン®）	○	○	
ベンゾジアゼピン系薬剤	クロナゼパム（ランドセン®）	○		
	ミダゾラム（ドルミカム®）		○	
	ジアゼパム（ダイアップ®）			○
漢方薬	柿蒂湯（柿のへたを煎じたもの）	○		
	芍薬甘草湯	○		

次に行うこと

- 可能であれば原因をアセスメントし，その原因が解消できるのであればそれを行うが，（胃内容の拡張ではない場合）原因そのものが同定困難であったり，複合的であったりすることも多く，原因による対応は困難なことも多い．その場合，対症療法が中心となる．

しゃっくりの対症療法

- しゃっくりの治療には主に薬物療法と非薬物療法がある．
- 非薬物療法では冷水を飲んだり，軟口蓋を物理的に（綿棒などで）刺激したり，息をこらえるなどの方法が知られている．いずれにしても患者の負担と効果をみて検討されるべきである．
- 薬物療法では，多くの薬剤でしゃっくりを抑える報告があるが，効果については症例によるばらつきが多い印象である．
- その患者に効果のある薬剤を調整する必要がある．かゆみの場合と共通するが，患者の状態に合わせて薬剤を試行錯誤する過程が必要になることもある．
- 薬剤の代表的なものとしては，抗精神病薬と抗けいれん薬である．
- しゃっくりの対症療法について 2 にまとめた．
- 終末期のがん患者にもしゃっくりは起こりうるが，内服できない患者も多く剤形により投与が難しくなることも多い．注射薬・坐剤はそのような場合に有効な選択肢である．使用したい製剤が皮下投与可能であれば静脈の点滴ルートの確保の必要もなく，利便性は高い．
- しゃっくりがひどい場合は薬剤を内服することも難しくなることに留意する．

しゃっくりに対する処方例

■内服

- メトクロプラミド（プリンペラン®）30～60 mg/日
- バクロフェン（ギャバロン®）15 mg/日
- カルバマゼピン（テグレトール®）200～400 mg/日
- フェニトイン（ヒダントール®，アレビアチン®）200～300 mg/日　など

■ 注射
- ハロペリドール（セレネース®）2.5～5 mg/日 皮下注射も可能
- クロルプロマジン（コントミン®）1回2 mg
- 眠剤として：ベンゾジアゼピン系薬剤

■ 漢方薬
- 柿蔕湯（してぃとう）（柿のヘタを煎じたもの）
- 芍薬甘草湯

発汗

- 発汗そのものは生理的なものであるが，それが過多となると不快感につながる．
- 一口に発汗といっても程度はさまざまである．がん患者の発汗はひどいものになると，着衣や寝具の交換が頻回に必要になることもあり，脱水を起こすこともある．

発汗の原因

- がん患者の発汗の原因もさまざまである．原因を同定することが難しいことも多い．
- 身体的な原因によるものとして，特に問題となるのは腫瘍随伴症状によるものである．腫瘍によるいわゆる腫瘍熱によるものと区別が必要なこともあるが困難かもしれない．
- 原因に対する対応は困難であることが多い．対症療法が中心となる．自律神経のバランスが乱れることによるという報告もある．
- また感情の起伏によっても発汗が起こる．発汗そのものが患者の不安につながることもあり抗不安薬を投与することもある（結果的に感情の起伏が抗不安薬により落ち着くことで発汗が抑えられる）．
- その他の原因として，薬剤による発汗をきたすこともある．原因となる薬剤の例としては三環系抗うつ薬，モルヒネなどである．
- ホルモン欠乏症としての発汗もある（閉経期や去勢後）．その場合はホルモン補充療法なども検討する．

発汗による脱水と輸液

- 発汗が極端に多くなると脱水をきたすこともある．その場合は輸液などの対応を考慮する．
- 一方で，過剰な輸液が発汗を助長する可能性もあり，患者の状態に合わせた輸液量のきめ細かい対応も必要になってくる．

まず最初に行うべきこと

- 身体的な原因を考慮する以前に行うべきこととして，患者のいる住環境を評価する．
- 高温の環境（寝具の影響なども含まれる）などはもちろん原因となる．それが原因であるならば，発汗のコントロールはまずは環境の調整からということになる．
- また身体的な原因によるものだったとしても環境の調整は有効な手段となりうるので，対応として欠かせないものである．

発汗に対するケア

- 発汗に対してはケアが重要である．環境調整が中心となるが，冷暖房の調整から，風通しを良くすることなどをまず行う．
- 寝具や寝間着についても可能な範囲でこまめに交換できるとよい．
- クーリングなどの対応も発熱がある場合には有効なことがあるが，患者の負担も考慮して検討する．

発汗に対する薬物療法

■ 体温上昇を伴う場合
- 感染による発汗については抗生剤が検討される．それ以外の原因の場合は対症療法としての薬物療法になることが多い．
- 腫瘍熱による発汗に対しては解熱鎮痛薬の効果があることがある．作用時間の長いナプロキセン（ナイキサン®）などが使用される．また時にステロイドが有効なこともある．

3 発汗に対するケアと薬物療法

ケア	環境調整を行う • エアコンの調整 • 風通しを良くする • 寝具の調整をする（ガーゼ生地のような軽いものに変える） • こまめに着替えをする
腫瘍熱に対して	解熱薬を使用する • アセトアミノフェン • NSAIDs 　（ナプロキセン〈ナイキサン®〉などの持続時間の長いもの） • （時に）ステロイド
感染に対して	抗生剤を使用する
不安に対して	抗不安薬を投与する • アルプラゾラム（ソラナックス®，コンスタン®） • ロラゼパム（ワイパックス®） • ロフラゼプ酸エチル（メイラックス®）など
原因不明の発汗に対して	他の方法で効果がない場合に検討．効果がなければ漫然と投与すべきでない • アミトリプチリン（逆に発汗の原因となることもある） • オランザピン

■体温上昇を伴わない場合

- 基本的にはケアが中心となる．
- 不安を伴っている場合は抗不安薬を考慮する．
- アルプラゾラム（ソラナックス®，コンスタン®）などを頓用で使用してみながら，効果があるようであれば，定時投与あるいは持続時間の長いロフラゼプ酸エチル（メイラックス®）などに切り替える．
- 眠気などの副作用がでることもあり，患者のQOLを評価して継続を検討する．
- ステロイドに効果がある場合もある．また薬剤を開始した後に発汗が出現した場合には薬剤性の可能性を検討する．
- 発汗に対するケアと薬物療法について 3 にまとめた．

モルヒネの副作用としての発汗

- 30％程度の頻度であるとの報告もある（筆者の印象としてはそれほど高い印象ではない）．
- オピオイドスイッチングを検討する．特にモルヒネに報告が多く，その他のオピオイドへの変更は検討してもよい．

- 対症療法としてはステロイドを考慮してもよい．

ミオクローヌス

- ミオクローヌスは，突然にすばやく，不規則に繰り返す衝撃的な不随意運動である．単一の筋群に起こるものと多数の筋群に起こるものがある．
- ミオクローヌスは軽度のものから重度のものがある．がん患者にも比較的よくみられる症状である．
- 原因としては生理学的，本態的なものもあるが，がん患者の場合，二次性のものが多い．
- 二次性の原因としては神経学的疾患（脳転移や脳症など），生化学的問題（低血糖，電解質異常），薬剤性（オピオイド，抗けいれん薬などによる）などがある．

アセスメント

- まずは患者の状態の把握が重要である．ミオクローヌスの程度を判断し，患者の苦痛につながっているかどうかを判断することも重要である．

4 ミオクローヌスに対する対症療法

		経口摂取不可の場合に投与が可能か
抗てんかん薬	クロナゼパム（ランドセン®）	×
	ジアゼパム（坐剤）（ダイアップ®坐剤）	○
	バルプロ酸（デパケン®）	シロップあり 胃ろうからの投与も可
その他	ベンゾジアゼピン系薬剤 ミダゾラム（ドルミカム®）	皮下投与可能

- 程度に差があるので，軽度のものは経過観察で対応することもある．
- 特に薬剤性のものが疑われる場合は薬剤を中止あるいは減量する．

モルヒネの副作用としてのミオクローヌス

- モルヒネの副作用としてミオクローヌスがあるが，機序ははっきりとしていない．
- しばしば上肢や下肢の不随意運動で気が付くこともある．
- 一般的には軽度のことが多く，薬剤などによる対応が必要にならないことも多い．
- モルヒネの代謝産物であるM3Gの関与が指摘されている．
- オピオイドの中では，モルヒネのミオクローヌスに対する報告が多い．結果的に腎機能が低下していることでもミオクローヌスは起きやすくなるものと思われる．
- 一般的に投与量が多い時に起こりやすい．また急に増量されたりすることでもみられる．
- 特に抗けいれん薬や抗精神病薬などの薬剤を併用している場合は注意が必要である．
- オピオイドスイッチングを検討する（特にモルヒネ）．
- ミオクローヌスに対する対症療法について 4 にまとめた．

参考文献

- Twycross Rほか（著）/武田文和（監訳）．トワイクロス先生のがん患者の症状マネジメント，第2版．医学書院；2010．
- 淀川キリスト教病院ホスピス（編）．緩和ケアマニュアル，第5版．最新医学社；2007．

緩和医療

インターベンション
画像診断技術を利用した積極的な症状緩和

大坂 巌
静岡県立静岡がんセンター緩和医療科部長

- ◆ インターベンションは，各種の画像診断技術を用いることにより，がんによる非生理的な状態を改善させる治療である[1]．
- ◆ 外科治療に比較すると低侵襲性であり，合併症は少なく，QOLを維持したまま苦痛症状を緩和させることができる．
- ◆ 治療には短期間の入院を要することが多いが，インターベンション後の管理は在宅でも十分可能である．

インターベンションとは

- 放射線診断技術を応用することにより，単なる画像診断にとどまらず「直接患者に携わる」すなわち介入（intervention）する治療の総称である．
- 1967年にMargulisがinterventional diagnostic radiologyと表現し，1976年にWallaceがinterventional radiologyという用語を提唱している．主にがんに関連するインターベンションに対して，interventional oncologyという概念も用いられるようになった[2]．
- わが国においては1980年代に導入され，インターベンショナル・ラジオロジー（IVR）と称されていたが，2014年に日本IVR学会が「画像下治療」をIVRの和名として定めた．
- 種々の疾患に対する非外科的かつ低侵襲性の治療体系として確立されており，がんそのものへの積極的な治療としてのインターベンションと症状緩和のためのインターベンションとに大別される．
- 症状緩和のためのインターベンションは，がんによって生じた非生理的状態を改善させるための手段であり，ドレナージ，管腔臓器の狭窄解除，栄養，鎮痛などを目的とした様々な手技がある[1,3]（ 1 ）．
- インターベンションを行う際の診断技術としては，X線，CT，MRI，超音波，消化管内視鏡，気管支鏡などが用いられる．

腹水に対するインターベンション

- 腹水を単純に排液する方法と，静脈内に再還流する方法がある．後者にはデンバーシャント（腹腔-静脈シャント）と腹水濾過濃縮再静注法（cell-free and concentrated ascites reinfusion therapy：CART）がある．
- デンバーシャントは，皮下に埋め込むチャンバーを経由して腹腔から腹水を鎖骨下静脈へ還流させる．大量の腹水貯留による苦痛症状がある場合において，繰り返しの穿刺・排液による体液喪失や循環血漿量の減少を抑制できる．国内の多施設共同研究において，その有効性と安全性が確認されている．
- CARTは，体外に排液した腹水を濃縮濾過することでアルブミンやグロブリンを濃縮

シリーズ スーパー総合医 全10冊

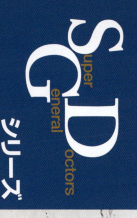

- B5判、上製、オールカラー、各巻250〜350ページ
- 各本体予価9,500円

監修 垂井清一郎（大阪大学名誉教授）

総編集 長尾和宏（長尾クリニック）

編集委員
- 太田秀樹（アスムス）
- 名郷直樹（武蔵国分寺公園クリニック）
- 和田忠志（いらはら診療所）

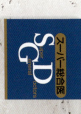

総合診療医テキスト

聴診器を持つすべての開業医必読必携！
かかりつけ医による総合診療

外来から在宅医療まで、十分な経験を持ち、科にとらわれず大局的な見地で行動できるすぐれた医師に敬意を表してシリーズ名を「スーパー総合医」といたしました。

緩和医療・終末期ケア

スーパー総合医

監修 ● 垂井清一郎（大阪大学名誉教授）
総編集 ● 長尾 和宏（長尾クリニック）
編集委員 ● 太田 秀樹（アスムス）
　　　　　 名郷 直樹（武蔵国分寺公園クリニック）
　　　　　 和田 忠志（いらはら診療所）

従来の診療科目別に拘泥せず！
現場の医療活動をテーマ別・横断的にとらえ、
新しい視点で巻を構成

● 全10冊の構成と専門編集　● B5判、上製、オールカラー、各巻250～350ページ　● 各本体予価9,500円

在宅医療のすべて
地域医療の再興と質の向上をめざす総合医として必要な実践的知識や技術をわかりやすく解説
専門編集 平原佐斗司（東京ふれあい医療生協）
定価（本体 9,500 円＋税）

認知症医療
認知症を「ともに生きる」視点で構成。日々の診療に活かすために認知症医療の到達点を知る書
専門編集 木之下 徹（こだまクリニック）
定価（本体 9,500 円＋税）

高齢者外来診療
実地医家が高齢者の健康をトータルバランスで考え疾病管理を行うために、横断的に解説
専門編集 和田忠志（いらはら診療所）
定価（本体 9,500 円＋税）

地域医療連携・多職種連携
地域医療の中心を担う「かかりつけ医」として、多職種との連携をどう模索するか、具体的な事例満載
専門編集 岡田晋吾（北美原クリニック）、田城孝雄（放送大学）
定価（本体 9,500 円＋税）

大規模災害時医療
大災害発生時に行う医療支援活動について、時間経過に合わせたボランティアを含む多職種による対応を解説
専門編集 長 純一（石巻市立病院開成仮診療所）、永井康徳（たんぽぽクリニック）
定価（本体 9,500 円＋税）

コモンディジーズ診療指針
総合医がよく診る症状および疾患群から、頻度の高いものを厳選して解説
専門編集 草場鉄周（北海道家庭医療学センター）
定価（本体 9,500 円＋税）

予防医学

全年齢層を対象として、健康診断、予防接種も取り上げるなど多岐にわたる内容を掲載

〈2017年〉

スーパー総合医の果たす役割

総合医の実状の紹介とともに近い将来の総合医像を考える

〈2017年〉

専門編集 岡田唯男（亀田ファミリークリニック館山）

専門編集 名郷直樹（武蔵国分寺公園クリニック）

全1冊（本体 9,500円+税）

※配本順、タイトルなど諸事情により変更する場合がございます。（ ）内は刊行予定。

お得なセット価格のご案内

全10冊予価合計 **95,000円+税**

セット価格 **90,000円+税**

5,000円おトク!!

「スーパー総合医」セット・分冊注文書

Fax **0120-381-306** フリーダイヤル

お申し込み方法
注文書に必要事項をご記入のうえ、お取り付け書店にお渡しくださるか、直接小社までファックスでお申し込みください。
※ご希望する商品の□にチェックしてください。※分冊で直接小社へご注文の場合、送料を別途申し受けます。

- □ 全10冊セット価格 ▶ **90,000円+税**（送料サービス、前金制）

分冊注文
- □ 在宅医療のすべて
- □ 認知症医療
- □ 高齢者外来診療
- □ 地域医療連携・多職種連携
- □ 大規模災害時医療
- □ コモンディジーズ診療指針
- □ 地域包括ケアシステム
- □ 緩和医療・終末期ケア

注文します。

※お支払は前金制です。
※送料サービスです。
※お申し込みはお出入りの書店または直接中山書店までお願いします。

お名前（フリガナ）

ご連絡先 〒

電話（　　）　　　　FAX（　　）

取扱書店

2017.01

「スーパー総合医」が地域医療の充実に繋がることに期待します！

日本医師会では、地域医療の提供に最大の責任を持つ団体として、「かかりつけ医」を充実させる施策を実行してきており、今後も「かかりつけ医」を中心とした切れ目のない医療・介護を安定的に提供することが、社会保障の基盤を充実させ、国民の幸福を守ることに繋がるものと考え、会務を運営しているところです。

本シリーズ『スーパー総合医』は、従来の診療科目ごとの編集ではなく、医療活動を行う上で直面する場面から解説が加えられるということ、これから地域医療を実践されていく医師、また、すでに地域医療の現場で日々の診療に従事されている医師でも有用な書になると考えております。現在の日本医師会が取り組んでいる大きな課題でもありますので、本シリーズが、「かかりつけ医」が現場で必要とする実践的知識や技術を新たな視点から解説する診療ナビとして、地域医療の再興と質の向上、地域医療の最前線で活躍される先生方の一助となり、地域医療の充実に繋がることを期待いたします。

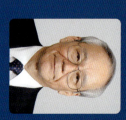

横倉 義武
（第19代日本医師会長）

本シリーズの総合医とは「かかりつけ医」「家庭医」とも呼ばれる「地域に根ざした、すべての科を診る医師」のことである。超高齢社会を迎えたわが国において、総合医による「在宅医療」「高齢者診療」「地域医療連携」等は、今後の医療の柱となると言われている。これは厚生労働省主導のもと診療報酬にも強く反映されつつあることと、今後開業医が生き残るためには、総合医へシフトせざるを得ないのが実状である。

本シリーズは、時代の要請である総合医が現場で必要とする実践的知識や技術を、従来とは全く異なった新しい視点と切り口で解説する診療ナビがシリーズである。

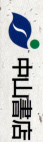

超高齢社会を支える
地域の開業医のための
まったく新しいシリーズ！

最新刊!!

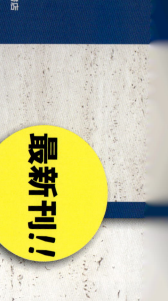

1 症状緩和のためのインターベンション

分類	対象となる病態・症状	インターベンション
ドレナージ	尿路系・胆道系の悪性閉塞	腎瘻，膀胱瘻，PTBD，PTGBD
	胸水・腹水貯留	胸水，腹水，腹腔-静脈シャント，CART
ステント留置	管腔臓器・血管などの狭窄・閉塞	消化管（食道，十二指腸，直腸），胆道，尿管，気道，上大静脈，下大静脈などへのステント留置
栄養	摂食不能，消化管閉塞	中心静脈カテーテル（ポート），PICC，胃ろう，PTEG
塞栓	出血，疼痛	動脈塞栓術（骨転移など）
注入	疼痛	硬膜外鎮痛，くも膜下オピオイド鎮痛
神経破壊	疼痛	腹腔神経叢，肋間神経，サドルブロック
椎体形成	疼痛	経皮的椎体形成術（骨転移，多発性骨髄腫，骨粗鬆症）
凝固	疼痛	ラジオ波（肝・腎・肺・骨軟部腫瘍），高周波（神経）

PTBD：percutaneous transhepatic drainage（経皮経肝胆道ドレナージ），PTGBD：percutaneous transhepatic gallbladder drainage（経皮経肝的胆囊ドレナージ），CART：cell-free and concentrated ascites reinfusion therapy（腹水濾過濃縮再静注法），PICC：peripherally inserted central catheter（末梢静脈挿入式中心静脈カテーテル），PTEG：percutaneous transesophageal gastrotubing（経皮経食道的胃管挿入術）

し，細菌やがん細胞を除去した後に点滴静注する．難治性腹水症に対する治療として，2週間に1回の頻度においては保健適用が認められている．

胆道系に対するインターベンション

- 肝内あるいは肝門部の腫瘍，膵腫瘍，腹膜播種，リンパ節腫大などにより，悪性胆道狭窄が生じることがあり，治療としては内視鏡的治療と経皮的治療がある．
- 総胆管レベルの狭窄においては，内視鏡を用いて逆行性にチューブや金属ステント（expandable metallic stent：EMS）を留置する方法が一般的であるが，肝門部レベルの狭窄においてはIVRによる経皮的アプローチがより確実である[3]．
- ドレナージを行う部位によって，経皮経肝胆道ドレナージ（percutaneous transhepatic biliary drainage：PTBD），経皮経肝的胆囊ドレナージ（percutaneous transhepatic gallbladder drainage：PTGBD）などと称される．

消化管に対するインターベンション

- 上部消化管や大腸などの狭窄に対しては内視鏡を用いたステント留置が一般的であるが，アプローチが困難な場合などにはIVRによる治療が有用である．
- 嚥下困難な患者に対する非経口栄養法としては，内視鏡的胃ろう造設術が一般的に行われているが，内視鏡的アプローチが困難な場合には経皮的胃ろう造設が選択される．
- 胃切除後や大量腹水のために胃ろう留置が困難な患者においては，経皮経食道的胃管挿入術（percutaneous transesophageal gastrotubing：PTEG）が可能である．超音波下およびX線透視下において，経皮的に頸部食道を穿刺し，胃管を挿入する方法である．
- PTEGは胃ろう造設が困難で消化管閉塞を有する患者においても，経鼻胃管の煩わしさを改善させることが可能である．本邦で第Ⅱ相

Key words

金属ステント
金属が露出しているタイプと，シリコンやポリウレタンなどを被せたタイプ（カバードステント）がある．後者はステント内に腫瘍の浸潤がしにくいため再閉塞を予防できる．また，食道気管支瘻など瘻孔形成がある場合にも有用である．

2 肝細胞がん骨転移（第5腰椎）に対するラジオ波凝固療法

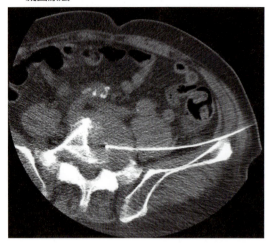

試験が実施されており，臨床的有効率は91％である[4]．

血管に対するインターベンション

- 中心静脈（central venous：CV）カテーテルを留置することにより，経静脈栄養や薬剤投与を確実に行うことが可能となる．特に，緩和ケア領域においては，末梢静脈ルートの確保が困難で，輸液や注射剤投与が必要な患者に対して有用な方法である．
- CVカテーテル留置は，気胸や動脈穿刺など合併症のリスクを避けるためにX線透視下や超音波下で行うことが一般的である．
- CVポートを留置することにより，感染，カテーテル逸脱などのリスクを低減させ，在宅でも管理しやすくなる．
- 肘正中皮静脈や尺側皮静脈などの末梢血管からカテーテルを挿入する方法として，末梢静脈挿入式中心静脈カテーテル（peripherally inserted central catheter：PICC）がある．CVカテーテル留置と比較すると低侵襲性であり，状態が悪い患者や血小板減少がある患者などにおいても考慮される方法である．
- 血流改善を目的とした動静脈や門脈狭窄に対するステント留置や止血目的の動脈塞栓術なども血管に対するインターベンションに含まれる．

骨病変に対するインターベンション

- 骨転移や骨粗鬆症により脆弱化した椎体に対して，X線およびCTガイド下で骨セメントを注入することにより骨の支持性を増強する方法として，経皮的椎体形成術（percutaneous vertebroplasty：PVP）がある．
- 骨転移に対するPVPの適応は，①椎体の腫瘍性病変による体動時痛，②腫瘍が脊柱管に大きく露出していない，③著しい出血傾向がない，④解剖学的に穿刺針の刺入が可能，⑤処置時の体位の保持が可能な場合に限られる．
- 椎体，骨盤骨や臼蓋部がPVPの良い適応となるが，頸椎や上位胸椎は難易度が高い[1]．
- PVPによる鎮痛効果発現までは1日（中央値）であり，放射線治療（鎮痛効果は2〜4週間）と比較すると即効性が期待できる．
- ラジオ波凝固療法（radiofrequency ablation：RFA）では，腫瘍に対して経皮的に電極針を刺入し，ラジオ波により腫瘍組織を壊死させることで鎮痛効果がもたらされる（2）．
- RFAはもともと肝腫瘍に対する治療として開発されたが，鎮痛を目的として骨転移（椎体，肋骨，四肢骨，骨盤骨など）にも用いられることがある．

インターベンションのエビデンス
日本IVR学会主導の多施設共同研究（Japan Interventional Radiology In Oncology Study Group：JIVROSG）が実施されており，デンバーシャント，経皮的椎体形成術，経皮的ラジオ波凝固療法，PTEGの有効性や安全性が明らかにされている[1]．

3 腹腔神経叢ブロック（内臓神経ブロック）

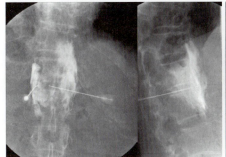
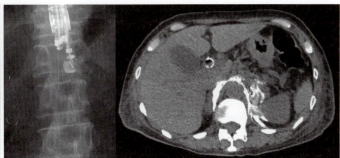

A. 経椎間板法による内臓神経ブロック　　B. 腹腔神経叢破壊術（EUS-CPN）

神経に対するインターベンション

- 脳脊髄神経や交感神経などに局所麻酔薬やオピオイド鎮痛薬などを直接注入する鎮痛治療として神経ブロックがある．大量のオピオイド鎮痛薬を投与しても鎮痛効果が得られない場合，鎮痛効果は十分であっても副作用が許容できない場合などが適応となる．
- 神経ブロックの適応は，腹腔内や骨盤内臓器による痛み，骨転移による体動時の痛み，神経障害性疼痛や交感神経由来の痛みなどがある．
- 硬膜外鎮痛法やくも膜下鎮痛法などにおいては，埋め込み型ポンプやポートを利用することで，在宅においても安定した鎮痛治療を行うことが可能となる．
- 膵がんによる痛みは腹腔神経叢が関連した痛みであることが多く，腹腔神経叢ブロックの良い適応となる．大動脈前面の腹腔神経叢を遮断する腹腔神経叢ブロックと，いわゆるretrocrural space（横隔膜脚，椎体，大動脈で囲まれる領域）内で内臓神経を遮断する内臓神経ブロックとがある．
- X線やCTガイド下に傍脊椎法または経椎間板法によりブロック針を刺入し，アルコールやフェノールなどの神経破壊薬を腹腔神経叢や内臓神経に向けて注入する（③A）[3]．
- アプローチは異なるが，超音波内視鏡ガイド下に腹腔神経叢破壊術（endoscopic ultra-soundscopy-guided celiac plexus neurolysis：EUS-CPN）なども行われている（③B）[5]．
- 胸腹部や背部などの限局性の痛みや肋骨や胸椎転移などによる痛みに対しては，神経根において神経破壊薬や高周波熱凝固によるブロックが可能である．

インターベンションの選択

- 在宅で実施可能なインターベンションは経鼻胃管留置，胸腔および腹腔ドレナージなどが一般的であり，神経ブロックでは仙骨部硬膜外ブロック，肋間神経ブロック，トリガーポイントブロック，後頭神経ブロックなどが実施可能である．
- 標準的薬物療法で改善できない難治性症状やQOL向上が期待できる場合には，短期間の入院や外来受診によるインターベンションは検討する余地がある．
- インターベンションの選択および実施に際しては，riskとbenefit，患者・家族の希望，予後予測を慎重に検討することが重要である．同時に，抗凝固薬や抗血小板薬など併用薬の有無を確認する必要がある．
- いずれのインターベンションにおいても様々な合併症があり，患者の状態や推定される予後を考慮した上で実施を検討する（④）．

4 インターベンションと主な合併症

分類	インターベンション	主な合併症
ドレナージ	胸腔・腹腔ドレナージ	出血，気胸，消化管穿孔
	腹腔-静脈シャント	皮下出血，心不全，肺水腫，血小板減少，播種性血管内凝固症候群
	腎ろう	出血，感染症，尿瘻，ショック
	胆道ドレナージ	ショック，出血，感染症，膵炎，気胸，胆汁性腹膜炎
消化管	経皮経食道的胃管挿入術	出血，感染，縦隔気腫，縦隔炎，食道気管瘻
	消化管ステント留置	出血，穿孔，疼痛，感染症，ステント逸脱
血管	中心静脈カテーテル挿入 中心静脈ポート留置	血腫，気胸，血胸，出血，空気塞栓，静脈炎，静脈血栓，感染症
	末梢静脈挿入式中心静脈カテーテル挿入	出血，感染症
	血管ステント留置	解離，血栓症，血腫，穿孔，破裂
骨	経皮的椎体形成術	脊髄損傷，神経損傷，出血，肺塞栓症
	ラジオ波凝固療法	神経損傷，出血，熱傷
神経	腹腔神経叢ブロック	血圧低下，起立性低血圧，アルコールによる酩酊，下痢
	硬膜外鎮痛 くも膜下鎮痛	感染症，髄膜炎，硬膜外血腫，神経損傷，筋力低下，眠気，尿閉

(栗林幸夫ほか〈編〉「IVRマニュアル，第2版」医学書院；2011[6]；日本緩和医療学会〈編〉「がん疼痛の薬物療法に関するガイドライン(2014年版)」金原出版；2014[7]を参考に作成)

- 手技によっては実施可能な施設が限定されるが，日常からインターベンションの専門家と連携をしておくことで，より高度な症状緩和を行うことが期待できる．

Memo

終末期がん患者の予後予測
わが国における予後予測ツールとしては，Palliative Prognostic Indexが広く用いられている．Palliative Performance Scale（10〜100），経口摂取，呼吸困難，浮腫，せん妄の5項目で評価する（詳細は「がん患者の包括的評価」〈p.10〉，「予後の限られた終末期がん患者における予後予測の重要性」〈p.157〉を参照）．

文献

1) 荒井保明．IVR（画像下治療）．ペインクリニック 2015；36：S423-428．
2) Adam A, Kenny LM. Interventional oncology in multidisciplinary cancer treatment in the 21 (st) century. Clin Oncol 2015；12：105-113.
3) Sabharwal T, et al. Interventional radiology in the palliation of cancer. In：Oxford Textbook of Palliative Medicine, 5th ed.（Cherny NI, et al. eds.）．Oxford University Press；2015. pp807-816.
4) Aramaki T, et al. Phase II study of percutaneous transesophageal gastrotubing for patients with malignant gastrointestinal obstruction；JIVROSG-0205. J Vasc Interv Radiol 2013；24：1011-1017.
5) 安田一朗ほか．EUSガイド下腹腔神経叢ブロック．膵臓 2015；30：191-198.
6) 栗林幸夫ほか〈編〉．IVRマニュアル，第2版．医学書院；2011.
7) 日本緩和医療学会 緩和医療ガイドライン作成委員会〈編〉．がん疼痛の薬物療法に関するガイドライン（2014年版）．金原出版；2014.

緩和医療/在宅での緩和ケア

地域での在宅緩和ケアの提供体制と制度

清水政克
医療法人社団 清水メディカルクリニック副院長

- ◆ 地域での在宅緩和ケアの提供のためには，在宅療養支援診療所や訪問看護ステーションなどの多職種との制度に則った連携が重要である．
- ◆ 在宅療養支援診療所に求められる地域での機能的役割は，①在宅療養を希望する主に終末期患者の受け入れ，②終末期患者の在宅での適切な症状緩和と意思決定支援，③入院を要するような症状増悪時の病院との連携，そして④地域での看取り，である．
- ◆「在宅での緩和ケアと看取り」に向けて，これからの在宅療養支援診療所には，「介護施設での緩和ケア」や「地域での緩和ケア連携」が，その役割として求められる．

在宅療養支援診療所の制度と歴史

- これまでの病院を中心としたわが国の医療供給体制から脱却し在宅医療を推進するために，2006年度の医療保険制度改正によって診療報酬上の制度として「在宅療養支援診療所」が新設された（**1**）．
- また，2008年度の診療報酬改定では，一部の病院において在宅療養支援診療所と同様の機能を果たす「在宅療養支援病院」も創設された．
- 在宅医療の普及には24時間いつでも患家を訪問できる体制が不可欠との考えから，2012年度の診療報酬改定では，一般の在宅療養支援診療所よりも医療機能を充実させた「機能強化型在宅療養支援診療所」が設けられた（**2**）．それによって在宅療養支援診療所は，制度上，①単独の機能強化型，②連携の機能強化型，③従来の在宅療養支援診療所，という3つに分類されることとなった[1]．
- さらに，2016年度の診療報酬改定では，4つめの分類として，外来応需体制を有しない「在宅医療を専門に実施する在宅療養支援診療所」の施設基準が新設された．

在宅療養支援診療所の機能的役割

- 在宅療養支援診療所に求められる地域での機能的役割は，①在宅療養を希望する主に終末期患者の受け入れ，②終末期患者の在宅での適切な症状緩和と意思決定支援，③入院を要するような症状増悪時の病院との連携，そして④地域での看取り，である．
- 特に「地域での看取り」は在宅療養支援診療所が地域に提供すべき一つの大きな目標であり，それに向けた意思決定支援・療養環境調

Key words
在宅療養支援診療所
具体的な要件として，地域において在宅医療を支えることを目的とし，24時間連絡を受ける体制を確保しており，必要に応じて他の病院，診療所，薬局，訪問看護ステーションなどと連携を図り，24時間の往診および訪問看護等を提供する体制の構築が必要である．また，緊急時に入院できる病床を確保しており，連携する保険医療機関，訪問看護ステーションに適切に患者の情報を提供することが求められる．

1 在宅療養支援診療所の届出要件

① 診療所であること
② その診療所において24時間連絡を受ける医師または看護職員をあらかじめ指定し，連絡先を文書で患家に提供している
③ 患者の求めに応じて，自院または他の医療機関，訪問看護ステーションと連携し，24時間往診・訪問看護ができる体制を確保している．
④ ③の患者に対して，24時間往診・訪問看護を行う担当医師・担当看護師などの氏名，担当日などを患者に文書で提供している
⑤ 緊急入院受け入れ体制を確保している（他医療機関との連携による確保でもよい）
⑥ 地方厚生（支）局長に年1回，在宅看取り数などの報告をしている

(永井康徳「たんぽぽ先生の在宅報酬算定マニュアル」第3版. 日経BP社；2015[1])より)

2 機能強化型在宅療養支援診療所の施設基準

① 在宅療養支援診療所の要件に以下を追加する（単独型）
 1. 在宅医療を担当する常勤医師3人以上
 2. 過去1年間の緊急の往診実績10件以上
 3. 過去1年間の看取り実績4件以上
② 複数の医療機関が連携して①の要件を満たすことも可とするが，連携する場合は，以下の要件を満たすこと（連携型）
 1. 患者からの緊急時の連絡先を一元化
 2. 患者の診療情報の共有を図るため，連携医療機関で月1回以上の定期的なカンファレンスを実施
 3. 連携する医療機関数は10施設未満
 4. 病院が連携に入る場合は，200床未満の病院に限る
 5. 連携に参加する各医療機関が，過去1年間の緊急の往診4件以上，看取り件数2件以上を満たすこと

(永井康徳「たんぽぽ先生の在宅報酬算定マニュアル」第3版. 日経BP社；2015[1])より)

整・地域連携・症状緩和などを組み合わせた「包括的緩和ケア」の提供が今後ますます求められる．

- また，介護施設での緩和ケアの提供も今後より一層重要度を増してくると予想される．施設の大半は看取りや終末期ケアの緊急時対応で困難を感じており，24時間の医療体制を提供できるようにすることや医療設備を使用できるようにすることが，施設での看取りを促進し困難感を軽減するために重要である．このような介護施設のサポートも，これからの在宅療養支援診療所の役割として地域で必要とされるであろう．

在宅での緩和ケアと看取り

- がん患者にとって，望んだ場所で療養生活を送ることは最も重要な希望の一つである[2]．本邦の遺族調査に基づいた自宅死亡を希望しているがん患者の数はがん死亡の32.8%であり，全国数値に基づくと11.0万人と推定されている[3]．
- 全死因の都道府県別自宅死亡割合と関連のある医療社会的指標を検討した地域相関分析では，高齢者当たりの在宅療養支援診療所数が多い都道府県では自宅死亡が高く[4]，がん死亡においても在宅医療へのアクセスの良さが自宅死亡に強く影響していると報告されている[5]．
- 患者の希望する在宅死を達成するためには，本人や家族が最期まで家で過ごすことのできるような適切な症状緩和が極めて重要であり，在宅療養支援診療所にとって在宅緩和ケアのスキルは必須である．
- 在宅医療開始直後の数日はこまごまとしたトラブルが起こることが多いため，多職種で連携して頻回に医療・介護従事者がサポートに入れるような態勢をとる．それにより，不要な急性期病院への入院を回避し，患者の在宅死の希望も叶えることができる[6]．
- 近年の本邦の研究では，病院で緩和ケアを受けた患者群より在宅で緩和ケアを受けた患者群で有意に生存期間が長く，ケアを受けた場所が患者の予後と相関していた[7]．
- 適切な時期に在宅緩和ケアを導入することが患者にとっても重要であることが明らかとなってきているが，そのためには現場レベルでの「地域での緩和ケア連携」の構築が必要である．

3 在宅緩和ケア充実診療所・病院加算の施設基準

① 機能強化型の在宅療養支援診療所(病院)の届出を行っている
② 過去1年間の緊急往診の実績が15件以上,かつ,看取りの実績が20件以上である
③ 緩和ケア病棟または在宅での1年間の看取り実績が10件以上の医療機関において,3か月以上の勤務歴がある常勤の医師(在宅医療を担当する医師に限る)がいる
④ 末期の悪性腫瘍等の患者であって,鎮痛剤の経口投与では疼痛が改善しないものに対し,患者自らが注射によるオピオイド系鎮痛薬の注入を行う鎮痛療法を実施した実績を,過去1年間に2件以上有していること,または過去に5件以上実施した経験のある常勤医師が配置されており,適切な方法によってオピオイド系鎮痛薬を投与した実績を過去1年間に10件以上有している
⑤ 「がん診療に携わる医師に対する緩和ケア研修会の開催指針に準拠した研修」または「緩和ケアの基本教育のための都道府県指導者研修会等」を終了している常勤の医師がいる
⑥ 院内等において,過去1年間の看取り実績および十分な緩和ケアが受けられる旨の掲示をするなど,患者に対して必要な情報提供がなされている

- 2016年度診療報酬改定では,在宅医療において実績に応じた評価を行う観点から,緊急往診および看取りの十分な実績等を有する在宅療養支援診療所(病院)に対する評価を充実することとなった(在宅緩和ケア充実診療所・病院加算; 3).

地域での緩和ケア連携

- 進行がん患者において,在宅緩和ケアを行う医療機関へ患者を早めに紹介することが在宅死を達成する鍵であり,病院から退院して在宅緩和ケアを受けた期間の長さは在宅死と関連しておらず,医師・看護師による24時間サポートや,退院直後の1週間に看護師と医師が3回以上連絡をとることが,在宅死と関連していることが明らかになっている[8].
- 別の報告でも,病院から在宅緩和ケアを紹介されて在宅死するまでの在宅療養期間が4週間以上であった患者の遺族と比べて,4週間以下であった遺族は病院から在宅緩和ケアへの紹介のタイミングが遅かったと考えており,さらに終末期ケアや死の質がより低かったと答えている一方で,在宅療養期間の長さは終末期ケアや死の質と関連がなかった[9].
- これらのことは,適切なタイミングで在宅緩和ケアへ紹介することが非常に重要であることを示唆している.そのためには,適切な症状緩和,患者・家族の意思決定支援,療養環境調整が必要不可欠である.
- 適切なタイミングでの在宅緩和ケアへの紹介のためには,地域連携の促進も必要である.地域連携を促進するためには,顔が分かるだけではなく,考え方や価値観,人となりが分かるような多職種小グループでの話し合う機会を継続的に地域の中に構築することが有用である[10](4).
- これからの在宅療養支援診療所は,地域の在宅医療の拠点として,また地域の「顔の見える関係」構築のための調整役として,地域の中で非常に重要な役割を求められていくと思われる.

訪問看護ステーションとの連携

- 在宅での緩和ケアの提供には,訪問看護ステーションの役割が極めて重要である.職員数が多い訪問看護ステーションほど重症患者を多く受け入れ,24時間対応やターミナルケア,緊急訪問などが充実している.そこで,2014年度診療報酬改定では,患者の在宅生活を支える柱の1つである訪問看護の充実を図るため,機能をより強化した訪問看護ステーションの評価が新設された[1].
- 機能強化型訪問看護ステーションは,地域住民などへの情報提供や相談対応,人材育成のための研修を実施していることが望ましいとされている.すなわち,地域の在宅医療の推進役として,訪問看護ステーションに大きな期待がかかっているといえる.

4 顔の見える関係と連携との概念的枠組み

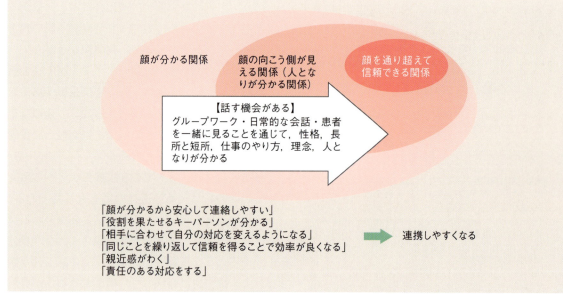

（森田達也ほか．Palliat Care Res 2012[10]より）

- 2016年度診療報酬改定では，超重症児等の小児を受け入れる訪問看護ステーションを増加させるために，超重症児等の小児の訪問看護に積極的に取り組む訪問看護ステーションの評価も新設された．今後，小児の在宅での緩和ケアも地域での重要な課題である．

文献

1) 永井康徳．たんぽぽ先生の在宅報酬算定マニュアル，第3版．日経BP社；2015．
2) Miyashita M, et al. Good death in cancer care：a nationwide quantitative study. Ann Oncol 2007；18：1090-1097.
3) 森田達也ほか．遺族調査に基づく自宅死亡を希望していると推定されるがん患者数．Palliat Care Res 2012；7（2）：403-407．
4) 岸田研作，谷垣靜子．在宅療養支援診療所による看取り数に影響する地域特性．厚生の指標 58（2）．2011．pp27-30．
5) 五十嵐美幸ほか．がん死亡および全死因の都道府県別自宅死亡割合と医療社会的指標の地域相関分析．Palliat Care Res 2014；9（2）：114-121．
6) Jeurker N, et al. Which hospice patients with cancer are able to die in the setting of their choice? Results of a retrospective cohort study. J Clin Oncol 2012；30（22）：2783-2787.
7) Murakami N, et al. Going back to home to die：does it make a difference to patient survival? BMC Palliat Care 2015；14（1）：7-12.
8) Fukui S, et al. Late referrals to home palliative care service affecting death at home in advanced cancer patients in Japan：a nationwide survey. Ann Oncol 2011；22：2113-2120.
9) Yamagishi A, et al. Length of home hospice care, family-perceived timing of referrals, perceived quality of care, and quality of death and dying in terminally ill cancer patients who died at home. Support Care Cancer 2015；23（2）：491-499.
10) 森田達也ほか．地域緩和ケアにおける「顔の見える関係」とは何か？ Palliat Care Res 2012；7（1）：323-333．

緩和医療/在宅での緩和ケア

悪性腫瘍患者指導管理
鎮痛薬・鎮静薬の持続皮下注，点滴困難時の皮下輸液など

後藤慶次
医療法人ソレイユ ひまわり在宅クリニック理事長

- ◆ がん患者の終末期，特に予後数日の時期には，約9割の患者に痛みや倦怠感等の苦痛が出現する．経口摂取が困難となる時期でもあり，鎮痛薬や鎮静薬の非経口的投与が必要となる．
- ◆ フェンタニル貼付薬や口腔粘膜吸収薬，モルヒネ坐剤等により症状緩和可能なことも多いが，症状が強い，急に悪化するなどの場合には，鎮痛薬・鎮静薬の持続皮下注が効果発現が速く，流量調整が容易であり，質のよい症状緩和が可能である．
- ◆ モルヒネ，オキシコドン，フェンタニルなどの注射剤を，精密持続注入ポンプ，もしくはディスポーザブルタイプの持続注入ポンプに充填して行う．PCA (patient controlled analgesia) 機能がついている．
- ◆ 薬剤と器材を訪問看護師に渡して医師が指示するだけでも対応が可能である．
- ◆ 皮下輸液は簡便で，安全な補液の手技のひとつである．

悪性腫瘍患者指導管理とは

- 在宅において，悪性腫瘍の鎮痛療法または化学療法を行うために鎮痛薬もしくは抗がん剤等の薬剤を注入ポンプ等を用いて持続的に行うことを在宅悪性腫瘍患者指導管理という．
- ここでは，主に末期がん患者の鎮痛や鎮静を行う際に用いられる，携帯型持続注入ポンプを用いた持続皮下注入法について解説する．

携帯型持続皮下注入ポンプ（1）

ディスポーザブルタイプ

- ディスポーザブルタイプは，バルーン式やスプリング式の注入器に薬液を注入して使用する．流量が固定されているものがほとんどで投与開始後の流量の変更はできない．
- 0.5 mL/時間で総量50〜100 mLのものが持続皮下注には使いやすい．
- 交換は数日おきでよい．
- 早送りができるPCA機能付きタイプのものを使用する．
- ディスポーザブルタイプの包装単位は10個のことが多く不良在庫を抱える不安があるが，医療材料を1個単位で販売している業者があり，やや割高ではあるが利用可能である．
- 保険薬局で院外処方も可能である．

電動式精密型

■シリンジポンプタイプ
- 携帯型のシリンジポンプを用いて注入する方法．
- PCA機能付き（1時間量）．
- 流量は0.05 mL単位で変更可能．流量が多いと頻回のシリンジ交換が必要となる．
- 保険薬局で独自にレンタル事業を行っているところがある．

1 在宅で使用できる主な持続投与用ポンプ機器の特徴

	テルフュージョン®小型シリンジポンプTE-361（テルモ）	CADD-Legacy®PCA Model 6300（スミスメディカル・ジャパン）	バクスターインフューザーPCAタイプ（BBシリーズ, LVBBシリーズ）（バクスター）（写真はBBシリーズ）
シリンジ・バッグ量	5, 10 mL	50, 100, 250 mL	65, 96, 300 mL
最大・最小流量設定	0.05〜60 mL/時	0.1〜50 mL/時	0.5, 2, 4, 5 mL/時（規定値）
ボーラス量	1時間量（0.05〜2 mL/時）	0.05〜9.9 mL/時	0.5, 2, 4 mL/時（規定値）
流量精度	±3%	±6%	環境に依存する
PCA機能	あり	あり	あり
バッテリー	AC電源/充電	アルカリ単3電池2本/AC電源	なし
携帯時の電源作動時間	1 mL/時で24時間以上	4 mL/時で約178時間	なし
重量	330 g（バッテリー含む）	340 g（電池含む）	約50〜64 g
ロックアウト時間設定	15, 30, 45, 60, 90, 120分	5分〜24時間（1分刻み）	15, 30, 60分
在宅で考慮すること	シリンジの交換頻度が適切になるような薬液量，流量の設定	薬液を変更する際にカセットごと交換するため，廃棄する薬液が多くなる可能性とカセットの費用	気温や希釈液，ポンプの位置によって流量が変わること

（浜野淳．がんの在宅緩和ケア―嘔気・嘔吐，呼吸困難感，せん妄．〈スーパー総合医〉「在宅医療のすべて」中山書店；2014.p154より）

■輸液ポンプタイプ
- 50, 100, 250 mLの容量の専用輸液バッグを使用して薬液を充填する．
- 細かい流量設定とPCA1回量の設定が可能．
- 容量が大きいので頻回の交換は必要なし．
- 診療所向けのレンタル事業が行われている．

持続皮下注に使用する薬剤

疼痛管理（オピオイド）

■塩酸モルヒネ
- もっとも一般的に使用される．
- 1%注射液と4%注射液がある．
- 経口（モルヒネやオキシコドン）や貼付剤（フェンタニル）からのスイッチの際には，オピオイド換算表（☞p31 **5**）を目安に24時間量を設定し，レスキューは1日投与量の1/12〜1/24に設定する．
- 投与開始後は効果を見ながら投与量やレスキュー量を調節する．

■フェンタニル
- フェンタニル注射薬を用いる．
- 0.005% 2 mL（1 A：100μg）の注射液で，塩酸モルヒネと同様に換算表を目安にフェンタニル貼付剤やモルヒネ，オキシコドン経口からスイッチする．
- レスキューの設定は上記同様に設定する．

■オキシコドン
- 1%注射薬（1 mLと5 mL）があり，同様に換算表を用いて投与量を設定する．
- レスキューは上記同様に設定する．

鎮静
- 苦痛が鎮痛薬等の適切な使用によっても緩和することが困難な場合に，本人，家族の同意，かつ医療チームの合意により行われる．

■ ミダゾラム（ドルミカム®）

- もっともよく使用される鎮静薬．使用量は5～10 mg/日程度の少量から50 mg/日くらいで効果が得られる．投与量により浅い鎮静から深い鎮静まで比較的調節が行いやすい薬剤である．

■ ハロペリドール（セレネース®）

- せん妄を伴う例に使用することが多い．比較的浅い鎮静に用いる．

■ フェノバルビタール（フェノバール®）

- 効果発現には12時間程度かかるが，比較的深い鎮静効果が得られる．300～500 mg/日程度の流量で使用する．

その他

■ オクトレオチド（サンドスタチン®）

- がん性腹膜炎に伴う腸閉塞の際に，300 μg/日から使用する．

鎮静剤やオクトレオチドのみの持続皮下注では，在宅悪性腫瘍等患者指導管理料は算定できないことに注意する．

持続皮下注の方法

必要物品

- 24 Gテフロン留置針もしくは27 G翼状針（在宅では頻回に刺入部の観察ができないため，皮膚刺激が強く出血しやすい翼状針よりもテフロン留置針の方が好ましい）
- 延長チューブ
- 固定用テープ
- アルコール綿
- 固定用フィルムドレッシング材（穿刺部位の皮膚状態が観察できるよう透明のフィルムドレッシング材を用いる）

穿刺部位

- 穿刺部位は，四肢の動きに差し支えがない鎖骨下，前胸部，腹部を選択する．
- 認知症や混乱等のため自己抜去してしまう場合には，大腿部や上腕，背部などルートが気にならない場所に穿刺することもある．
- 皮下脂肪が厚く，平らで固定がしやすく，浮腫や炎症がない部位を選択する．
- 針を刺す方向は，前胸部では頭側，腹部は正中に向かって横向きに行う．

穿刺と固定

- 穿刺と固定は以下の手順で行う．
① アルコール綿で消毒をして皮膚をつまみ，指と指との間隔が1 cm以上あることを確認する．
② 血管を避けて約30°の角度に針を刺入する．
③ 血液の逆流や強い痛み，末梢の痺れなどがないかどうかを確認し，翼状針の翼の，またはテフロン針が皮膚にあたる部分にテープを貼って固定し保護する．
④ 刺入部を透明フィルムドレッシング材で固定し，ループを作ってチューブを固定する．
⑤ 設定した流量で注入を開始する．
⑥ ポンプを安全な場所に設置する．
- 持続皮下注の手技については，以下の動画を参照するとよい．
http://gankanwa.umin.jp/movies.html

持続皮下注施行後の管理

- PCAボタンの使用法について，本人・家族にしっかりと説明しておく．
- 輸液ポンプタイプではPCAの1回量が設定可能，シリンジポンプタイプでは1時間量と決まっている．
- ロックアウトタイム（次回注入可能になるまでの時間）の設定が両者とも可能である．

- ディスポーザブルタイプのPCA付きの場合はPCA1回量とロックアウトタイムが決まっている.
- PCAボタンを1回押したあと, 次回までの間隔や連続何回まで可能かなどについて指示をしておく.
- 刺入部に発赤や腫脹, 硬結, 疼痛, 感染などが生じる可能性があるため, 刺入部の状態を頻回に観察することが必要である. 診察時, 訪問看護時に必ず確認するだけでなく, 本人や家族にも確認するよう指導する.
- 投与量が多くなると, 発赤や硬結が生じやすい. 発赤や硬結があると薬液の吸収が低下し, 痛みが増強することがあり, すぐに別の部位への刺しかえが必要である.
- 皮膚の異常がみられない場合であっても, **穿刺部位は少なくとも1週間ごとに変更**する.

皮下輸液

- 簡便に施行でき, 安全で, 患者の負担にならず知っておくと便利な手技である.

適応
- 末梢静脈からの輸液管理が困難, 静脈ルート確保が困難な場合.

方法
- 以下の手順で行う.
① 通常の末梢輸液と同様の点滴ルートを準備.
② 腹部皮下, 肩甲骨周囲, 腋窩, 大腿などの皮膚をアルコール綿で消毒し, つまんで翼状針もしくはテフロン針を皮下に針先がとどまる角度で穿刺.
③ 輸液を繋いで, 刺入部位が観察できるように透明フィルムなどで固定する.
- 輸液は, 生理食塩水, 細胞外液, 1号液, 3号液など, 生理食塩水と浸透圧がほぼ同程度のものは可能である.
- 24時間持続投与(20〜40 mL/時間)と間欠的投与があるが, 注入速度は1 mL/分以下(60 mL/時間)が安全とされている.
- 欠点は自然落下で注入量が一定しないこと.
- 生理食塩水以外は保険適用がないことなどを念頭において使用する.

参考文献
- 川越正平(編著). 在宅医療バイブル. 日本医事新報社; 2014. pp448-458.
- 在宅医療テキスト編集委員会(編). 在宅医療テキスト. 勇美記念財団; 2015. pp112-113. http://www.zaitakuiryo-yuumizaidan.com/docs/text/text.pdf

終末期ケア
エンド オブ ライフ

2章

終末期ケア／死に至る自然経過

疾患の軌道を 4 つのパターンに分けて考える

山本 亮
JA長野厚生連佐久総合病院佐久医療センター緩和ケア内科部長

- 死に至る自然経過は，慢性疾患においてはその特徴により3つのパターンに大別される[1]．
- がんなどの場合には，比較的長い間機能は保たれ，最後の数か月で急激に機能が低下して死に至る．
- 慢性心不全・慢性肺疾患といった疾患群の場合は，急性増悪と寛解を繰り返しながら，緩やかに状態が悪化する．急性増悪を起こした場合に，それが回復可能なのかどうかは治療を行ってみないとわからないため，終末期の判断が難しい．最期は比較的突然に訪れることが多い．
- 認知症・老衰などの場合には，緩やかに全身機能が低下していき，徐々に状態が悪化する．
- いつからが終末期か，緩和ケアの適応になるかを判断するのは難しいが，「この患者が1年以内に死亡したら驚くか？」と自問し，驚かないようなら緩和ケアの適応であると考えるのがよい．

死に至る自然経過は疾患の特徴により4つのパターンに大別される

- 死に至る経過は同じではなく，それぞれの人により千差万別である．
- しかし，慢性疾患の大まかな経過（disease trajectory：疾患軌道）については，その特徴により「がんなどのモデル」「慢性心不全・慢性肺疾患などの臓器不全モデル」「認知症・老衰モデル」の3つのパターンに分類されることが知られている．
- これに脳卒中や急性冠動脈疾患といった死に至る急性疾患モデルも加え，大きく4つのパターンに分け，それぞれの経過の特徴を見ていくことにしよう．

がんなどの疾患軌道 [1]

- 原発巣や組織型が違っても，症状や臨床経過は概ね共通しており，終末期になればなるほど同じような経過をとる．その特徴は，比較的長い間機能は保たれ，最後の数か月で急激に機能が低下するということである．
- このため，各種の予後予測ツールが開発されている（☞詳細は「予後の限られた終末期がん患者における予後予測の重要性」の項〈p.156〉参照）．
- 具体的には，どのような経過をたどっていくのであろうか？ ホスピスに入院しているがん患者において，主要な身体症状が出現してからの生存期間を示したものが [2][2] である．
- 死の1か月前頃から，全身倦怠感，食欲不振，便秘，不眠などの身体症状出現の頻度が増してくる．死亡数日前には，不穏や死前喘鳴などが認められることが多くなる．
- 日常の生活動作（ADL）がどの程度障害されるようになっているかという点に着目すると（[3][2]），死の2週間くらい前から移動が困難になり，1週間前から食事や水分摂取が，そして死の数日前から会話や応答が障害されてくるケースが多い．
- 多くのケースでは，このような経過をたどるこ

1 各種疾患の死に至る軌道

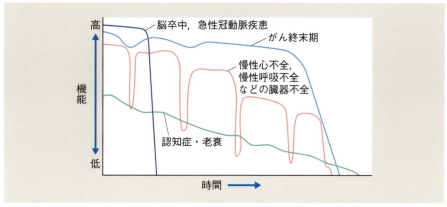

(Lynn J. JAMA 2001[1])を参考に筆者が作成)

2 がん患者の身体症状の出現からの生存期間

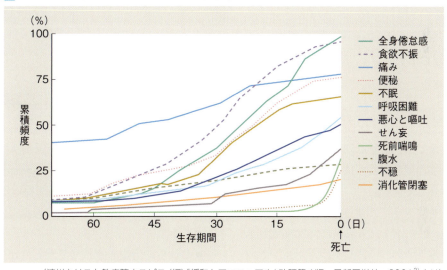

(淀川キリスト教病院ホスピス〈編〉「緩和ケアマニュアル」改訂第4版. 最新医学社;2001[2])より)

とが多いが，約20％では，突然の病態変化によって急激に状態が悪化することが知られており，急変の可能性を常に念頭に置き，家族にも十分に説明をしておくことは重要である．

臓器不全の疾患軌道（1）

- 慢性閉塞性肺疾患（chronic obstructive pulmonary disease：COPD）を中心とした慢性呼吸器疾患や慢性心疾患などの臓器不全モデルでは，肺炎をはじめとした感染症の発症などによる**急性増悪と寛解を繰り返しながら，緩やかに状態が悪化する**．
- 急性増悪を起こした場合に，その状態が回復可能なのかどうかは治療を行ってみないとわからないことが多く，終末期の判断が難しい．
- 全般的なADLは末期まで比較的保たれる傾向があり，最期は比較的突然に訪れることが多い．
- このような経過をたどる疾患は多いが，疾患

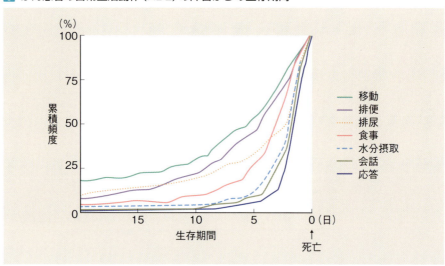

3 がん患者の日常生活動作（ADL）の障害からの生存期間

(淀川キリスト教病院ホスピス〈編〉「緩和ケアマニュアル」改訂第4版. 最新医学社；2001[2]より)

により経過や予後は大きく異なる．代表的ないくつかの疾患について見てみることにしよう．

慢性心不全

- 慢性心不全では，不整脈死などの突然死や予測しない急性増悪が稀ではないため，予後予測法は確立していない．
- 5年生存率はステージが進むごとに低くなり，Stage Cで75%，Stage Dで20%と報告されている[3]．
- 経過の途中でペースメーカー，補助人工心臓，心移植といった特殊な治療により劇的な改善がみられることもある（4[4]）．

慢性呼吸不全

- 慢性閉塞性肺疾患（COPD）の予後予測ツールとしてBODE index[5]やADO index[6]が知られているが，これは数年単位の生命予後を予測するものであり，週〜月単位の予後を予測するための予後予測法は確立していない．
- 急性増悪の原因として多いのは気道感染症である．今回の急性増悪が回復可能なものなのかの判断は難しく，増悪をきっかけに致死的

になるケースが多い．

慢性腎不全・神経難病（特に筋萎縮性側索硬化症；ALS）

- 慢性腎不全の場合には透析を導入するかどうか，筋萎縮性側索硬化症（amyotrophic lateral sclerosis：ALS）では人工呼吸器装着や経管栄養を行うかどうかで疾患軌道が大きく異なる．
- これらの治療を選択するかどうかという倫理面での問題が前面に出ることとなる（☞「臨床倫理と倫理的ジレンマ」の項〈p.176〉，「がん

Key words

BODE index
①B (body mass index：BMI)，②O (obstruction)：肺機能による気道閉塞の程度（% $FEV_{1.0}$），③D (dyspnea)：呼吸困難（mMRC呼吸困難スケール），④E (exercise)：運動能力（6分間歩行試験）の4項目を点数化し，点数が高いほど予後が悪いと予測される[5]．

ADO index
①A (age)：年齢，②D (dyspnea)：呼吸困難（mMRC呼吸困難スケール），③O (obstruction)：肺機能による気道閉塞の程度（% $FEV_{1.0}$）の3項目を点数化し，点数が高いほど生命予後が悪いと予測される．BODE indexよりも臨床現場で使いやすく，かつ予後推定に優れている[6]．

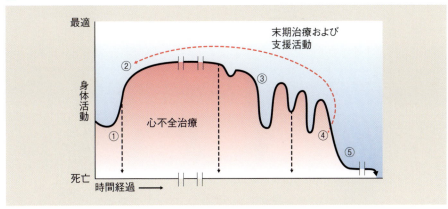

4 心不全の疾患軌道

下向きの黒破線矢印は突然死，上の②の赤破線矢印は心移植・補助人工心臓を表す．
（Goodlin SJ. J Am Coll Cardiol 2009[4]より）

の終末期ケアにおける意思決定支援」の項〈p.181〉参照）．

慢性肝不全

- 慢性肝炎の段階ではほぼ無症状であり，代償性肝硬変になっても症状が出ることは少ない．非代償性肝硬変になった場合には，腹水貯留や肝性脳症により急性増悪と寛解を繰り返すこととなる．
- 代償性肝硬変診断後の平均生存期間は7～10年，非代償性肝硬変では約2年未満と言われている．
- 予後を規定する最大の要因は肝がんの合併であり，食道静脈瘤破裂などにより急変する可能性もある．慢性心不全の場合と同様，肝移植という特殊な治療により劇的な改善がみられることもある．

認知症・老衰の疾患軌道（**1**）

- 認知症や老衰の場合には，緩やかに全身機能が低下していき，徐々に状態が悪化する．
- 認知症では，タイプによっても異なる経過をとるが，概ね数年から10年程度の経過で進行性に機能が低下し，やがて死に至る．

- 緩やかな経過をとるため，ある時点で寝たきりになったとしても，すぐに死を迎えるわけではなく，機能の低下した状態が長く続くことも多い．
- 骨折や肺炎といった急性のイベントによってさらに状態が悪化することもあるが，臓器不全モデルと同様に，回復可能な状態かどうかの判断が難しいことも多い．
- 重症認知症患者の予後予測ツールとしては，MRI（mortality risk index）[7] やADEPT（advanced dementia prognostic tool）[8] などが開発されているが，本邦において信頼性や妥当性の検討はされていない．

Key words

MRI (mortality risk index)
ADLスコア，男性，がん，うっ血性心不全，14日以内の酸素投与，呼吸困難，食事量低下，医学的に不安定な状態，便失禁，寝たきり，83歳以上，1日の大半眠っている，の12項目からなるリスクスコアの点数を加算することで，半年以内の死亡率を予測するツール[7]．

ADEPT (advanced dementia prognostic tool)
最近のナーシングホーム入居，年齢，男性，呼吸困難，褥瘡，ADLスコア，寝たきり，経口摂取不良，便失禁，BMI，体重減少，うっ血性心不全の12項目からなるリスクスコアを加算することで予後を予測するツール[8]．

5 脳卒中の疾患軌道

(平原佐斗司「非がん疾患の予後予測の指標作成に関する研究」在宅医療助成勇美記念財団・2009年度後期在宅医療助成研究報告書[9], p13より)

死に至る可能性のある急性疾患の疾患軌道（**1**）

- 脳卒中や急性冠動脈疾患といった疾患は，前兆のある場合もあるが，多くはある日突然発症する．
- 治療が奏効し，ほぼもとの状態まで回復することもあるが，後遺症を残してしまうことも多い．治療が奏効せずにそのまま死に至る場合もある．

脳卒中

- 初発脳梗塞1か月以内の死亡率は20〜30％程度とされている．くも膜下出血を含む脳出血と，心原性脳塞栓症での死亡率が高い．
- 脳卒中発作から1週間程度で症状は固定し，1か月程度が過ぎると，今回のエピソードで死亡することはほぼなくなったと考えてよい．
- しかし，機能障害が残存するため，生活スタイルを見直す必要が生じることも多い．障害の程度によってその後の予後も大きく異なる．
- もっとも問題となる機能障害は，嚥下障害である．経口摂取ができない場合に，経管栄養を行うかどうかはその後の予後に大きな影響を及ぼす．
- 脳卒中の長期予後は不良で，最初の発作から10年生存できるのは20％程度とされている（**5**[9])．

急性冠動脈疾患

- 急性心筋梗塞の30日以内の死亡率は約30％であり，その半数以上は病院に到着する前に死亡している．
- 再灌流療法が施行された場合の予後は良好であり，二次予防を行うことで長期予後も改善している．

経過の中のどの時点で緩和ケアの導入を考えればよいのだろうか

- これまで述べてきたように，特に非がん疾患では予後の予測は難しく，いつからが終末期なのかの判断は難しい．
- 緩和ケア導入のスクリーニングツールとして，サプライズ・クエスチョンの有用性が示されている[10]．これは，「目の前の患者が1年以内に亡くなったら驚くか？」と自問し，もし驚かないとしたら緩和ケアを導入すべき

であるというものである．
- 疾患の軌道を理解した上で，それを患者・家族に伝え，これからのことを一緒に考えていこうとする姿勢を持つことが重要である．

文献

1) Lynn J. Serving patients who may die soon and their families : the role of hospice and other services. JAMA 2001 ; 285 : 925-932.
2) 淀川キリスト教病院ホスピス(編). 緩和ケアマニュアル, 改訂第4版. 最新医学社；2001.
3) Ammar KA, et al. Prevalence and prognostic significance of heart failure stages : application of the American College of Cardiology/American Heart Association heart failure staging criteria in the community. Circulation 2007 ; 115 (12) : 1563-1570.
4) Goodlin SJ. Palliative care in congestive heart failure. J Am Coll Cardiol 2009 ; 54 : 386-396.
5) Celli BR, et al. The body-mass index, airflow obstruction, dyspnea, and exercise capacity index in chronic obstructive pulmonary disease. N Engl J Med 2004 ; 350 : 1005-1012.
6) Puhan MA, et al. Expansion of the prognostic assessment of patients with chronic obstructive pulmonary disease : the updated BODE index and the ADO index. Lancet 2009 ; 374 : 704-711.
7) Mitchell SL, et al. Estimating prognosis for nursing home residents with advanced dementia. JAMA 2004 ; 291 : 2734-2740.
8) Mitchell SL, et al. The advanced dementia prognostic tool : a risk score to estimate survival in nursing home residents with advanced dementia. J Pain Symptom Manage 2010 ; 40 : 639-651.
9) 平原佐斗司. 非がん疾患の予後予測の指標作成に関する研究. 在宅医療助成勇美記念財団・2009年度後期在宅医療助成研究報告書.
http://www.zaitakuiryo-yuumizaidan.com/data/file/data1_20110516101021.pdf
10) Pattison M, Romer AL. Improving care through the end of life : launching a primary care clinic-based program. J Palliat Med 2001 ; 4 : 249-254.

終末期ケア／死に至る自然経過

予後の限られた終末期がん患者における予後予測の重要性

前田一石
医療法人ガラシア会 ガラシア病院ホスピス科医長

- ◆ 正確な予後を知ることは，治療方針決定・good death の達成のために重要である．
- ◆ 主治医の予後予測は過度に楽観的 (optimistic) になりがちであり，ツールを用いた予測と併用することが重要である．
- ◆ 緩和ケアの現場では，本邦で開発された Palliative Prognostic Index（PPI）などの予後予測ツールが汎用されている．近年，死亡前2〜3日の兆候についての前向き観察研究のデータが報告された．
- ◆ 予後告知をめぐるコミュニケーションでは，患者・家族の情報ニードの個別性が高いため，個々のニードにあった過不足のない情報提供が求められる．
- ◆ 状態変化があればその都度再評価を行い，患者・家族とコミュニケーションを深めながら，治療の意思決定を行うことが重要である．

予後を予測することの重要性

- 終末期がん患者において，正確に予後を予測することは，患者・家族と今後の見通しを共有し，治療方針・ゴール（抗がん剤治療の中止，ホスピス・在宅緩和ケアの利用）を決定する上で重要である．また，患者が家族や友人と過ごしたり，人生を振り返る時間を持ち，good death を達成するためにも残された時間を知ることは重要である．
- 予後予測の方法には，主治医による主観的な予測（clinical prediction of survival：CPS）と，種々の予測ツールを用いた客観的な予測がある．
- 主観的な予測は予後を過大評価する傾向があり不正確であるため[1]，両者を併用して予測するのが適切と考えられる．
- 予測ツールを使用する場合は，ツールが開発された対象集団（在宅か病院か，複数の治療セッティングかどうか）について，また予測される生存期間の幅がツールごとに異なるため，導かれた予測が実際の症例に適用可能かについて，注意を払う必要がある．

主治医による主観的な予後予測

- Glare ら[1]は，1,563名の終末期がん患者を対象とする8つの研究のメタアナリシスを行い，CPS と実際の生存期間（actual survival：AS）の一致度について検討した．CPS は過度に楽観的（CPS 42日 vs. AS 29日）であり，実際より4週間以上長い予測が27％に認められた．総じて CPS と AS の一致度は低かった（重み付けκ係数0.36）．

ツールを用いた客観的な予後予測

- 緩和ケア領域で使用される代表的な予後予測ツールとして，イタリアで開発された Palliative Prognostic Score（PaP スコア），わが国で

1 Palliative Prognostic Score（PaPスコア）

臨床的な予後の予測	1〜2週	8.5
	3〜4週	6.0
	5〜6週	4.5
	7〜10週	2.5
	11〜12週	2.0
	>12週	0
Karnofsky Performance Scale	10〜20	2.5
	≧30	0
食思不振	あり	1.5
呼吸困難	あり	1.0
白血球数	>11,000	1.5
	8,501〜11,000	0.5
リンパ球%	0〜11.9%	2.5
	12〜19.9%	1.0

総得点が0〜5.5、5.6〜11、11.1〜17.5の場合、30日生存確率（生存期間の95%信頼区間）は、それぞれ、>70%（67〜87日）、30〜70%（28〜39日）、<30%（11〜18日）となる。
(Maltoni M, et al. J Pain Symptom Manage 1999；17：240-247より)

2 Palliative Prognostic Index（PPI）

Palliative Performance Scale	10〜20	4.0
	30〜50	2.5
	≧60	0
経口摂取[*1]	著明に減少（数口以下）	2.5
	中程度減少（減少しているが数口よりは多い）	1.0
	正常	0
浮腫	あり	1.0
安静時の呼吸困難	あり	3.5
せん妄	あり[*2]	4.0

[*1] 消化管閉塞のために高カロリー輸液を受けている場合は「正常」とする。
[*2] 薬剤が単独の原因となっているもの、臓器障害に伴わないものは除外する。
(Morita T, et al. Support Care Cancer 1999；7：128-133より)

開発されたPalliative Prognostic Index（PPI）、イギリスで開発されたPrognosis in Palliative care Study（PiPS）predictor modelsがある。
- 近年、Huiらにより予後数日の兆候（いわゆる死前兆候）に関する前向き観察研究のデータが報告された。これは予後2〜3日の予測を立てるのに有用な指標となる。

Palliative Prognostic Score（PaPスコア）(1)

- Pirovanoらによって1999年に報告された尺度であり、イタリアで在宅緩和ケアを受けている患者のデータに基づいて開発されている。
- Karnofsky Performance Status、食欲不振、呼吸困難、白血球数、リンパ球の割合、CPSの6項目のスコアを合計して算出される。
- 総得点は0〜17.5点で、30日の生存率が70%以上（Group A：0〜5.5点）、30〜70%（Group B：5.6〜11点）、30%未満（Group C：11.1点以上）の3群に分類される。
- 本尺度は、イタリアの緩和ケア病棟・外来・在宅緩和ケアの集団、オーストラリアの一般病棟入院患者、非がんを含む様々な集団・人種で妥当性が確認されている。

Palliative Prognostic Index（PPI）(2)

- Moritaらによって1999年に報告された尺度であり、わが国のホスピス・緩和ケア病棟に入院中の患者のデータに基づいて開発されている。
- 5つの臨床項目（Palliative Performance Status、経口摂取、安静時呼吸困難、浮腫、せん妄）のスコアを合計して算出する。0〜17.5点中、スコアが4点を上回ると6週間の生存が感度80%、特異度85%で予測され、スコアが6点を上回ると3週間の生存が感度80%、特異度77%で予測される。
- 本尺度はアイルランド・韓国の緩和ケア病棟入院患者で妥当性が確認されている。
- わが国の緩和ケアの場では最も汎用されているツールである。

Prognosis in Palliative care Study（PiPS）predictor models[2)]

- Gwilliamらによって報告されたツールで、

イギリスの緩和ケア施設での患者データに基づいて開発されている．臨床データのみから算出されるPiPS-Aと，臨床データと血液データから算出されるPiPS-Bの2種類のモデルが作成されている．

- PiPS-Aでは原発巣，転移の有無，脈拍，全般的健康度，mental test，performance status，食欲不振，呼吸困難，嚥下障害，体重減少からスコアを算出し，days（概ね2週間未満），weeks（2〜8週間），months/years（8週間以上）に分類される．
- PiPS-Bは，血算，尿素窒素，アルカリホスファターゼ，アルブミン，CRPなどの採血検査のデータも加えてPiPS-Aと同じ3群に分類される．
- PiPSによる予後予測は多職種チームによる予測と同等の精度を示し，医師・看護師が単独で行った予測の精度を上回ることが示された[2]．
- 本ツールに関しては，わが国の多施設観察研究のデータで緩和ケアチーム，緩和ケア病棟，在宅緩和ケアのセッティングでの妥当性が確認された[3]．

ツールの使い分け

- 以上のツールは，概ね数週間の予後を予測するために開発されている．これらのツールの妥当性については，わが国で2,000名を超える緩和ケア対象患者（緩和ケアチーム，緩和ケア病棟，在宅緩和ケア）に対する多施設観察研究のデータで検証が実施された[4]．
- PPI，PiPS-AはCPS，採血データを必要としないことから緩和ケアのセッティングでも90％以上の患者で評価が可能であったが，PaP，PiPS-Bはその時点での採血データを必要とするため，緩和ケアのセッティングでは評価できない症例が多く含まれた．また，PaP，PPIはベッドサイドで算出可能だが，PiPSは計算に専用のソフトウェアを必要とすることから簡便性の面ではPaP，PPIに劣るものである．
- 予測の精度（ツールの予測が実際の生存・死亡と一致したもの）はすべてのツール・セッティングで70％以上であった．PiPSがやや精度が高く，PPIがやや低い傾向が認められた．ASの期間ごとでは，3週間未満の比較的短い予後予測の精度は69〜87％と高かったが，長期の予後予測は外れやすい傾向であった[4]．
- 以上より，採血データが利用可能なセッティングではPiPS-Bが最も正確であるが，緩和ケア病棟や在宅など，その都度採血データを得ることが難しいセッティングではPPIやPiPS-Aが利用されることになるのではないかと考えられる．

死前兆候の研究

- M.D.アンダーソンがんセンターのHuiら[5]により，同病院を含む2施設の緩和ケア病棟に入院した患者に対して入院後12時間ごとに62の兆候を評価した一連の研究が報告された．
- 早期兆候として，意識レベル低下とPalliative Prognostic Scale（PPS）20以下（終日臥床で経口摂取が数口以下であるもの），晩期兆候として，気道分泌の貯留音，下顎呼吸，四肢末梢のチアノーゼ，チェーン・ストークス呼吸，橈骨動脈触知不良，言語刺激への反応低下，視覚刺激への反応低下，瞳孔反射の低下，ほうれい線の垂れ下がり，頸部の過伸展，眼瞼を閉じられない，呻吟，上部消化管出血が同定された．
- さらに，PPS 20以下かつほうれい線の垂れ下がりがあると，3日以内の死亡率が94％であることが明らかになった[5]．
- 対象となった緩和ケア病棟は生存退院率が高い病棟であり，わが国の緩和ケア病棟とは対

象集団が異なること，2施設のみのデータであることなど限界はあるものの，極めて重要な情報を提供する研究であると言える．

予後告知をめぐるコミュニケーションについて

- 文化的な背景や，個々の患者ごとの要因によって差異はあるものの，多くの患者は予後予測を含む「これから起こり得ること」について知りたいと希望している．
- 医師は，この情報ニードを過小評価しがちで，コミュニケーションを取るために十分な時間がない，難しいコミュニケーションについてトレーニングを受けていない，正確な予後は誰にも分からない，患者の希望を失わせる懸念がある等の理由で十分な情報提供をしないことが多い．
- 患者の望むケアについて話し合うプロセスはアドバンス・ケア・プランニング（advance care planning：ACP）と呼ばれ，ACPを実施することにより終末期の無益かつ侵襲的な治療を減らすことができる，自宅やホスピス・緩和ケア病棟など患者の希望に沿ったより良い環境で過ごすことができるなどのメリットがあることが報告されているが[6]，ACPの実施に先立って，予後についての率直なコミュニケーションを取ることは必要不可欠である．
- 予後告知をめぐるコミュニケーションでは患者の個別性を認識することが重要で，個々の患者の情報ニードにあった過不足のない情報提供が必要である．
- 病状や予後に関する理解を確かめ，これらの情報に関するニードを尋ねる（10%の患者は予後予測を決して伝えて欲しくないと考えている！）．その上で様々な情報から推定される予後やそのばらつき（ベスト・シナリオとワースト・シナリオ）などに関する情報提供を行い，生じてくる患者・家族の心理的反応への対処，疑問への回答を行っていく必要がある．

おわりに

- 予後の限られた患者において，正確な予後を予測することは重要であるが，状態の変化があればその都度繰り返し評価すること，患者・家族と予後についてのコミュニケーションを深め，治療の意思決定を行っていくことが重要であることを知り，過度に予後予測の精度に拘泥することのないように注意したい．

文献

1) Glare P, et al. A systematic review of physicians' survival predictions in terminally ill cancer patients. BMJ 2003；327(7408)：195-198.
2) Gwilliam B, et al. Development of prognosis in palliative care study (PiPS) predictor models to improve prognostication in advanced cancer：prospective cohort study. BMJ 2011；343：d4920.
3) Baba M, et al. Independent validation of the modified prognosis palliative care study predictor models in three palliative care settings. J Pain Symptom Manage 2015；49(5)：853-860.
4) Baba M, et al. Survival prediction for advanced cancer patients in the real world：A comparison of the Palliative Prognostic Score, Delirium-Palliative Prognostic Score, Palliative Prognostic Index and modified Prognosis in Palliative Care Study predictor model. Eur J Cancer 2015；51(12)：1618-1629.
5) Hui D, et al. A diagnostic model for impending death in cancer patients：Preliminary report. Cancer 2015；121(21)：3914-3921.
6) Wright AA, et al. Associations between end-of-life discussions, patient mental health, medical care near death, and caregiver bereavement adjustment. JAMA 2008；300(14)：1665-1673.

終末期ケア/コミュニケーション

援助的コミュニケーション
苦しんでいる人は自分の苦しみをわかってくれる人がいるとうれしい

小澤竹俊
めぐみ在宅クリニック院長

- ◆ 援助的コミュニケーションは，対人援助の基本であり，職種を越えて学ぶ必要のある基本的な関わり方である．
- ◆ 苦しんでいる人は，自分の苦しみをわかってくれる人（理解してくれる人）がいるとうれしいことを基本とする．どんな人がわかってくれる人（理解してくれる人）になるのか，それは，励ましではなく，説明でもなく，聴いてくれる人である．
- ◆ わかってくれる聴き方として，反復，沈黙，問いかけがある．

援助的コミュニケーションとは

- コミュニケーションは，医療に携わる上で欠かせない基本的技術である．
- 医学教育におけるコミュニケーションは，医療者が患者・家族に医学的な情報を伝えるコミュニケーションを中心に紹介されることが多く，終末期ケアにおいても，悪い知らせを伝えるためのコミュニケーションは大切である．
- その一方で，看取りに関わる上で求められる援助的コミュニケーションは，紹介されることは少ない．
- 看取りに関わるということは，今まで，1人でできていたことが，一つ一つできなくなっていく苦しみを抱えた患者と関わることであり，どれほど病状を伝えたり，治療方法がないことを伝えたりしたとしても，穏やかさを取り戻すとは限らない．
- 「苦しんでいる人は自分の苦しみをわかってくれる人がいるとうれしい」という，関わる視点を大切にしたコミュニケーションが，援助的コミュニケーションである．

相手を理解することと，相手の理解者になることの違い（❶）

- 一般的に苦しむ人を前にしたとき，「私」は，相手を観察して理解しようとするが，どれほど経験を積んでも，相手を100％理解することはできない．
- 人生の最終段階の患者が訴える言葉に，「トイレに1人で行けなくなりました．家族に下の世話をされるなんて思っていませんでした．なんでこんな身体になったのでしょう．こんな身体なら，いっそのこと早くお迎えが来ないかと思います」という訴えがある．
- このような訴えは，どれほど医学や科学が発

❶ 相手を理解することと相手の理解者になることの違い

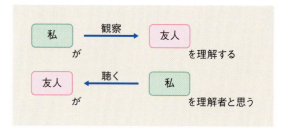

達しても，人間には答えることのできない問いを含むものであり，援助者である「私」たちは，相手のこのような苦しみをすべて理解することはできない．
- 「私」が相手を理解することと，相手が「私」を理解者と思うことは異なる．
- 苦しんでいる相手が，「私」をわかってくれる人（理解してくれる人）と思う可能性は残り続ける．
- どんな人が，苦しむ人から見てわかってくれる人（理解してくれる人）になるのか，それは，聴いてくれる「私」である．

援助的コミュニケーションの基本（2）

- 苦しんでいる人から見て「わかってくれる私」になるためのコミュニケーション技術が援助的コミュニケーションである．
- 援助的コミュニケーションには，反復，沈黙，問いかけがある．

反復

- 反復は，援助的コミュニケーションの最も基本となる技法である．
- 反復には，①相手の伝えたいメッセージをキャッチする，②相手の伝えたいメッセージを言葉にする，③伝えたいメッセージを相手に返す，の3段階があり（3），さらには，④非言語のメッセージをキャッチすること，⑤相手に伝わるのは言葉だけではないことなども，学び実践する必要がある．

2 援助的コミュニケーションの基本

反復	相手のメッセージを言語化して返す
沈黙	相手の心の準備ができるのを待つ
問いかけ	相手の大切な支えを意識して尋ねる

■相手の伝えたいメッセージをキャッチする

- 反復を実践する第一歩は，相手の伝えたいメッセージをキャッチすることである．
- 相手の伝えたいメッセージをキャッチすることは容易ではない．
- 苦しんでいる人は，誰にでも話をするのではなく，わかってくれそうな人を選び，話をする．
- 相手から見て，話しやすい雰囲気がなければ，相手の伝えたいメッセージをキャッチすることは難しい．
- 特に相手の会話の中に含まれる言葉には，事実を表す「ことがら」と，「感情」を表す言葉があり，「うれしい」，「悲しい」，「寂しい」などの感情を表す言葉は，意識してキャッチしておく．

■相手が伝えたいメッセージを言葉にする

- 相手が伝えたいメッセージをキャッチできたならば，それを言葉にする．
- 相手が長く話をした場合には，いくつかにわけて言葉にしたり，大切なキーメッセージを中心に要約をしておく．

■相手が伝えたいメッセージを，相手に返す

- 相手の伝えたいメッセージをキャッチできたら，言葉にして相手に返す．
- たとえ相手が長い言葉であったとしても，「あなたが伝えたいことは，こういうことですね」と，短く要約して返すことができればよい．
- 苦しんでいる人が，自分の伝えたいことがわ

3 相手から見て「わかってくれる人」になるための聴き方

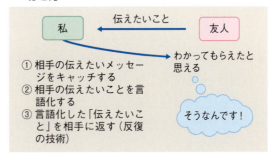

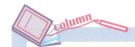

援助的コミュニケーションの実践例

病院に入院された患者さんと看護師さんの会話を紹介する．

患者さんが入院して，ある夜，眠れなくなり，悶々とした思いで朝を迎え，看護師さんに次のように言った．さて，看護師さんの対応は，次の①から③のうち，どれが良い応答になるだろうか？

> 患者さん「昨日の夜，眠れませんでした」
> ① 看護師A「だって，あなた，昨日の昼間，ずっと寝ていたでしょう」
> ② 看護師B「わかりました．今晩，睡眠薬を増やしましょう」
> ③ 看護師C「昨日の夜，眠れなかったのですね」

正解は③である．

①の看護師Aの対応は現場ではよく見かける光景であり，何かを聞かれれば，すぐに答えたくなるタイプの対応である．

②の看護師Bの対応も，しばしば見かけることであり，困っていたら助けてあげたいと思う気持ちはわからなくはないが，現場で求められることは，問題をすべて解決できる対応ではなく，「苦しんでいる人は自分の苦しみをわかってくれる人がいるとうれしい」ということである．

きちんと相手の訴えを聴いた上で，「あなたが言いたいことは，こういうことですね」と反復することが大切である．

一般的に，援助者は，苦しむ人の前で，良いことを言いたい気持ちになるため，元気が出る言葉や，励ます言葉をかける傾向にあるが，終末期ケアにおいては，意識して相手の伝えたいメッセージをていねいに反復することを心がけたい．

かってもらえたときに「そうなんです」という言葉が出てきたら，聴き手である「私」が良い応答をしたと判断してよい．

■ **非言語のメッセージをキャッチする**
- 相手からのメッセージは言葉だけではない．
- 人生の最終段階の現場では，しばしば会話することが困難な状況があるが，この状況でも，相手の伝えたいメッセージをキャッチする可能性は残り続ける．
- 顔の表情は，相手のメッセージをキャッチする1つの手段であり，顔の表情が，穏やかか，穏やかではないかを意識するだけで，伝えたいメッセージをキャッチしていきたい．
- 本人の周囲にある様々なオブジェ（写真や装飾品など）からも，本人が大切にしてきたメッセージをキャッチできる．
- どのような人生を送られてきたのか，何を大切にされてきたのか，どのようなことにこだわりを持ち，誇りとしてきたのか，などを意識しながら，現場では本人からのメッセージをキャッチしていきたい．

■ **相手に伝わるのは言葉だけではない**
- 反復はオウム返しではない．
- オウム返しは，相手の感情まで意識しないため，返し方が単調であり，同じ速度，同じトーン，返す表情も固定されていて機械的である．
- 1対1の関わりの中で，相手に伝わるのは「言葉」だけではなく，適度なアイコンタクト，相づち・うなずくこと，穏やかな表情，声のトーン，返すスピードなどが大切であり，これらの返し方を総合して，相手は「私」のことを，安心感のある「聴き手」として認めてくれる．

■ **沈黙**
- 相手のメッセージを言葉にして返したあと，

しばらく相手から言葉がでてこない「間」があることがあり，これは相手の心の準備ができるのを待つ大切な時間である．
- この「間」を沈黙と呼び，特に相手にとって，大切な何かを話す前に必要な大切な時間として，意識して相手が話し出すまで「待つ」技術である．

■沈黙を待てない場合
- 相手との会話にて，ちょうどよい反復があると話が続くことを経験するが，ときに相手のメッセージを反復したあと，しばらく相手から言葉がでてこないことがある．
- こちらの反復がよくなかったのではないかと心配になったり，相手がだまっているのを待つことがつらくなったりして，待てなくなることがある．
- 次の事例を通して学んでみたい．

事例紹介1　A：75歳女性，B：医師

　在宅療養中のAさんが，Aさんの息子が先週に大腸がんの手術を受けたことが心配で，夜も眠れないとの訴えを，訪問診療中に話した．

A1　先週，息子が病院で大腸がんの手術を受けました．
B1　先週，息子さんが病院で大腸がんの手術を受けたのですね．
A2　そうしたら，どうも転移の可能性があると言われてしまいました．
B2　転移の可能性があると言われたのですね．
A3　ええ…．
B3　心配ないですよ，きっと転移なんかしていませんよ，大丈夫です．心配しないほうがいいですよ．
A4　(…沈黙…)
B4　ほら，悪いことばかり考えていないで，楽しいことを考えましょう．
A5　きっと，あなたには，私の気持ち，わかってもらえない…．

- B医師は，Aさんの話を「反復」を用いて聴くことを心がけたが，実際には，「あなたには，私の気持ち，わかってもらえない」と言われてしまった．
- 上記の会話での課題は，「沈黙」である．
- A3の「ええ…」のあとに，B3で，「心配ないですよ」と答えてしまっている．
- B医師は，A1，A2に話をされたAさんの苦しみに対して，何かしら力になりたいと思い，心配しないで元気になって欲しい思いが強いため，Aさんが，A3で，「ええ…」といって，話が止まっているところで，B3で，「心配ないですよ，きっと転移なんかしていませんよ，大丈夫です．心配しないほうがいいですよ」と声をかけてしまった．
- さらに，Aさんからの応答がないことに対して，B4「ほら，悪いことばかり考えていないで，楽しいことを考えましょう」と返すと，A5で，「きっと，あなたには，私の気持ち，わかってもらえない」となった．
- 苦しむ人の力になりたいとの思いが強いとき，良い話をしようと思ったり，励まそうと思ったりすると，このような会話となる．

■沈黙を待った場合
- 事例1と同じ状況で，沈黙を待った場合の事例を紹介する．

事例紹介2　A：75歳女性，B：医師

　在宅療養中のAさんが，Aさんの息子が先週に大腸がんの手術を受けことが心配で，夜も眠れないとの訴えを，訪問診療中に話した．

A1　先週，息子が病院で大腸がんの手術を受けました．
B1　先週，息子さんが病院で大腸がんの手術を受けたのですね．
A2　そうしたら，どうも転移の可能性があると言われてしまいました．
B2　転移の可能性があると言われたのですね．
A3　ええ．(…沈黙…)
A4　実は，私の主人も，息子と同じ50歳の時に大腸がんで亡くなりました．だから…
B3　Aさんのご主人，息子さんと同じ50歳のとき，大腸がんで亡くなったのですね．
A5　ええ，そうなのです．だから，息子も，同

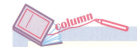

> **聴くことの難しさ**
>
> 　聴くことは，簡単なようで，とても難しい．なぜならば，相手を理解したと思ったとき，相手の話を聴かなくなるからである．
>
> 　特に医療・介護の現場では，様々な情報があふれている．前医からの紹介状や検査結果，画像診断などの情報があることで，あらかじめ理解したと思って関わると，ていねいに相手の話を聴かなくなることがある．
>
> 　大切なことは，「私」が相手を理解することではなく，相手が「私」を理解者（わかってくれる人）と思うことである．

じ病気で死ぬのではないかと心配になって，昨日は一睡もできませんでした．
B4 同じ病気で死ぬのではないかと心配になって，一睡もできなかったのですね．
A6 はい，そうなのです….私，息子を失いたくありません．やっと孫も小学校に上がったばかりだし，もしできるならば，私が代わってあげたい思いです．

- 事例1との違いは，**A3** のあと，「沈黙」があり，これを待つと，**A4** として「実は，私の主人も，息子と同じ50歳の時に大腸がんで亡くなりました」という言葉がでてきた．
- Aさんのご主人が亡くなった同じ年齢に，息子が同じ病気で手術を受けたことは，Aさんにとって大きな苦しみであり，簡単には言葉としてでてこない内容である．
- 事例1で，心配ないと励ましたときには，「あなたには，私の気持ち，わかってもらえない」と言われたが，事例2では，間をもって待つと，**A5** 「ええ，そうなのです．だから，息子も，同じ病気で死ぬのではないかと心配になって，昨日は一睡もできませんでした」との話がでてきた．
- 沈黙を苦手と感じる援助者は少なくないが，励ましたが通じない現場において，最も残り続ける援助の可能性は，「**苦しんでいる人は自分の苦しみをわかってくれる人がいるとうれしい**」ということである．
- ここでは，援助的コミュニケーションを文章で紹介をしているが，実際にロールプレイや現場で実践してみて，体得していく技術であり，実際に体験してみると，反復はとても大切な技術であること，そして，沈黙の時間は，聴く人は長く感じていても，患者さん役を演じてみると，この沈黙の時間が，実は自分のもやもやした心の苦しみを整理する，とても大切な時間であることに気づく．

問いかけ

- 反復と沈黙は訓練をすれば初心者でも行うことができるが，「問いかけ」は，信頼関係を築いてから行う高度な技法である．
- 1対1の会話において，気がかりをていねいに反復と沈黙を使いながら聴いていく過程で行う技法であり，会話が始まって間もない頃に「問いかけ」を行っても，信頼関係が構築できていなければ，自らの大切な支えについて話すことは難しいだけではなく，信頼関係を損なう恐れもある．
- 信頼関係を構築した中で「問いかけ」（闘病中の支えや，人生で大切にしてきたことなど）を行うとき，苦しみを抱えながらも，穏やかさを取り戻していく．
- 具体的な問いかけの技法については，「具体的な関わり方を学ぶ──会話記録で学ぶ1対1の対応」（p.202）で紹介する．

終末期ケア／コミュニケーション

悪い知らせを伝えるコミュニケーション
医療の現場で求められるコミュニケーション技術

前田紗耶架[1]，恒藤 暁[2]
1) 京都大学医学部附属病院緩和医療科特定病院助教
2) 京都大学大学院医学研究科人間健康科学系専攻教授

◆ 悪い知らせを伝える際のコミュニケーションは患者の不安や心理的適応に影響するため，コミュニケーションには特段の配慮が求められる．
◆ コミュニケーション技術は，学習・練習により変容する習得可能な技能である．
◆ 悪い知らせを伝える目的として，情報の提供と治療的対話の2点を意識する．
◆ 悪い知らせを伝えた後の患者の反応として難しい質問，怒り，否認などがみられることがあり，より慎重な対応が必要である．
◆ 患者は自分の病気を子どもに伝えることについて不安・心配を抱えていることが多く，医療者による支援が求められる．

悪い知らせとは

● 悪い知らせは「患者の将来への見通しを根底から否定的に変えてしまう知らせ」と定義されている[1]．例えばがん医療においては，難治がんの診断や再発，抗がん治療の中止といった知らせが含まれる．
● 悪い知らせについて話し合うとき医師は楽観的情報を強調しがちであり，患者も楽観的に話を捉えようとすることが報告されている．

1 悪い知らせを伝えること

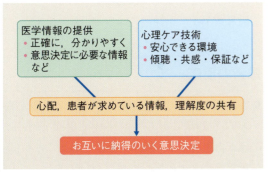

(日本緩和医療学会「緩和ケア研修会参加者ハンドブック」〈2016年度版〉より)

このため，悪い知らせを伝えるコミュニケーションでは患者・家族と医師の認識の乖離が生まれやすい．
● また面談においては単に情報を提供するのではなく，情報を分かち合い，どのようにするのが最も良いかをともに考えていくことが必要とされる．
● すなわち，悪い知らせを伝える面談では，①医学情報を正確に分かりやすく伝えること，②心配や患者が求めている情報・理解度を共有すること，③互いに納得のいく意思決定にたどりつくことが目標となる．これらを達成するためにコミュニケーション技術・心理ケア技術が有効とされる（1）．

医療におけるコミュニケーションの重要性

● 患者−医師間のコミュニケーションに関する先行研究では，悪い知らせを伝える際の効果的なコミュニケーションは，患者の面談に対

する高い満足度，治療遵守，伝えられる情報の想起や理解の促進，心理的ストレスの軽減に関連すると報告されている．
- 一方で，コミュニケーションのトレーニングを受けていない医療者の方が仕事への満足度が低く，燃え尽きや抑うつ・不安のリスクが高いことも示唆されている[2]．
- すなわち，コミュニケーション技術は患者・家族にとって有効なだけでなく，医療者のメンタルヘルスの向上という観点からも重要なスキルである．

悪い知らせを伝えるコミュニケーション技術

- コミュニケーション技術のトレーニングとして，知識を学習するための講義と行動変容を目指したロールプレイとグループ・ディスカッションを組み合わせた研修の有効性が示されている．
- 日本のがん患者を対象とした調査[3]を元に，悪い知らせを伝えるコミュニケーション技術として「SHARE」が開発されている．患者が医師に対して望むコミュニケーションの重要な要素として，Supportive environment（支持的な環境），How to deliver the bad news（悪い知らせの伝え方），Additional information（話し合いたい情報），Reassurance and Emotional support（安心感と情緒的サポート）が挙げられており，それぞれの頭文字から呼称されたものである（**2**）．
- ロバート・バックマンの著書『真実を伝え

> **Memo**
> **コミュニケーション技術研修会（CST）**
> 日本サイコオンコロジー学会・日本緩和医療学会によって，がん医療に携わる医師を対象とするコミュニケーション技術研修会（CST）が行われている．SHAREをもとにしたコミュニケーション・スキル・トレーニング・プログラムを用いた専門的な研修会であり，悪い知らせを伝える際の知識・技術の習得を目標としている．

2 SHARE（悪い知らせを伝えられる際に患者が望むコミュニケーション技術の4要素）

Supportive Environment（支持的な環境）
- 十分な時間を設定する
- プライバシーが保たれた，落ち着いた環境を設定する
- 面談が中断しないように配慮する
- 家族の同席を勧める

How to deliver the bad news（悪い知らせの伝え方）
- 正直に，わかりやすく，丁寧に伝える
- 患者の納得が得られるように説明をする
- はっきりと伝えるが，「がん」という言葉を繰り返し用いない
- 言葉は注意深く選択し，適切に婉曲的な表現を用いる
- 質問を促し，その質問に答える

Additional information（話し合いたい情報）
- 今後の治療方針を話し合う
- 患者個人の日常生活への病気の影響について話し合う
- 患者が相談や気がかりを話すよう促す
- 希望があれば，代替療法やセカンド・オピニオン，余命などの話題をとりあげる

Reassurance and Emotional support（安心感と情緒的サポート）
- 優しさと思いやりを示す
- 患者に感情表出を促し，患者が感情を表出したら受け止める
  （例：沈黙，「どのようなお気持ちですか？」，うなずく）
- 家族に対しても患者同様配慮する
- 患者の希望を維持する
- 「一緒に取り組みましょうね」と声をかける

（内富庸介ほか〈編〉「精神腫瘍学」医学書院；2011[4]より）

る』[1]には，悪い知らせの伝え方が具体的かつ実践的に記されている．ここでは，情報の提供と治療的対話（情報に対する患者の反応に適切に対応すること）の2つの目的に沿った，6段階のアプローチが提唱されている（**3**）．
- 特に「⑤患者の感情に応答する」は面談の成否に影響する大きな要素であり，以下で詳細に説明する．

患者の反応

- 悪い知らせに対する患者の反応は個人差が大きく，個々に応じて対応する必要がある．各々の患者により適した援助を考えるために，まずは患者の反応を詳細に評価する．
- 具体的には，①社会的許容性（患者の反応が

3 悪い知らせを伝える6段階のアプローチ

① 面談にとりかかる
- 環境を整える（空間，座席配置，日程の調整）
- 同席者について確認する
- 患者の体調を配慮する

② 患者がどの程度理解しているかを知る
- 病名・病状・予後についてどの程度知っているかを理解する
- 患者の病気についての捉え方を知る
- 患者の感情を理解する機会とする

③ 患者がどの程度知りたいかを理解する
- 患者が詳しく知りたいかどうかを確認する
- 病気について詳しく知りたくない場合も，治療計画やケアについて話し合うことはできる

④ 情報を共有する（整理と教育）
- 面談で伝えるべき情報を明確にする（診断・治療計画・予後・援助）
- 情報は少しずつ提供する
- 患者の理解度を確認する
- 分かりやすい情報提供に努める（専門用語・曖昧な言葉を避ける，重要な点は繰り返す，図や冊子を活用する）
- 患者の心配や悩みに耳を傾ける

⑤ 患者の感情に応答する
- 患者の反応には個人差が大きく，個々に応じた対応が必要である
- ①社会的許容性，②適応性，③解決性を基準に，患者の反応を評価する
- 許容できない行動に対しても，できる限りの寛容を示す
- 患者の反応が不適応につながる場合は，介入を検討する

⑥ 計画を立てて完了する
- 面談内容を要約する
- 質問を促す

（ロバート・バックマン〈著〉「真実を伝える─コミュニケーション技術と精神的援助の指針」診断と治療社；2000[1]を参考に作成）

4 悪い知らせに対する患者の主な反応

適応反応	不適応反応
・ユーモア ・否認 ・抽象的な怒り ・病気に対する怒り ・声をあげて泣くこと ・恐怖 ・念願の成就 ・現実的な希望 ・性的衝動 ・取り引き	・罪悪感 ・病的否認 ・長引いた激怒 ・援助者に対する怒り ・虚脱感 ・不安 ・不可能な「探求」 ・非現実的な希望 ・絶望 ・操作

（ロバート・バックマン〈著〉「真実を伝える─コミュニケーション技術と精神的援助の指針」診断と治療社；2000[1]より）

5 基本的なコミュニケーション技術

探索	・感情を知る，感情の背景・契機を知る（例：どのようにお感じですか．ご心配なことは何ですか．なにかご心配のきっかけとなることはありましたか）
共感	・感情を特定する（例：心配，悲しみ，不安，落胆） ・感情の誘因を特定し，感情とつなげて伝える ・非言語的な表現を有効に用いる（例：アイコンタクトや沈黙など）
保証	・妥当な感情であることを伝える（例：同じようにおっしゃる方は多くいらっしゃいます．他の患者さんからも同じような悩みを聞きました）
情報提供	・必要に応じて適切な情報を提供する

（内富庸介ほか〈編〉「精神腫瘍学」医学書院；2011[4]より一部改変）

文化的規範や規則の範囲内かどうか），②適応性（患者の反応は適応につながるものかどうか），③解決性（患者の反応が不適応につながる場合，他者の介入の余地があるか）の3点を基準に評価する．
- 患者の許容できない行動に対してもできる限りの寛容を示し，毅然と穏やかに行動することは原則である．
- 患者の反応が適応反応かどうかの判断は時に難しく，経過をみて評価する必要がある．主な患者の反応を 4 [1]に示す．

難しい質問・反応に対するコミュニケーション

- 医療者が対応に苦慮するコミュニケーションと対応例をいくつか提示する．また参考となる基本的なコミュニケーション技術を 5 [4]に示す．
- 「あとどのくらい生きられますか」という質問に対し，医師は正確な医学的情報を提供することが誠実な対応であると考えがちである．しかし，余命を聞きたいと考える患者が全体の約半数とされることも考慮し，まずは質問の意図を探ることが重要である．
- 先の見通しが不確実なことから生じた漠然と

- した不安が背景にある場合には，不安・心配を共有し，共感を示す．具体的な計画について心配しているのであれば，計画が実行可能かどうか，どうすれば実行可能となるかを話し合うことが求められる．
- 怒りは，恐怖や不安，喪失体験，自己を脅かす状況への遭遇により引き起こされることが多い．やりきれない思いに対する了解可能な感情表出であり，病気を受容する過程の反応である．怒りの内容を把握し，背景を考察すること，またその合理性を判断することが重要だが，その際，相手の感情につられないよう自らの感情に注意する．
- 怒りが合理的であれば，支持的-表出的なアプローチが中心となる．感情表出を促進し，患者に共感を示す．また医療者に非がある場合は，その部分に関しては率直に謝罪する．誤解がある場合には，真摯に穏やかに説明する．
- また，防衛機制としての置き換えが怒りとして表現され，家族や医療者に向けられることがある．怒りのために患者の受けるケアに支障が生じる場合には，怒りの対象となる相手との関係について現実的な視点を提供する必要がある（直面化）．その際にも患者の感情を傾聴し，今後のサポートの継続を保証することに努める．

Key words

防衛機制
防衛機制とは不快な感情，気持ち，体験を弱める・避けることにより，心理的に安定した状態を保つために生じる心の動きである．誰にでも認められる正常な心理反応であり，患者にみられる防衛機制として，否認，退行，置き換え（抑圧された気持ちや考えを別の対象に置き換えること）が挙げられる．

直面化
医療現場における直面化とは，患者が意識的・無意識的に避けたい事象を医療者側が指摘することである．ストレスに耐えられない状況下での安易な直面化は，不安の増強，抑うつの顕在化，最悪の場合は自殺につながる可能性もあり注意しなければならない．一方で，置き換えとしての怒りや非適応な否認では，状況の打開のために直面化が必要な場面もある．

- 否認とは「出来事は知覚しているが，不快な感情が生じることを避けるためにその存在を認めないこと」と定義されている[5]．日本のホスピスの調査[6]ではがん患者の21％にみられ，具体的な行動には，オピオイドの拒否，非現実的な生命維持治療や抗がん治療の希望，民間療法への熱心な参加，輸液・栄養補給の中止・差し控えへの躊躇などがある．
- 否認には，どうにもならない問題を部分的に否認することで，希望を支え，現実を受け入れることにつながる，適応的な側面もある．一方で，非適応的な否認により意思決定や治療選択に明らかな不利益が生じる場合には介入が求められる．
- 基本的には支持的な態度で接し，対立姿勢やむやみな訂正は行わず，直面化は慎重に行う．多職種での情報共有・対応の統一，家族の協力などソーシャルサポートの強化を図り，機会をみて否認の背後にある感情に働きかける．

患者と子どものコミュニケーション

- 患者は自らの病気による子どもの負担・発達への影響を考え，不安を抱えながらも，子どもができるだけこれまでと同じ生活を送れるように努力していることが多い．また病気をどのように子どもに伝えるべきか，悩んでいることも多い．患者の不安に共感を示した上で，どのように伝えるかをともに考える支援が必要である．
- 一方で子どもは，親の変化を敏感に感じ取っ

呪術的思考（magical thinking）
自分の思考，言葉，または行為が，一般には因果関係が正当化できない形で特定の結果を引き起こす，または防ぐという誤った確信をいう．正常な小児の発達の一部として観察される．例えば，「自分が言うことを聞かなかったから，親が病気になってしまった」「居なくなればいいのにと自分が言ったから，兄弟が入院した」など．

6 親の病気に対する子どもの理解・反応

乳児〜幼児前期
- 時間の感覚・論理的な思考がなく，病気・死についてあまり理解できない
- 生活パターンの変化や保護者の不在には敏感である
- ストレスに対する反応は，不機嫌，睡眠や食事の変化として表れる

幼児期
- 特徴的な思考パターン（自己中心的，連想論理，呪術的思考）を示し，病気に対し罪の意識を持ちやすい
- 死の不可逆性は理解できない
- 体の変化（脱毛や手術痕など），生活の変化（何ができなくなるか）について，明確で分かりやすい説明を必要とする
- ストレスに対する反応は，不機嫌，睡眠・食事・遊びの変化，退行などに表れる

学童期
- ものごとの因果関係，死の不可逆性がわかるようになる
- 学童前期では病気を罰と考えたり，自分にうつるのではないかと心配することがある
- 抽象的な概念・スピリチュアルな問題は理解しにくい
- 病気や生活の変化について，明確で分かりやすい説明を必要とする
- 困った時に相談できる人を確保・保証する

思春期
- 死の不可避性・普遍性に関する合理的な理解と，親がいなくなった後の自分の人生についての自己中心的な考えとの間で揺れる
- 感情の表出をためらい，抑圧する傾向があり，特に親には表出しないことも多い
- 説明の際には子どもの求める情報を隠さずに伝えることが，信頼につながる
- 同年代との交流・生活の継続は重要である
- 病気について話をした上で将来のことを選択することが大事である

ているものである．時に親や兄弟の病気を誤解し，また子ども特有の思考から罪の意識を感じていることがある．病気についての会話がなされないことで子どもが疎外感を覚え，不安を抱いていることもある．また病気について伝えないことは，死別後に情緒的に不安定となるリスクになる．

- 子どもの発達段階に沿って，病気の診断・治療期から悲嘆期までのプロセスを，家族の一員として歩めるように支援することは重要である．親の病気に対する理解・反応について，簡略ながら年齢に応じた特徴を 6 に示す．

- 医療者ができる支援として，以下の情報を患者とともに整理することは参考になる．①子どもが病気についてどのように理解しているのか，②親がどのように話したいと考えているのか，③子どもが何を知りたいのか，何を不安に感じているのか．

- また，病気についての説明に加え，今後の治療計画や治療に伴う体の変化をあらかじめ説明すること，日常生活のサポート体制についても明確に話をすることが，子どもが日常生活を続けながらも病気の親に寄り添う上で重要である．

文献

1) ロバート・バックマン（著），恒藤暁（監訳）．真実を伝える―コミュニケーション技術と精神的援助の指針．診断と治療社；2000．pp65-175．
2) Maguire P. Improving communication with cancer patients. Eur J Cancer 1999；35：1415-1422.
3) Fujimori M, et al. Preferences of cancer patients regarding the disclosure of bad news. Psychooncology 2007；16：573-581.
4) 内富庸介，小川朝生（編）．精神腫瘍学．医学書院；2011．pp238-249．
5) 船橋英樹．がん患者にみられる通常の心理反応と精神疾患―怒りや否認へのアプローチ．月刊薬事2013；55(12)：2190-2194．
6) 森田達也ほか．終末期癌患者にみられる否認―臨床症状と寄与因子．総合病院精神医学 2000；12：144-151．

終末期ケア/意思決定支援

アドバンス・ディレクティブの歴史と課題
リビングウィルと代理人指定を書面等に残す意義

西川満則[1]，三浦久幸[2]

1)国立長寿医療研究センター緩和ケア診療部／エンドオブライフケアチーム
2)国立長寿医療研究センター在宅連携医療部長

- ◆ アドバンス・ディレクティブは，医師のパターナリズムへの批判から生まれた．
- ◆ アドバンス・ディレクティブには，リビングウィルと代理人指定が含まれる．
- ◆ アドバンス・ディレクティブだけでは，複雑な状況や変化に対応できないため，必ずしも患者の意向は尊重されず，患者にとっての益をもたらさない．
- ◆ アドバンス・ディレクティブが，家族や医療ケアチームと様々な事情をシェアしながら，十分な対話のプロセスを経て記載されるのであれば，患者の意向は尊重され，患者に益をもたらす．

- 少子高齢化時代において，人生の最終段階について，医療・ケアの選択等のため，難しい意思決定を迫られる場面も多い．
- もし，意思決定能力が十分に保たれている時期に，あらかじめ，本人の意思が残されていれば，その人の意思決定能力が低下した時でさえ，本人の意思を尊重できるし，家族や医療・ケアに携わるものの助けになるに違いない．認知症等により判断力が低下した方々のケアに携わる機会も増え，このように考える家族やケア提供者も多いのではないだろうか．
- このような場面での，重要な考え方にアドバンス・ディレクティブ(advance directive，事前指示)がある．
- 本稿では，その歴史と法律，代表的な取り組み，課題等について解説する．

アドバンス・ディレクティブとは

- アドバンス・ディレクティブとは，以下の2つを含む．①将来，自分の意思決定能力が失われた事態に備えて，あらかじめ，自分に行われる医療・ケアに関して，何を希望し，何を希望しないか，意思表示をしておくこと，②将来，自分の意思決定能力が失われた事態に備えて，あらかじめ，自分に代わって，または意思決定能力の低下した自分と一緒に，意思決定してくれる人を指定しておくこと．
- ①のことを，リビングウィル，②のことを代理人指定と呼ぶ．

アドバンス・ディレクティブの歴史

- 1970年代，アドバンス・ディレクティブは，米国で始まった．
- きっかけは，医師のパターナリズムに基づいた医療・ケアについての批判であった．医師が，本人の利益のために，本人に代わって，意思決定をする，そのような医療・ケアのあり方に批判が集まったのである．
- 歴史は，より患者の意思と自律を尊重する患者中心の医療・ケアへシフトしていった．この頃，リビングウィル(living will)という言葉が生まれ，自然死法(Natural Death Act)が制定され法律にも定められた．

- 1990年代，米国では，患者の自己決定権法（Patient Self-Determination Act）が制定された．この法律の制定により，アドバンス・ディレクティブが広く認識されるようになった．
- 日本においては，2007年に，現国立長寿医療研究センターにおいて三浦らが開始した「私の医療に対する希望調査票」が，アドバンス・ディレクティブの先駆けといえるだろう．
- 現在，米国のほとんどの州において，アドバンス・ディレクティブは法的効力を持っている．一方，日本においては，アドバンス・ディレクティブは法的効力をもたないし，一般化していない．
- 2013年（平成25年）3月に厚生労働省の実施した人生の最終段階における医療に関する意識調査では，人生の最終段階における医療・ケアについて，書面で意思表示することに賛成する一般国民の割合は，69.7％と比較的高いが，実際に書面を作成している割合は3.2％と低い割合である．
- また，書面での意思表示について法律で定めてほしいと回答した一般国民は22.2％であり，アドバンス・ディレクティブについて，国民世論が熟していない状況が明らかになっている．

アドバンス・ディレクティブの代表的な取り組み

日本の例

- 前述のように2007年に，現国立長寿医療研究センターにおいて，三浦らが「私の医療に対する希望調査票」を開始した．これが，わが国のアドバンス・ディレクティブの先駆けである．
- 書面は，非常にシンプルである．まず，書面の冒頭で，終末期が，「生命維持処置を行わなければ，比較的短期間で死に至るであろう，不治で回復不能の状態」のように，操作的に定義されている．
- 次に，書面は，いつでも修正・撤回ができることや，法律的な拘束力がないことが明記されている．
- そして，書面の本体部分は，3つのパートに分かれている．最初のパートには，苦痛緩和の希望，最期の場所の希望についての問いが含まれている．最期の場所の希望については，「病状に応じて」という選択肢が含まれていることが特徴である．
- 第二のパートには，希望しない医療行為，希望する医療行為が含まれている．心肺蘇生術，人工呼吸器，胃ろう，経鼻胃管，輸液などについての希望が問われている．
- 最後のパートでは，代理人を2人指定する欄が設けられている．
- 非常に，シンプルなつくりだが，アドバンス・ディレクティブの基本形を知るには，とても参考になる書面である（**1**）．

米国の例

- フロリダ州タラハシーにおいて，非営利団体Aging with Dignityによって作成された事前指示書である「Five Wishes」が，アドバンス・ディレクティブを理解する時にわかりやすい．
- 本書面は，Aging with Dignityの許可を受け，厚生労働省の平成26年度「人生の最終段階における医療体制整備事業」の資料集にも掲載されている．
- この書面は，「願い1」から「願い5」までの，5つのパートに分かれている．以下，順に解説する．

■願い1

- 「願い1」は，代理人指定である．「私が意思決定をできなくなった時に，私に代わって意

1 わが国で使われている事前指示書

私の医療に対する希望（終末期になったとき）　　受付番号＿＿＿番

> 終末期とは「生命維持処置を行わなければ，比較的短期間で死に至るであろう，不治で回復不能の状態」です．

- 患者様が終末期になったときの受けられる医療に対する希望を患者様ご本人が記載してください．
- 患者様ご自身で判断できなくなられたとき，主にご家族・主治医の参考になると思われます．
- この希望はいつでも修正・撤回できます．
- 法律的な意味はありません．

1. 基本的な希望　　（希望の項目をチェック（✓）してください）
   - ①痛みや苦痛について　　□できるだけ抑えて欲しい（□必要なら鎮静剤を使ってもよい）
   　　　　　　　　　　　　　□自然のままでいたい
   - ②終末期を迎える場所について　□病院　□自宅　□施設　□病状に応じて
   - ③その他の基本的な希望（自由にご記載ください）
   （　　　　　　　　　　　　　　　　　　　　　　　　　　）

2. 終末期になったときの希望（希望の項目をチェック（✓）してください）
   - ①心臓マッサージなどの心肺蘇生　　□して欲しい　　□して欲しくない
   - ②延命のための人工呼吸器　　　　　□つけて欲しい　□つけて欲しくない
   - ③抗生物質の強力な使用　　　　　　□使って欲しい　□使って欲しくない
   - ④胃ろうによる栄養補給　　　　　　□して欲しい　　□して欲しくない
     「胃ろうによる栄養補給」とは，流動食を腹部から胃に直接通したチューブで送り込むことです
   - ⑤鼻チューブによる栄養補給　　　　□して欲しい　　□して欲しくない
   - ⑥点滴による水分の補給　　　　　　□して欲しい　　□して欲しくない
   - ⑦その他の基本的な希望（自由にご記載ください）
   （　　　　　　　　　　　　　　　　　　　　　　　　　　）

3. ご自分で希望する医療が判断できなくなったとき，主治医が相談すべき人はどなたですか．（お書きいただかなくても結構です）
   お名前（　　　　　　　）　ご関係（　　　　　）
   　　　（　　　　　　　）　　　　（　　　　　）

患者様のお名前＿＿＿＿＿＿＿＿＿＿　生年月日＿＿年＿＿月＿＿日
ご住所＿＿＿＿＿＿＿＿＿＿＿＿＿＿＿＿＿＿＿＿＿
診察券番号＿＿＿＿＿＿＿＿＿＿　記載年月日＿＿年＿＿月＿＿日

思決定をして欲しい人は」という問いが含まれている．

- 特徴は，代理人の権限について，制限を記載する欄を含んでいることである．
- この欄に，例えば，「代理人Aは，たとえ私が過去に希望していた治療方針と違う結果になろうとも，医師と相談したうえで，私にとって最善と考えられる治療を選択することを承諾する」，と記載することもできるし，「どのような状況になろうとも，私は，代理人Aに私の考えと違う治療を選んでほしくない」，と記載することもできる．つまり，「願い1」では，代理人指定に裁量権を付すこともできるのである．
- これによって，患者が希望していた治療と医療従事者が勧める治療，代理決定者の意向が食い違う場合など，代理人が裁量する余地をあらかじめ制限したり許可したりすることで，代理人の医療・ケアの選択にかかる苦悩を軽減させることが期待できる．

■願い2

- 「願い2」は，生命維持治療の選択である．「私が受けたい，あるいは受けたくない医療行為は」という問いが含まれている．
- この問いは，基本的に以下の3つ選択肢からなる．①生命維持治療を希望する．②生命維持治療を希望しないので，開始した治療を中止してほしい．③医師が，生命維持治療を有益だと考えるなら，生命維持治療を希望するが，医師が，実際に生命維持治療を実施してみた結果，やはり有益ではなかったと判断した場合は，治療を中止してほしい．
- これら3つの選択肢には，2つの特徴がある．第一の特徴は，中止行為について，言及していることである．生命維持治療の差し控えは可能だが，中止行為が，法的に問題があるのではないか，といった懸念が完全には払拭できていない，日本の現状とは異なる．選択肢②③にその状況が見て取れる．
- 第二の特徴は，期間限定のトライアルを選択肢の中に含めていることである．選択肢③である．最初から，生命維持治療を希望する，希望しない，の二者択一ではないのだ．医師が有益だと思えば，期間限定で生命維持治療を試してみてから判断してほしいという選択である．
- 日本においては，生命維持治療について，やめられないので，始めない，といった判断がなされることが多い．フレイル高齢者に気管挿管を実施すべきかどうかといった判断を迫られた時，気管挿管をしてしまったら，挿管チューブを抜くことができないかもしれないことを懸念して，本人・家族の真意に反して，気管挿管を差し控えるケースも多く，倫理的に問題であると指摘する有識者もいる．その点で，期間限定のトライアルの選択肢を含んでいることは，より倫理的な選択肢であると言える（**2**）．

2 米国で作成された事前指示書の「願い2」

1. 生命維持治療を希望する．
2. 生命維持治療を希望しないので，<u>開始した治療を中止してほしい</u>．
3. 医師が，生命維持治療を有益だと考えるなら，生命維持治療を希望するが，医師が，<u>実際に生命維持治療を実施してみた結果，やはり有益ではなかったと判断した場合は</u>，治療を中止してほしい．

■願い3，願い4，願い5

- 「願い3」，「願い4」，「願い5」は，各々，「私が心地よく過ごすためにしてほしいことは」，「私が人々に求める介護やケアは」，「私が愛する人々に知ってもらいたいことは」といった問いが含まれている．
- 一般に，アドバンス・ディレクティブと言えば，「願い1」の代理人指定と，「願い2」の生命維持治療の選択等のリビングウィルが一般的な構成要素だが，実際には，アドバンス・ディレクティブに記載される内容はさらに多様であり，「願い3」，「願い4」，「願い5」のように，希望する周囲からのサポート，希望する療養環境，自分の死後についての家族への要望等，様々な事柄が，含まれるのである．
- 「Five Wishes」の日本語翻訳版は，日米の文化差の問題はあるが，事前指示書を体験するために有用な教材である．あらかじめ，選択肢が列挙されており，それに同意できれば，チェックボックスにチェックを入れるだけで済むし，同意できなければ，二重線で消すこともできる．何を記載してよいかわからないという人々にとっては，使いやすい事前指示書である．

アドバンス・ディレクティブの課題

- 筆者の経験や，先行研究を参考に，アドバンス・ディレクティブの6つの課題を述べたい．

課題1

- アドバンス・ディレクティブの書面の順に，ただ機械的に聞いても，複雑な現場の状況，例えば，その人がどんな人生を歩んできたか，何を大切にしているか，どんな希望を抱いているか，なぜその人を代理決定者として考えているか等の複雑な状況に対して，家族や医療者が対応できない．その結果，患者の意向は尊重されず，患者QOLも向上しない．

課題2

- 実際に，アドバンス・ディレクティブの完成率が低いことが知られている．平成26年度/27年度の人生最終段階における医療体制整備事業においても，あらかじめアドバンス・ディレクティブを記載している割合は，おおむね20％未満であった．平成25年度に厚生労働省が実施した人生の最終段階における医療に関する意識調査でも，事前に意思を書面に記している割合は3.2％であった．アドバンス・ディレクティブは，その完成率が極めて低い．それが大きな課題である．

課題3

- アドバンス・ディレクティブを残している場合と残していない場合を比較した先行研究があるが，残念ながら，クオリティ・オブ・デス（quality of death）に違いを認められなかった．ここで言うクオリティ・オブ・デスとは，患者の望んだ医療・ケアや療養・最期の場所等の意向があらかじめ確認されており，実際にそれが達成された割合のことを指す．書面を残しても，残さなくても，それを機械的に記載するだけでは，望んだ患者の意向が叶うとは言えないのである．

課題4

- 実際にアドバンス・ディレクティブの記載は難しいという声を聞くことがある．市民への普及・啓発が重要である．

課題5

- 実際のところアドバンス・ディレクティブを機械的に記載することは，一人でもできてしまう．しかし，多くの先行研究では，その人をとりまく関係者との協働作業によって記載した場合でないと，有益なアウトカムは得られないとされている．アドバンス・ディレクティブは，十分な対話の結果として記載する場合に，患者・家族に益をもたらす．

課題6

- アドバンス・ディレクティブを記載する主なタイミングが3つある．1つ目は，健康な段階にある人が記載する場合，2つ目は，疾患の悪化過程にある人が記載する場合，3つ目は，予後1年程度が予想され，いよいよ生命維持治療などの選択が迫られている場合である．各々のタイミングによって，患者の抱くイメージは異なり，患者の意向は変化する．このように，単回のアドバンス・ディレクティブのみでは，患者の意思の変化に対応できない課題がある．

おわりに

- 本稿では，アドバンス・ディレクティブの歴史と法律，代表的な取り組み，課題等について解説した．アドバンス・ディレクティブは多くの課題を有しており，それだけでは，患者にとっての益は期待できない．しかし，家族も含めた医療ケアチームで共有し，その記載に至った，対話のプロセスを重視するならば，アドバンス・ディレクティブは，患者・家族の多くに益をもたらすだろう．それこそが，アドバンス・ケア・プランニングに他ならない．

参考文献

- 大関令奈.アドバンス・ケア・プランニングとは何か.緩和ケア2012；22(5)：403-406.
- 谷本真理子.アドバンス・ケア・プランニングとは.Nursing Today 2013；28(3)；32-37.
- 阿部康之ほか.アドバンス・ケア・プランニングと臨床倫理.看護実践にいかすエンド・オブ・ライフケア（長江弘子 編）.日本看護協会出版会；2014.pp38-44.
- Detering KM, et al. The impact of advance care planning on end of life care in elderly patients：randomised controlled trial. BMJ 2010；340：c1345.
- Brinkman-Stoppelenburg A, et al. The effects of advance care planning on end-of-life care：a systematic review. Palliat Med 2014；28：1000-1025.

終末期ケア/意思決定支援

臨床倫理と倫理的ジレンマ
患者の「人生の物語り」から読み解く

会田薫子
東京大学大学院人文社会系研究科
死生学・応用倫理センター上廣講座特任准教授

- ◆ 臨床倫理は一人ひとりの患者の治療とケアに関する選択と意思決定プロセスに関わる問題を扱う．
- ◆ 臨床倫理には，「人間尊重」，「与益」，「社会的適切さ」の3原則がある．
- ◆ 倫理的ジレンマは一般に，複数の倫理原則の間で「あちらを立てれば，こちらが立たず」状態になることである．
- ◆ ジレンマへの対応として，最初から原則間の優先順位を決めるのではなく，できるだけ想像力を働かせて問題の背景に関する理解を深め，選択肢を増やし，どちらも満たすことが可能な方法はないかと思案することが医療者の倫理的な姿勢といえる．
- ◆ ジレンマへの対応に限らず，医療とケアに関わる意思決定は医療者の視点ではなく患者の視点で行われるべきである．それは患者の人生の物語りに注目し，患者が何を経験しているのかを理解しようとすることによって可能となる．

臨床倫理とは

- 倫理は一般に，ある状況における私たちの選択と行為が適切か否か，またそれはどのような理由によるものかを問う．
- 臨床倫理は臨床現場における個別事例に関する選択と行為の倫理性を問う．
- 臨床倫理の問題の中心となるのは治療とケアの選択とどのようにその選択に至るか，つまり意思決定プロセスと合意形成のあり方である．
- チーム医療が推進されている現代，臨床倫理は一人ひとりの患者に関わるすべての職種がチームで推進すべきものである．介護サービスを受けている高齢者の場合は，医療職だけでなく介護支援専門員や介護ヘルパーも医療ケアチームの重要なメンバーとなる．

臨床倫理の原則とは

- 臨床現場において医療者に日常的に求められている倫理的姿勢には，「患者の意思を尊重する」，「患者の回復を目指す」，「患者のQOLを高める」，「患者の苦痛を少なくする」，「患者に害を及ぼさない」，「患者家族の理解と納得も得る」，「どの患者にも公平に接する」，「法と学会ガイドラインなどの指針に沿った医療を行う」などを含め数多くある．
- これらの日常的な倫理的姿勢をまとめて抽象度を上げて概念化すると，臨床倫理学の清水哲郎の理論においては「人間尊重」，「与益」，「社会的適切さ」という3つの倫理原則になる（ 1 ）．一般に倫理原則は規範として権威者から命じられるものとみなされがちであるが，清水理論の倫理原則は，臨床現場のスタッフの倫理的姿勢をボトムアップでまとめたものである[1)]．

1 臨床倫理の原則

ビーチャム＆ チルドレスの4原則	清水の3原則
respect for autonomy（自律尊重）	人間尊重
beneficence（与益）	与益
non-maleficence（無危害）	
justice（正義・資源配分の公正さ）	社会的適切さ

- 「人間尊重」原則は相手の意思を尊重することを含め、相手を人として尊重しつつ医療とケアを進めることに関連する。
- 「与益」原則は相手の益になるように、害にならないように医療とケアを行うこと、つまり医療とケアの目的に関連する。
- 「社会的適切さ」原則は医療とケアの資源利用や資源配分の公平さ、また、法やガイドラインの遵守などの社会的な側面に関連する。

「人間尊重」原則――「自律尊重」原則との異同

- 「人間尊重」原則には米国のビーチャムとチルドレス[2]が生命倫理学（バイオエシックス）で提唱した「自律尊重」原則も含まれる。つまり、本人が意思決定能力を有し自己決定を望む場合にはそれを支援する。
- しかし患者の多くは高齢者であり自己決定が困難な場合が多い。また、そもそも高齢者においては意思の確認そのものが困難なことが少なくない。さらに、疾患などを有し弱さをもつ人である。
- 高齢者の発言に限ったことではないが、日本人の言語表現には、周囲や関係者への配慮や遠慮がみられるのは通常のことである。明確な自己表現を控えることを伝統的に求められてきた日本社会においては、現代の臨床上の意思決定の場において明確な自己表現を求められても、それを躊躇する人が少なくないのはむしろ自然である[3]。
- 患者が言語化したことは「気持ちの何らかの表現」であり、気持ちや意思そのものではないことが多いことには留意が必要である。
- したがって、日本老年医学会のガイドライン「立場表明2012」[4]が示すように、「認知機能低下や意識障害などのために患者の意思の確認が困難な場合であっても、以前の患者の言動などを家族などからよく聴取し、家族などとの十分な話し合いの下に、患者自身の意思を可能な限り推定し、それを尊重することが重要」である。
- 上記のことを念頭に、「人間尊重」原則に沿った医療とケアは、本人がどのような人なのかを理解しようとすることによって行われる。医療者には、本人を中心に家族ら関係者とともに共同で意思決定プロセスを進めることが求められる。
- その際、重要なのはよりよいコミュニケーションと、共感をもったケア的態度で接することである。それは信頼関係の醸成にもつながる。信頼関係の構築はジレンマを解決するための土壌整備ともなる。土壌が整備されていれば、折り合う地点を見出す際の困難さは低減する。

本人を理解しようとする倫理的姿勢――「人生の物語り」への視点

- 本人がどのような人なのかを理解するために

「物語り」は「物語」とも「ナラティブ（narrative）」ともいう。「物語り」は語るという動詞に着目した用法である。

多くの医療行為にはメリットもあればデメリットもある。「与益」原則に沿う医療は、益と害を患者の視点から総合的に評価し益の最大化を目指す。例えば、がんの化学療法には生存期間の延長効果という益が見込める一方、副作用という害の発生も予測される。益と害の総合評価は、個々の患者が何を目標とするかによって異なる。

2 「生命の二重の見方」理論

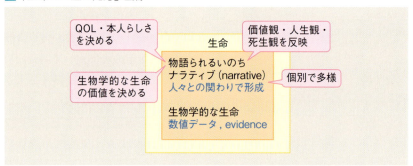

は，本人の人生の物語りを理解しようとする姿勢が必要となる．それは本人がこれまでの人生において何を大切にし，どのように生きてきたのかを知ろうとする姿勢である．
- 人は誰でも選好，思想信条，価値，人生観・死生観などをもち，それを反映した個別で多様な人生の物語りをつくりながら生きている．
- 本人の意思決定能力が不十分な場合，医療者は本人の人生の物語りを知る家族らから話を聞き，本人がどのような人なのか，何を求めているのかを理解することが大切である．
- 上記は「生命の二重の見方」理論[5]を背景にしている（2）．この理論によると，「生物学的な生命」（身体）は人生の物語りの土台である．QOLや本人らしさを決めるのは土台である身体ではなく，人生の物語りのほうである．したがって，人生の物語りは土台である身体よりも優位にあるといえる．
- 本人にとっての最善は，身体のレベルではなく，人生の物語りのレベルで判断する．例えば，ある医療行為が生命維持効果をもつ場合でも，その医療行為によって生き続けることが本人らしさや尊厳を損い，人生の物語りを損う場合は，その医療行為は本人の最善を実現するものではないと判断される．

倫理的ジレンマへの対応

- 倫理的ジレンマは複数の倫理原則の間で「あちらを立てればこちらが立たず」状態になることである．ジレンマへの対応としては，原則の優先順位を決めて順位の高いほうに従うことを薦めるテキストもあるが，まずはどちらも満たすことが可能な方法はないか想像力を働かせて考えるのが医療者としての倫理的な姿勢といえる．一見，ジレンマのようにみえる状況でも，事情や背景の理解を深めることによって打開可能な場合も少なくない．
- 以下，しばしばみられる倫理的ジレンマの例をいくつか挙げる．いずれの場合も臨床医が単独で取り組むよりも，医療ケアチームで対応し複数の視点から問題を読み解くほうがよりよい結論に至る可能性が高くなる．

患者が標準的な医療を拒否するとき

- 学会ガイドラインなどに沿った標準的治療法を行うのは「与益」原則に沿った医療だが，患者がそれを拒否するとき，「人間尊重」原則との間でジレンマが起こる．医療者は患者が拒否している理由を尋ねるなどして，表明された意思の背景を理解すべく努力する．そうすることで，患者の真意がみえてくることがある．

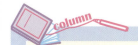

「医師は疾患（disease）を診る．患者は病い（illness）を経験する」

　米国の精神科医で医療人類学者のアーサー・クラインマンは「医師は疾患（disease）を診る．患者は病い（illness）を経験する」と喝破した[7]．
　疾患は「臓器や組織の失調や変調の現れ」を意味する．医学は疾患に注目するが，優れた臨床医は疾患によって患者がどのような病いの経験をしているのかを知ろうとして患者の語り（ナラティブ）に耳を傾ける．そして疾患が患者の生活や人生に及ぼしている影響を知り，患者の物語りを改善・充実させる方向で治療にあたる．
　この考え方が英国においてEBM（evidence-based medicine）に並んで重要視されているNBM（narrative-based medicine）の実践につながっていった．

本人の意思が不明な場合の医療行為

- 本人の意思が不明な場合はインフォームド・コンセント（IC）を本人から得ることができず，「人間尊重」原則に沿った医療を行うことが難しくなる．医療者が「与益」原則に沿って標準的な医療を行うべきか否かの判断は，本人の人生の物語りに沿って，本人の意思を十分忖度することが基本であり，単に代理人からICを得ればよいというわけではない[6]．

本人の意思と家族らの意思が異なる場合

- 「人間尊重」原則の対象には本人だけでなく家族らも含まれるが，医療者は基本的に本人の擁護者である．本人が表明した意思が医療者からみて妥当と考えられる場合，家族の真意を探り，本人にとっての最善を実現するために家族の理解を得るようにすべきである．

認知症になる前に書いた事前指示と現状の意思が異なっているように思えるとき

- 現代の臨床上の意思決定の基本は「本人の意思の尊重」であり，これは「人間尊重」原則の中核でもある．リビングウィルなどの事前指示は，意思決定能力が不十分となりICを得ることができなくなった場合を想定して準備するものだが，実際に意思決定能力が不十分となったときに事前指示の内容がそぐわないと思われる場合は，現状の本人の幸せの実現を目指した判断がなされるべきである．認知症が高度に進行しても情動によって好悪の判断が示されることは少なくない．

延命医療

- 医療者が伝統的に考えてきた「与益」原則に沿った医療には「生存期間の延長を目指す」という目標がある．しかし，本人がそれを望まない場合は，「人間尊重」原則との間でジレンマが生じる．この場合は，本人の価値や人生観・死生観が反映された人生の物語りから判断し，延命医療が本人らしさやQOLを損なうのであれば，それを行わないことが倫理的に適切な判断となる．これは2007年に厚生労働省が「終末期医療の決定プロセスに関するガイドライン」（2015年に「人生の最終段階における医療の決定プロセスに関するガイドライン」と改称）を発表して以来，社会的に認められた対応である．同ガイドラインの発表後，多くの医学会が同様にガイドラインを発表している．

本人の意思が不明かつ本人の人生の物語りに関する情報が得られないとき

- 現在，日本社会では独居の高齢者が増えてい

るが，ほとんどの人にはその人の人生の物語りを一部でも知る人が存在するものである．家族や知人以外でも，行政関係者らが何らかの情報をもっていることもある．

- しかし，なかには天涯孤独で地域とのつながりも一切なく，本人の人生の物語り情報を知る人が誰もいない場合もある．そのようなときは，その地域での標準的な医療とケアで対応することが現実的な選択といえるだろう．

コミュニケーションの重要性

- 医療とケアに関する意思決定プロセスを倫理的に適切に進める際にまず大切なのは，医学的に適切な判断である．医学的な判断が不適切では，医療とケアに関するいかなる判断も倫理的に適切とはならない．
- そして，一人ひとりの人生の物語りに沿って意思決定プロセスを進めることによって，医学的な意味を本人にとっての最善の実現という観点で捉えなおす．
- 患者の価値や人生観・死生観を反映した人生の物語りを尊重する臨床上の意思決定に至ろうとするときに肝心なのは，丁寧なコミュニケーションのプロセスである．医療側と患者側は相互に価値や人生観・死生観を知り，患者本人が意思疎通困難な状態となった後でも，医療側は本人の物語りを形成する上で重要な関わりをもつ人々とコミュニケーションを繰り返していくことが，本人にとっての最善を模索する道筋となるだろう．
- 臨床上の選択肢が増え，患者側の価値も多様化している現代，患者側と医療者側のコミュニケーションの重要性はますます高まっている．バランスのとれた意思決定に到達するためにコミュニケーションは必須であり，医療者にはコミュニケーション・スキルのさらなる向上を望みたい．

文献

1) 清水哲郎．〈臨床倫理セミナーテキスト〉臨床倫理エッセンシャルズ（2016年春版）．東京大学大学院人文社会系研究科死生学・応用倫理センター；2015.
　http://www.l.u-tokyo.ac.jp/dls/cleth/cleth_essentials/1512clethesse_0_1_2.pdf
2) Beauchamp T, Childress J. Principles of Biomedical Ethics, 4th ed. Oxford University Press；1994.
3) 会田薫子．患者の意思を尊重した医療およびケアとは—意思決定能力を見据えて．日本老年医学会雑誌 2013；50（4）：487-490.
4) 日本老年医学会．「高齢者の終末期の医療およびケア」に関する日本老年医学会の「立場表明」2012.
　http://www.jpn-geriat-soc.or.jp/tachiba/jgs-tachiba2012.pdf
5) 清水哲郎．生物学的〈生命〉と物語られる〈生〉—医療現場から．哲学2002；53（1）：1-14.
6) 会田薫子．認知症ケア—共同の意思決定による家族支援．家族看護2013；11（1）：29-37.
7) Kleinman A. The Illness Narratives：Suffering, Healing and the Human Condition. Basic Books；1988／江口重幸ほか（訳）．病いの語り—慢性の病いをめぐる臨床人類学．誠信書房；1996.

終末期ケア / 意思決定支援

がんの終末期ケアにおける意思決定支援

田村里子
一般社団法人 WITH 医療福祉実践研究所がん・緩和ケア部

- ◆ がんの終末期の意思決定支援は，厚生労働省「人生の最終段階における医療の意思決定プロセスに関するガイドライン」をその基本的な考え方とする（**1**）．
- ◆ 意思決定支援はあくまでも本人の意向が中心となるが，真の意向にたどり着くための深いコミュニケーションスキルが求められる．
- ◆ 意思決定支援は，多職種から構成される医療チームで行う支援である．
- ◆ 意思決定はプロセスであって，意思決定支援はそのプロセスを支えることである．
- ◆ 患者の意向の実現のためには，地域へ意向をつなぎ実現するためのネットワーキングが，不可欠となる．

本人の意向を中心に

- 本人の意向を中心に進めるにあたって，まず，本人が選択決定するに必要十分な情報が本人に届いていることが必要になる．しかしがんの終末期においては，本人への情報開示に難色を示す家族など，本人にとって選択するにあたっての情報が，必ずしも十分ではないことは少なくない．
- 本人への情報開示を拒む家族の心情は，「辛い思いをさせたくない」と本人を守りたい気持ちと共に，知った後の本人を家族として支えられないといった，家族自身の不安や恐れの強さであることも多い．
- こうした家族の姿をありのままに受け止め，非審判的な姿勢で支えることが求められる．医療者も家族と共に本人を支え，本人にとっての最善を共に考えていくという姿勢を誠実に伝えつづけていく必要がある．

意思決定の前提となる情報提供のあり方

- 医療者から提供される情報は，今後について患者と家族が考えていく上で，必要不可欠なものである．
- しかし，病状説明という情報提供の設定は，ともすれば疾病についての医療側からの一方的な情報の受け渡しとなりがちな場面でもある（**2**）．
- 説明を行ったことで完結ではなく，説明を通して提供した情報が，どのようにその個人に取り込まれるか．本人が今後を考えるためにその情報が助けとなるか，という視点が重要である．
- 改めて言うまでもなく，患者はみな個別の存在である．その個別性の高い患者に，各々どのように話すと伝わるのか，個々人それぞれにどのように届くのかを考慮し「伝え方」を工夫する．提供する情報に「どこまでの内容を盛り込むか」を，対象に合わせ吟味する．
- 病状説明の際に提供した情報が，本人・家族

1 厚生労働省「人生の最終段階における医療の決定プロセスに関するガイドライン」による方針決定の流れ

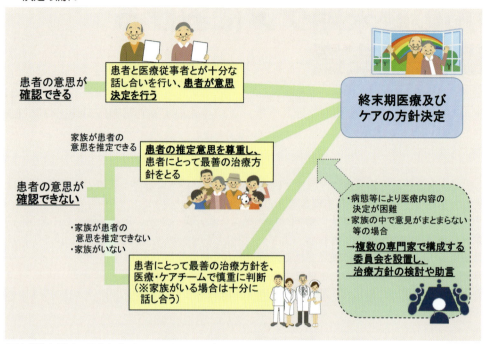

(厚生労働省「人生の最終段階における医療の決定プロセスに関するガイドライン」リーフレット．2015年3月より)

2 医療現場のコミュニケーションのピットフォール

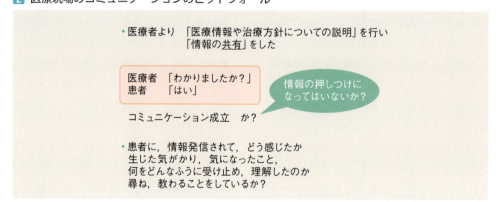

に実際には，どのように理解され受け止められたのかについてフィードバックを得る必要がある．
- 単に「理解ができましたか」などの閉ざされた質問ではなく「どのように理解されましたか」等の，開かれた質問で尋ねる．さらに「どういうことかなど，わかりにくい所などはありませんでしたか」と質問することを促す声がけをするなど，患者・家族が自らの言葉で話せるように工夫する．

患者の真の意向にたどり着くために

- 選択の局面で本人から明確な意向の表出がな

3 患者の真の思いにたどり着くために意向の明確化を支援する

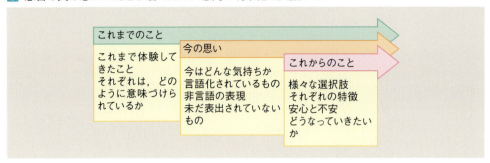

- されないことが，必ずしも本人にはっきりした意向がないことではない場合は多い．
- 本人が選好や指向性を，明確に言語化していないことを考慮する必要がある．

意向の明確化を支援する

- 本人から，これまでのこと・今の思い・これからへの思いを，丁寧にきちんと聴いていくことが，どうしていきたいのかを本人自身で明確にしていくことの支援となる（3）．

今までのことを聴く

- ここに至るまでにどんなことを体験し，どう対処しようとしてきたか，それぞれの体験は，その個人にとってどのように意味づけられ蓄積されてきたのか，について関心を寄せ聴く．
- 本人は今までの選択を振り返り，支援する側はこれまでのその個人のコーピングスタイルや選択の仕方を理解することにつながる．

今の思いについて聴く

- 現状に直面したことで，わき起こってきた感情や考えについて語るままを聴く．語ることが自身の中にある指向性への気づきとなる．
- 同列に並んでいるかに見えた事柄の中で，何が自分にとって大切で優先したいことかが，浮かび上がる機会となる．
- 不確かなことを，どのように決めたいのか．

誰と決めていきたいのか，が語られる．

これからのことへの思いを聴く

- それぞれの選択肢について，それぞれの特徴や，各々から想起されるこれからのことについて，安心や不安等の感情を交え語ることを促す．
- 今後，自分が決めることが困難な状況になった場合には，誰に決定を委ねたいのか，という代理意思決定者の選定に進むこともある．

医療チームで支援する意思決定

- 医師は，医療チームの中心として，看護師や医療ソーシャルワーカーなど患者を取り巻く多職種チームを有機的に機能させ，意思決定を支援する必要がある．

いのちを，生命と人生の二重の視点で捉えた意思決定支援

- 人生の最終段階を迎える状況において，方向選択にあたって優先されるものは，必ずしも医学的な適応ばかりではない．
- 哲学者の清水哲郎が示す「人のいのちの二重の見方」（4）で，生命体としての「ヒト」と人生を生きてきた「人」の両面を捉え，医療チームは意思決定を支援することが求められる．
- 選択の局面には患者の生き方や価値・人生が

4 清水哲郎による「人のいのちの二重の見方」

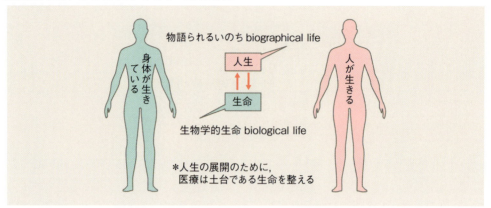

反映され，家族の歴史や生活の事情が色濃く集約される．社会的側面に配慮する医療ソーシャルワーカーとの協働が望ましい．

最期を前提とした話し合い

- 人生の最終段階の意思決定支援は，死を視野に入れた話し合いでもある．
- 支援する側として，死を前提に向き合い話し合うことの困難感や無力感や閉塞感にとらわれがちとなることは少なくない．
- 支援する自分が，自身のことに引きつけつつ，患者に寄り添い話し合い，共に歩むことが支援となる．単に患者を，対岸の事象として関わるのではなく，支援者自身の人生の地続きにある課題として，支援を考えたい．

意思決定はプロセス

- 意思決定は，変化し揺れ動くものであることを，忘れてはならない．
- 意思決定は，複数の選択可能な手段の中から，その時その時で最善と考えたものである．「その時」は推移するものであり，当然，状況も継時的に変化していく．「その時」「その時」の最善と考えたものを，選択・決定していくのである．一時期，1点に限定された，確認行為，契約行為ではない．

意思をつなぎ実現するためのネットワーキング──どのような職種と連携し，何を共有し，つないでいくのか

- 最期を過ごす場所についての意思決定を実現していくためには，地域に広がる医療・福祉・介護関連のサポートネットワークを，本人・家族を中心として形成していくことが求められる（**5**）．

地域に広がる多職種チーム

- 地域の様々な医療機関，在宅療養支援診療所，訪問看護ステーション，居宅介護支援事業所，ヘルパーステーション等の複数の機関や職種と必要に応じて柔軟にチームを組む．

本人と家族の暮らしの事情

- 本人が過ごし方で大事にしていること，暮らしの中で大切にしていること，生活上の希望などを，本人らしさを伝えるエピソードなどを交えてつないでいく．

医療行為に関する選択について

- 人工栄養，人工呼吸器　病状悪化時の対応をどのようにするかについて，話し合いの経過

5 意思をつなぎ実現するためのネットワーキング

■院内の医療チームから
　地域ケアチームへ　サポートネットワークの構築へ

療養の場の選択のサポート
在宅療養のためのネットワーキング
最期を迎える場として在宅を整える

人の気持ちと暮らしがつながり
最期まで安心して過ごせるためのネットワークをつくる

についての共有も，ケアをつないでいく上で意味が大きい．

最期を迎える場所について

- どこで亡くなりたいか，最期を迎える場所の希望をつなぐ．そう選択した訳を背景にある思いと共に共有していく．

代理意思決定者について

- 代理意思決定者は選定されているか，誰か，未着手の課題か，は重要な点である．

- がんの終末期ケアにおける意思決定支援は，かけがえのない個人の時間と人生を最期までその個人として生きるための支援である．

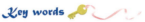

Key words

代理意思決定者
代理意思決定者とは，患者が自分に代わって決定を委ねたい人であり，家族など親しい対象であることが多い．
患者本人ならこう考え望むであろうと，推定できる人であることが重要である．
患者の代わりに何でも決めていい人，というのではなく，患者本人を中心において考えた上で，今後についての最善を決定していくという立ち位置である．

参考文献

- 厚生労働省HP．人生の最終段階における医療の決定プロセスに関するガイドライン．
  http://www.mhlw.go.jp/file/06-Seisakujouhou-10800000-Iseikyoku/0000078981.pdf
- 厚生労働省HP．終末期医療の決定プロセスに関するガイドライン 解説編．
  http://www.mhlw.go.jp/shingi/2007/05/dl/s0521-11b.pdf
- 石垣靖子，清水哲郎（編著）．臨床倫理ベーシックレッスン―身近な事例から倫理的問題を学ぶ．日本看護協会出版会；2012．

終末期ケア/意思決定支援

非がん，難病の意思決定支援
多死時代で急増，がんとは異なる難しさ

荻野美恵子
北里大学医学部附属新世紀医療開発センター包括ケア全人医療学講師

◆ 今後の少子高齢多死時代においては，終末期ケアの中心はむしろ非がん疾患である．
◆ 非がん疾患の終末期意思決定支援は，介入の時期や改善可能な病態を繰り返すことから，がんにおけるものよりも難しい．
◆ 高齢者や認知症など意思決定能力の低下した患者を支援することも多く，さらに高度な意思決定支援能力を求められる．
◆ 嚥下機能の低下や呼吸障害など急変する可能性のある状態になったときには，もしもの時の心づもりについて話し合いを始め，関係者で本人の思いを共有する．
◆ 患者のもっている/もっていた価値観を理解し，家族とも協調しながらチームで検討する．

非がん，難病の意思決定支援の必要性

- 少子高齢化を迎え，今後75歳以上の後期高齢者が死亡者の大多数を占めるようになると，終末期に診療する機会が増えるのはむしろ非がん疾患である．
- 総死亡数自体が増えるため，がんによる死亡も増加するが，年齢別死亡原因をみると，それ以上に非がん疾患の死亡割合が増加することが予想される（ 1 ， 2 ）．
- 特に認知症，慢性閉塞性肺疾患（COPD）等肺疾患，慢性心不全，肺炎，などが上位を占めるようになり，がんはその中のごく一部となる．
- 高齢者のがん自体が今後増加する可能性もあるかもしれないが，いずれにしても様々な合併症を伴い複合的な問題に対応しなければならなくなる．
- 難病を含む非がん疾患の終末期の特徴は，①病期が長く，いつからを終末期と捉えるかが難しいこと，②感染症など改善可能，延命可能な病態も含むため，どこまで積極的な治療を追及するかが問題となること，③高齢あるいは認知機能低下により自己決定能力の低下を伴う場合が多くなること，④非がん疾患の終末期の苦痛症状は疼痛以外の症状が多く捉えにくいこと，⑤現在の日本の医療制度下で，緩和ケアは主にがん性疼痛に対して行われており，医療者および患者の両者とも非がん疾患に緩和ケアが必要であるという認識が低いこと，などがあげられる[1-3]．
- 日本においては，平均寿命と健康寿命の差が約10年と，何らかの介護を受けながら最期を迎えるまでの期間が長いことが特徴である．
- 最近では，単に命を長らえるだけでなく，生活の質（QOL）を問題とする考え方がでてきた．また，介護問題も発生するため家族との関係も患者のQOLに密接に関係する．
- このように複数の問題が意思決定に影響するため，意思決定そのものも難しいタスクとなり，医療も介護も総合してコーディネートできないと生活に根差した意思決定支援を行う

意思決定支援／非がん，難病の意思決定支援

1 年代別年間死亡者数の推移

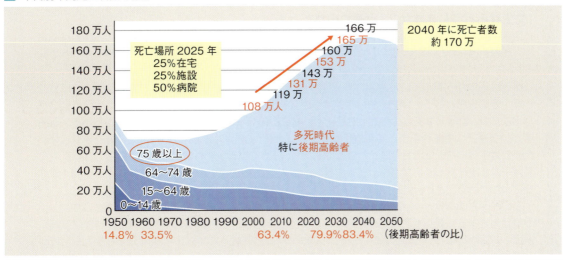

(厚生労働省政策統括官付政策評価官室作成資料．2005年までは厚生労働省大臣官房統計情報部「人口動態統計」より，2010年以降は社会保障・人口問題研究所「日本の将来推計人口(平成18年12月推計)中位推計」より)

2 性・年齢階級別にみた主な死因の構成割合（平成26年）

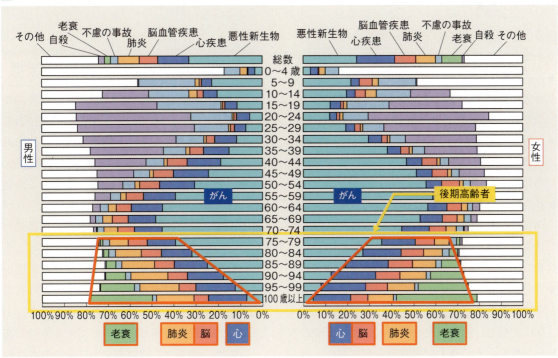

(厚生労働省「平成26年人口動態統計月報年計(概数)の概況」より)

ことはできない．
- 非がん疾患は，がんよりも時間的余裕があることが多いものの，裏を返せば長期の療養となることが多く，結果として生死を問う意思決定支援になるため，高度の技術と豊富な経

験が問われる分野である[1]．

意思決定支援の基本

- 意思決定支援において最も大切にすべきこと

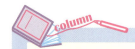

「先生ならどうしますか？」と尋ねられたとき

　患者の状況に共感する意味では「自分であったらどうするか」と考えることは一つの方法ではあるが，患者と自分が同一の考えをもつわけではないことも同時に認識し，偏りのない説明をすべきである．

　筆者は患者から尋ねられたとしても，「自分であったらこうする」とはあえて言わないようにしている．その理由として，「考え方も年齢も抱えている背景も異なるのであるから，私にとって良いと思うことが，必ずしもあなたにとって良いということにならないかもしれないにもかかわらず，医療者がいう選択は患者や家族に与える影響が大きいと思うから」と説明したうえで，「後で後悔しないためには自分のことは自分で決めたほうがよい」と勧めている．そして，「"私だったら"ではないが，私がこれまで理解してきたあなたの人生観にとってどの選択が良いと思うか」については意見を述べることができることを伝えている．

　この考え方はパターナリズムではなく，プロフェッショナルとしてのエキスパートオピニオンという捉え方である．決して医療者の意見を押し付けるのではなく，本人の気持ちや希望を聞きながら，医療に知識があるものとして患者よりも介入後の状況を想像しやすいという点で選択肢をともに検討していくというsheared decision makingの考え方にそった意思決定支援である．

は，自律尊重の原則から「本人の意思」である．しかし，「本人の意思」がどこにあるのかをどう判断するのかが難しい．

- 特に非がん領域では高齢であることが多く，介護の問題もあるため，患者が「口に出したこと」が患者の意思とは限らないこともある．
- 一方で，患者の意思があったとしても，周囲の状況により，希望の成就が不可能な場合もある．
- そもそも患者および家族が理解できるように情報が伝わっていなかったり，さらには本人自身がどうしたいのかわかっていない場合も多い．
- このような状況の中で意思決定支援をするものは，患者の置かれた心理・社会的状況を詳細に把握し，医療状況を判断し，何が可能かを見極め，そのうえで患者の人生における価値観にそった選択となるように援助しなければ

ばならない[2,3,5]．

人工栄養の選択における意思決定支援

- 終末期に決断＝意思決定を迫られる代表的な問題として人工栄養の問題がある．経口摂取で生命を維持するのに足るほどは栄養が摂れなくなってきたときに，胃ろうや経鼻経管，中心静脈栄養などの人工栄養を導入するかどうかの決断を迫られる．
- 基本的にはこのような医療処置をした場合としなかった場合とでその後の生活がどのように変化するか，メリットとデメリットを整理し，本人および家族が十分に理解したうえで選択することとなる．自己決定はあくまで十分な情報提供があって初めてできるものであるので，間違った理解のもとになされた決断は自己決定にはならないため，関わる医療者には説明責任がある．
- かつて，「できるだけの治療を施す」ことが良いこととされ，より安全に内視鏡で胃ろうができるという医療の進歩もあり，「食事ができなくなったら胃ろうで栄養を摂る」こと

Point
予後予測については各疾患ごとにも様々な指標が示されているが，「この患者さんが12か月以内に亡くなったら驚きますか？」というsurprise questionが緩和ケアの導入時期の判定に有効であると報告されている[4]．

が良いこととして一般的に行われた．しかし，栄養は摂れても他の機能が低下していく中で，患者のQOLにとって良かったのかと疑問が提示されるようになり，最近では胃ろうなどの人工栄養は「無駄な延命をきたす」悪いものというイメージをもつ人が増えているように感じる．
- 自分だったら望まないと答える医療者の割合が高いこともあってか，患者や家族が人工栄養の拒否を申し出たときに，そのまま受け入ることが多くなってきているように思われる．しかし，特に栄養を摂れないことでのデメリットの大きい疾患の場合はしっかり説明する必要がある．
- COPDや心不全などの消耗性疾患の場合や，筋萎縮性側索硬化症（ALS）をはじめとする筋萎縮をきたす疾患では，栄養が不十分となるとADLの低下が著しく進行することになる．
- 「人の手を借りずにトイレまで行きたい」など，できるだけ自立した生活を長く続けたいと思うのであれば，そのために栄養は摂った方がよいということとなる．
- また，パーキンソン病など経口薬でのコントロールが重要な疾患では，投薬手段として経管ルートが重要である場合がある．このような状況の胃ろう等の適応は，老衰で食べられなくなったときと同等には考えられないが，患者や家族はそこまで理解して申し出ているとは限らない．
- 2012年に日本老年医学会より人工栄養に対するガイドラインがだされ，一部人工栄養の中止についても言及されている[6]．メリットの大きい時期には導入し，デメリットが大きくなったときには中止するという選択肢もあると示されたことになる．しかし，中止は開始時よりもさらに難しい決断となることが多く，始める前に十分に考えることが望ましい．
- なかには胃ろうや経鼻経管は拒否しながら中心静脈栄養を希望する患者がいるが，多くの場合，中心静脈栄養の方がより人工的でリスクがあることが理解されていない場合が多い．腸での消化が期待できないような特殊な場合を除き推奨されるわけではないことも説明すべきである．
- 患者や家族は「延命治療」に対して負のイメージを持っていることが多いが，同じ医療処置が延命治療にも緩和ケアにもなりうるものである．医療者は単純に「延命治療」と説明するのではなく，その患者にとってのメリット，デメリットを勘案して伝えるようにし，十分にわかったうえで判断してもらうように援助する．

人工呼吸療法の選択における意思決定支援

- 非がん疾患では，肺炎が重症化したときや，COPDなどの肺疾患，ALSなどの神経筋疾患において，非侵襲的人工呼吸療法（NPPV）や，侵襲的人工呼吸療法（IPPV）について，しばしば選択を迫られる．
- 今後の高齢社会では肺炎で亡くなる人がますます多くなることが予想されるため，重症肺炎に対する人工呼吸器の選択が問題となる場面も多くなると思われる．気管挿管などの医療処置は意識があれば不快な医療処置であり，IPPVは状態によっては離脱困難となることもある．
- 選択を迫られる時点で本人の意思確認ができるとは限らないため，誤嚥性肺炎をきたしやすい病態をもつ場合には，万が一そのような状態になったときのことを，前もって聞いておき，家族を含む関係者で情報共有しておくとよい．
- 急に状態が悪化したときには，家族は命が短くなる選択をしづらいものである．しかし，本人がそこまではしないでほしいと意思表示していたのであれば，家族も本人の気持ちを

大事にするということで，納得できることが多い．

- 事前の意思表示が確認できない場合は，医療者は病前の本人の性格傾向，本人の意思を推定できるエピソードなどを家族とともに確認しながら，家族を含む医療チームで意思決定支援に関わる．
- ALSの人工呼吸器の選択についてはさらに悩ましいものとなる．たとえ一時的な感染症による呼吸状態の悪化であったとしても，呼吸機能低下も伴っている場合には離脱困難になることもある．IPPVを選択すると数十年単位で延命が図れることもあるが，他の機能低下は進行するため，選択後の人生を理解したうえで意思決定することが求められる．
- しかし，起きていないことを想像しながら理解するのは，実際には大変難しい．単に医療的な状態だけでなく，介護や生活する場所，経済状態など様々な要素を勘案して，どのようにするのが一番良いと思えるかを考えなければ決めることができない．
- その人の人生に対する思いを理解し，希望が実現可能であるのかを十分に検討したうえで，患者自らが決められるように支援する[4]．

療養の場の選択

- 状態が悪くなったときに，どこまでの医療を望むのかについてできるだけ前もって意思確認をしておきたい．

- 例えば呼吸器感染症になった時も，入院にて点滴治療をしたほうが肺炎自体は早く治癒するかもしれない．しかし，入院することにより禁食になったり抑制されたりするかもしれない．夜間せん妄になって鎮静薬を投与され，意識状態が低下してさらに誤嚥をきたすかもしれない．最悪の場合，その入院中に最期を迎えることもあるかもしれない．このように，結果的に入院することが良いことになるかどうか，難しい判断となる場合もある．
- 一方，在宅ではどこまで治療ができるのか，経口摂取ができなくなったらどうするのか等によっても選択肢が異なってくる．
- 予測できる病状悪化についてよく説明し，その場合にどうしたいのか本人や家族に考えてもらい，希望を聞いておくとその後の診療の心づもりができる．

意思決定能力が低下している場合の意思決定支援

- 今後は医療における意思決定を迫られる多くの対象患者が高齢となることが予想され，認知機能低下などにより，意思決定能力が低下した患者に対して意思決定支援を行わなければならない場面が増えると思われる．
- 意思決定能力を定量的に測定する方法にゴールドスタンダードはなく，与えられた課題によっても求められる意思決定能力が異なるの

Memo

コンセンサス・ベースド・アプローチ
認知症など意思決定能力が低下した患者に対して適切な緩和ケアを提供するために米国内科学会が提唱した方法．①意思決定に参加する人を決定する，②患者がどのような経過でこのような病に至ったかを説明する，③今後患者の病がどのように推移するかという見込みを伝える，④患者のQOLと尊厳について代弁する，⑤最後にデータと経験に基づいたガイダンスを与える，の5つのステップが示されている[2,3]．

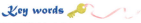

事前指示とACP
「事前指示」は意思表示できない状態に備えて，前もって具体的な希望を表明しておくことで，文書で示した場合は「事前指示書」といわれる．それに対して，ACPは自分の人生においてどのようなことを望むかという広い範囲の意思表示であり，人生観や価値観を重要視したうえで希望を述べておくが，必ずしも具体的な指示の記載とは限らない．意思表示ができなくなった時には，ACPに述べられている本人の価値観に照らし合わせて本人にとっての最善の選択を考えることとなる．

で，単純に「意思決定能力がない」とは決められない．意思決定支援をするものは，患者が残存した意思決定能力を最大限発揮できるよう配慮しなければならないと同時に，患者が表明した意思表示がメリットやデメリットを十分に斟酌したものといえるのかも判断しなければならない．

- 結果的に本人の最善の利益を目指すことが意思決定支援のよりどころとなるが，「何をもって最善の利益とするのか」の判断は非常に難しいものであるので，家族も含み多様な立場の多様な価値観をもつ，患者のことをよく知っている複数の医療・介護スタッフで検討することが望ましい[1,2,3,5]．

ACPおよび事前指示と代理決定者

- 自分が意思表示ができなくなった時のために，ACP（advance care planning；アドバンス・ケア・プランニング）や事前指示など前もって意思表示をしておくことがある．また，内容を指示するのとは別に判断を任せる人，代理決定者をあらかじめ決めておく場合もある．気を付けるべきことは，事前に表明していた本人の意向が，現在生じている問題に当てはめうるのかどうかをまず考えることである．

- がんと異なり，病期も長く，様々な問題が起こりうる．それらすべてを予想して，事前に意思表示をすることは不可能であるので，現在の事態が想定内のことであったのかどうかを検討する．

- 単純に当てはめられないと思われる時には，ACPで掌握している基本的な人生に対する考え方を参考に，「本人であったらどう考えるだろう」と代理決定者と共に考えるべきである．代理決定者は自分自身の考えを述べるのではなく，あくまで「本人の意思」の代弁者でなければならない．支援するものはこの点を注意して整理するように心がける[5]．

おわりに

- 特に非がん疾患は医療者も患者自身も終末期を認識しないまま介入のタイミングを逃して最期を迎えることが多い．しかし，自分自身の最期について十分に事前に考えておくこと，そして，家族等と共有しておくことは，最期まで納得のいく人生を送るために，また，残された家族のグリーフケアにも重要である．

- 患者の人生にかかわることになった医療者は「最期までよい人生」を支える意味でも丁寧な意思決定支援を行いたい．

文献

1) 荻野美恵子．〈特集 最後までよい人生を支えるには—多死時代の終末期医療〉現代における終末期医療とは．内科 2013；112：1071-1074．
2) 平原佐斗司．非がん疾患の緩和ケアとは—総論．〈在宅医療の技とこころシリーズ〉チャレンジ！ 非がん疾患の緩和ケア（平原佐斗司 編著）．南山堂；2011．pp1-17．
3) 荻野美恵子．神経難病の緩和ケア．〈在宅医療の技とこころシリーズ〉チャレンジ！ 非がん疾患の緩和ケア（平原佐斗司 編著）．南山堂；2011．pp114-127．
4) Murray S, Boyd K. Using the 'surprise question' can identify people with advanced heart failure and COPD who would benefit from a palliative care approach. Palliat Med 2011；25：382．
5) 荻野美恵子．告知，診療チーム，事前指示，終末期ケア．筋萎縮性側索硬化症診療ガイドライン2013（「筋萎縮性側索硬化症診療ガイドライン」作成委員会 編）．南江堂；2013．pp46-74．
6) 日本老年医学会．高齢者ケアの意思決定プロセスに関するガイドライン—人工的水分・栄養補給の導入を中心として．平成24年6月27日
   http://www.jpn-geriat-soc.or.jp/proposal/pdf/jgs_ahn_gl_2012.pdf

終末期ケア/スピリチュアルケア・グリーフケア

苦しむ人への援助と5つの課題
スピリチュアルケアをわかりやすい言葉にする

小澤竹俊
めぐみ在宅クリニック院長

- ◆ スピリチュアルペインは，どれほど医学や科学が発達しても答えられない問題であり，スピリチュアルペインに対するケアをスピリチュアルケアと呼ぶ．
- ◆ スピリチュアルケアは，地域包括ケアシステムの中で，具体的に看取り実践を行う上で欠かせない大切な課題である．
- ◆「苦しむ人への援助と5つの課題」は，スピリチュアルケアをわかりやすい言葉とシェーマで表したもので，筆者らが理事をつとめるエンドオブライフ・ケア協会では，エンドオブライフ・ケア援助者養成基礎講座を開催し，これらの課題を学ぶ場を設けている．

スピリチュアルケアにおいて，なぜわかりやすい言葉が必要か

- 超高齢多死社会を迎え，地域包括ケアの充実が叫ばれるなか，住み慣れた自宅や介護施設で人生の最終段階を迎える人とその家族を支援していくことが求められる．
- 安心して看取りに対応できる地域づくりを困難にしている要因の1つに，看取りに関わる困難さがある．
- 今までできていたことができなくなる人生の最終段階の人の苦しみにどのように関わると良いのか自信を持って援助できる人は少ない．
- 死を前にして理不尽な苦しみを抱えた人に対する援助を，なるべくわかりやすい言葉にすることは，医療職のみならず介護職の人が看取りに関わる上で欠かせないテーマである．

苦しむ人への援助と5つの課題

- 苦しむ人への援助と5つの課題は，スピリチュアルケアをわかりやすい言葉とイラストに表したものであり，多職種連携として行うケア（☞「多職種連携で行うケアの実際」の項〈p.197〉参照）でも，会話記録で学ぶ1対1の対応（☞「具体的な関わり方を学ぶ──会話記録で学ぶ1対1の対応」の項〈p.202〉参照）でも，共通する課題である．
- 苦しむ人への援助と5つの課題を図で表すと**1**のようになる．

第1の課題：援助的コミュニケーション──苦しんでいる人は自分の苦しみをわかってくれる人がいるとうれしい

- 第1の課題・援助的コミュニケーションについては，「援助的コミュニケーション」の項（p.160）を参照．

第2の課題：相手の苦しみをキャッチする──苦しみは希望と現実の開き

- 相手の苦しみをキャッチすることは容易ではなく，相手の苦しみをキャッチする感性を

1 苦しむ人への援助と5つの課題（全体像）

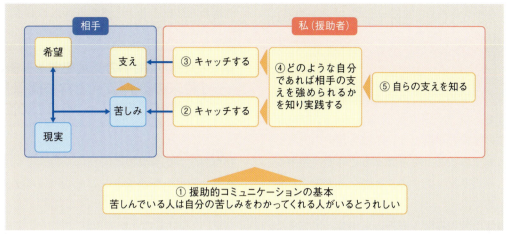

（エンドオブライフ・ケア協会「エンドオブライフ・ケア援助者養成基礎講座」資料より）

養っていく必要がある．

- 何気ない相手の苦しみに気がつく感性を養うために，次の3人に共通する苦しみの本質を問うてみたい．

■ Aさん（84歳女性）
「私が気になることは，孫のこと．来年の春に結婚するのですが，どうも私の体調が悪くて，無事に結婚式に行くことができるか心配です．去年までは1人で散歩もできていたのに，今年になって急に歩けなくなり，最近では，部屋の中を歩くのが精一杯．こんな身体じゃ，来年までもつかどうか．」

■ Bさん（85歳男性）
「私が今気になっていることは，最近のことを忘れてしまうことです．右を向いて，左を向くとすぐに忘れてしまう．若い頃は，ドライブが好きで，一度通った道は，すぐに覚えていたのに．」

■ Cさん（89歳男性）
「私が気になることは，トイレに1人で行けなくなることです．今は杖をついて歩くことができます．でもいつまでできることやら．もし，1人でトイレに行くことができない身体になるようなら，いっそのことすっとお迎えが来ればよいかと思います．」

2 苦しみの構造

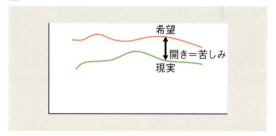

苦しみは，希望と現実の開き

- この3人の苦しみの共通する本質は，希望と現実の開きである（ 2 ）．
- Aさんの希望は「孫の結婚式に出たい」であるが，現実は「この1年で急に歩けなくなってきている」であり，来年の春の孫の結婚式に行けるかわからないとの思いが，苦しみとなる．
- Bさんの希望は「覚えていたい」であるが，現実は，右を向いて左を向くと，すぐに忘れてしまう，この開きが苦しみである．
- Cさんの希望は「これからも1人でトイレに歩いて行きたい」であるが，現実は「杖で歩ける程度で，これからの将来，1人でトイレまで歩けるかはわからない」という苦しみである．

- 希望と現実を意識すると，何気ない言葉や態度に含まれる苦しみを感じると力が養われる．

4つの苦しみとスピリチュアルペイン

- 苦しみは身体的，精神的，社会的，そしてスピリチュアルな苦しみの4つにわけることができる．
- 実際の臨床の現場では，希望と現実の開きが苦しみであることを意識するだけで，相手の苦しみをキャッチすることができる感性が養われる．
- 身体的な苦しみは，痛み，息切れ，倦怠感などの身体症状による苦しみを指し，適切な薬物により対応が可能である．
- 精神的な苦しみは，不眠，抑うつ，せん妄など精神症状を指し，適切な薬物治療，環境整備，コミュニケーションなどにて対応が可能である．
- 社会的な苦しみは，対社会的な問題として経済的な困窮，社会的役割の喪失などを指し，社会保障制度やフォーマルまたはインフォーマルなサービスを利用して対応が可能である．
- スピリチュアルな苦しみは，存在と意味の消滅から生じる苦痛と定義され，どれほど医学や科学が発達しても答えることのできない理不尽な苦しみである．
- 存在の消滅は，いのちを失うことであり，意味の消滅は，生きる意味を失うことである．今まで，家族の世話をしたり，地域の役員をしたり，友人と食事に行くことを楽しみにしたり，孫の成長を楽しみにしていた人が，一つ一つできなくなる苦しみである．しばしば，今の私は，本当に私であろうか？　私には生きる意味があるのであろうか？　という思いを感じる苦しみである．
- スピリチュアルペインの特徴は，どれほど医学や科学が発達しても人間には答えられない問いを含むことである．つまり，正確な診断と適切な治療を提供したとしても，残り続ける理不尽な苦しみである．しばしば医療者が関わる時に，苦手と感じる訴えである．

第3の課題：相手の支えをキャッチする——「将来の夢」「支えとなる関係」「選ぶことができる自由」という3つの支え

苦しみから学ぶこと

- 苦しみは，解決できること（痛みの緩和など）と解決ができないこと（スピリチュアルペイン）にわけることができた．
- 解決ができない苦しみ（スピリチュアルペイン）は，本人・家族にとっても，関わる援助者にとっても大きな苦しみである．しかし，人はただ苦しむのではない．苦しみを通して，苦しむ前には気づかなかった大切な自らの支えに気づくことがある．すると，人は苦しみを抱えながらも，穏やかさを取り戻すことができる．
- 支えには，将来の夢，支えとなる関係，選ぶことができる自由がある．
- 現場では，苦しみをキャッチしながら，相手の支えをキャッチすることが求められる．

将来の夢

- 人は今だけを生きているのではなく，過去の出来事を通して，将来の夢に向けて，今を生きようとする．
- 人は，たとえ今がつらい困難を抱えたとしても，将来の夢に向けて生きようとするとき，強くなれる．これが将来の夢である．
- 将来の夢の例として，甲子園を目指して厳しい練習に耐える高校野球の生徒，志望校に入るため厳しい勉強をする受験生，厳しい抗がん剤や手術に耐えてきたのも，会社に戻りやり残した仕事をしたいという夢であったりする．
- 将来の夢は，現世とはかぎらない．死を越え

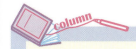

事実学と本質学

学問には事実学と本質学がある．

貧血や高血圧など，数量化できる数字をもとに診断を行い，適切な治療を行うことで，医学は発展してきた．これは数字で表せる学問であり，事実学である．しかし，死を目の前にして怖いと思うか，穏やかと思うかは人によって異なる．ある人は死を怖いと認識するが，ある人は死を前にしても穏やかと認識する．

物事をどのように認識するかという学問は，西洋哲学であり本質学である．従来の医学では扱わなかった本質学が，特に終末期ケアでは大切になる．

苦しむ人への援助と5つの課題は，解決ができない理不尽な苦しみへの援助の可能性である．人は，死を前にしても，「自らの支え」が与えられると穏やかさを取り戻すことができるのである．

た将来の夢（死んだら戦友に会ってお礼が言いたい，死んでも向こうから孫の成長を見守ることができる）も，支えとなる．

支えとなる関係

- 人は1人ではとても弱い存在であるが，その人のことを心から認めてくれる他者との支えとなる関係が与えられると，一転して強くなる．これが支えとなる関係である．
- 支えとなる関係は，家族，医療・介護者，友人，宗教家という人たちだけではなく，動物（ペット），自然（太陽，山，海など），神・仏といった人を越えた存在との関係も，支えとなる．
- 支えとなる関係は，目で見え手で触れ，耳で聞こえるとは限らない．たとえ，先に逝き，目に見えない存在になったとしても，心と心の絆がしっかりと築かれているならば，支えとなる関係は成立をする．これは，大切な人を亡くした家族（遺族）へのケアとしても大事な概念である．

選ぶことができる自由

- 選ぶことができる自由は，基本的人権に関わる大切な支えであるが，その基本的な概念をつかむことは容易ではない．しかし，次のような視点で，選ぶことができると穏やかになれるのかを意識すれば，選ぶことができる自由の支えをキャッチすることができる．それぞれの項目は重なることもあるが，支えをキャッチする視点として，次の8つの項目は，終末期医療における大切な援助の視点である．

① 療養場所を選べること：自宅，介護施設，入院などを自由に選べること．

② 心が穏やかになれる環境・条件：痛みがないこと，大好きな庭を眺めることができること，お気に入りの写真を見ること，好きな音楽を自由に聞くことなど．

③ 尊厳：「ディグニティセラピー——尊厳を取り戻す援助」の項（p.207）で用いられる問いを参照．

④ 希望：どんな状況であったとしても希望を大切にすること．

⑤ 保清の維持：トイレやお風呂について，徐々にADLが低下しても本人の希望する形で保清を維持できること．

⑥ 役割：どんな状況であったとしても，本人の役割を見いだせたとき，穏やかになれる（子どもや孫に料理のレシピを教えることができるなど）．

⑦ ゆだねること：自分が大切にしてきた何かを，他の誰かにゆだねることができると，穏やか

になれる（盆栽の手入れを友人にゆだねる，ご主人の面倒を子ども達にゆだねるなど）．
⑧ **栄養摂取の方法**：経口，経管栄養，点滴など，本人が希望する栄養摂取方法について選ぶことができる．
- 以上のそれぞれの項目は，終末期を迎えた患者の支えをキャッチする上で，参考になる視点である．
- どんな選択肢を選ぶことができれば，本人の最善になるのかを，1人で決めず，医療者だけに任せず，代理人1人の責任とせず，1回で決めず，みんなで悩みながら選ぶプロセスが，意思決定支援である．

第4の課題：どのような自分であれば，相手の支えを強めることができるのかを知り実践する

- 第3の課題で得られた相手の支えをどのような自分であれば強めることができるかが課題となる．
- 苦しみを抱えた人の援助は，何も医療の資格のある医師や看護師だけが行える援助ではなく，相手の支えを強めることができるのであれば，職種を問わず，すべての人が関われる援助である．
- たとえ寝たきり状態であったとしても，生まれ故郷の話を聴いてくれ，わかってくれる人がいたならば，きっと穏やかさを取り戻す．たとえまもなくお迎えがくる状況であったとしても，人生において支えとなった家族の話について，わかってくれる人がいるだけで，その場の雰囲気は変わる．その具体的な関わり方については，「多職種連携で行うケアの実際」の項（p.197）と「会話記録で学ぶ1対1の対応」の項（p.202）で紹介する．

第5の課題：支えようとする自らの支えを知る

- 終末期医療の現場は決してきれいな話だけではない．力になりたいと願いながら力になれないことがある．
- 「まだ娘が小学校1年生であり，もっとこの娘が大きくなるまで生きていたい」，「去年に会社を退職して，念願のお店を開業したばかりです．まだやりたいことはいっぱいある，何で私がこんな目にあわなくてはいけないのか．何とか元気になる手段を探して欲しい」，「家族に下の世話になるぐらいであれば，早く死んでしまいたい」，このような訴えを前に，しばしば現場では，相手に返す言葉を失い，逃げたくなると思う場面がある．
- 援助者として力になれない苦しみから，何を私たちが学ぶかが課題である．苦しみを通して，自らの支えに気づく時，力になれない自分が，逃げないで苦しむ患者さん・家族と関わり続ける可能性が見えてくる．
- 誰かの支えになろうとする人こそ，一番，支えを必要としている．

参考文献
- 小澤竹俊．医療者のための実践スピリチュアルケア―苦しむ患者さんから逃げない！．日本医事新報社；2008．
- 小澤竹俊．小澤竹俊の緩和ケア読本―苦しむ人と向き合うすべての人へ．日本医事新報社；2012．
- 小澤竹俊．今日が人生最後の日だと思って生きなさい．アスコム；2016．
- 村田久行．ケアの思想と対人援助―終末期医療と福祉の現場から．川島書店；1998．
- エンドオブライフ・ケア協会HP
  https://endoflifecare.or.jp/

終末期ケア/スピリチュアルケア・グリーフケア

多職種連携で行うケアの実際
苦手意識から関わる自信につながる連携の可能性

小澤竹俊
めぐみ在宅クリニック院長

- ◆ 多職種連携で行う看取りの支援は，地域包括ケアの最重要課題である．
- ◆ 医療を専門にしない介護職を含めて関わるすべての人が，看取りに関わる苦手意識から関わる自信につながるためには，それぞれの人が，援助を言葉にすること，そして相手の支えを強めるために自らできることを知ることである．
- ◆ 1人ですべての援助を行うことは困難であることを自覚し，多職種にゆだねることも，援助者として求められる姿勢である．

地域包括ケアにおける多職種連携の重要性

- 超高齢多死社会を迎え，地域包括ケアの充実が叫ばれるなか，具体的に多職種連携による支援を実践していく必要がある．
- 多職種連携による支援の実際は，たとえば入浴の許諾について，バイタルサインの条件を医師が指示する連携だけではなく，個別性の高い患者・家族の生き方そのものをふまえて，多職種チームで支援することである．
- 終末期ケアにおける患者・家族への援助とは，病気の診断と治療という視点だけではなく，相手の「支え」を強めることであることを意識すると，それぞれの職種の，相手の「支え」を強める得意分野で連携していく形が見えてくる．
- 具体的な事例を提示しながら，多職種連携で行うケアの実際を考えてみたい．

自宅での看取りの実際

事例提示

Aさん．60代女性．
病名：膵がん末期，肺転移．
経過：X年に膵がんと診断，治療を受けてきたが，X+2年1月に治療継続が困難と判断された．X+2年4月より，通院が困難となり，訪問診療，訪問看護が開始となる．
　家族構成はご主人と息子さん夫婦と3歳になるお孫さんの5人暮らし．近くに妹さん夫婦が住んでいる．妹さんは，毎日Aさんの介護のため，自宅に通っていた．
　初診時の状況として，背部の痛み，食欲低下，労作時の息切れを認めていた．
　訪問診療開始後は，痛みの改善を得ていた．
　気がかりとして，今まで自宅で経営していたフラダンス教室ができなくなること，孫の成長を楽しみにしていたのに，見守れなくなることを挙げていた．
　できれば最期まで家で過ごしたい希望があるも，当初は，最期まで家で過ごせるかわからず

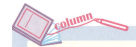

解決できない苦しみを支える

「変えることのできないことを受け入れる落ち着きと，変えることのできることを変える勇気と，その違いを常に見分ける知恵を与えたまえ」（ニーバーの祈りより）

　苦しみには，「解決することができる苦しみ」と，「解決することができない苦しみ」がある．身体の痛みなどは，「なぜ苦しいのか」その原因を特定し，薬で解決できたとしても，「なぜ私だけこんな目にあうの？」という苦しみに答えはなく，どんなに医学や科学が発達しても，解決できない苦しみといえる．

　誰かの力になりたいと願うとき，この「なぜ？」に私たちは答えようとし，「解決することができない苦しみ」でさえも解決しようとしてしまう．この苦しみは「解決することができる」，つまり「変えることができる」ものか，「解決することができない」「変えることができない」ものかを識別することが大切である．

　そして，解決できる苦しみには，解決に向けて速やかに行動し，解決できない苦しみは，共に味わい，そこから見えてくる「支え」を見出したいものである．

不安な思いがあった．

　地域包括支援センターから紹介された多職種チームで，医療・介護の連携により支援を行った．

　お風呂はなるべく自宅の湯船につかりたい希望があった．

　フラダンスの教室もできるだけ継続されたが，途中から妹さんに引き継ぐことに決めた．

　生活面では，同居のお嫁さんや妹さんだけではなく，訪問介護サービスを利用するようになった．

　トイレの移動が困難になったときには，家族に迷惑をかけたくない思いから入院も考えたが，そばに家族がいることや，大好きな庭の花を眺めることができること，そして信頼できる介護の人にお風呂や下のお世話になってもよいと思えるようになったことなどより，自宅で最期まで過ごすことを決意した．

　徐々に衰弱の進行を認めるなか，X+2年8月，自宅にて静かに永眠された．

解説

- 多職種連携で行うケアの実際において，求められるキーワードは，「援助を言葉にすること」である．
- 地域包括ケアの現場では，医療を専門としない介護職や家族も支援に加わる必要がある．そのために，医学的な専門用語による管理ではなく，一般の人がわかる言葉で，「何をすると援助になるのか」を共有することが求められる．
- 前項「苦しむ人への援助と5つの課題——スピリチュアルケアをわかりやすい言葉にする」（p.192）で紹介された方策は，多職種連携で行うケアの実際に有用である．
- 具体的には，「援助的コミュニケーションの基本」を学んだ上で，「相手の苦しみをキャッチする」，「相手の支えをキャッチする」，「どのような自分であれば，相手の支えを強めることができるのかを知り実践する」，「支えようとする自らの支えを知る」を実践することである．

苦しみのキャッチ

- 苦しみは希望と現実の開きであることを意識すると，身体的な痛みだけが苦しみではないことを，多職種チームで共有することがで

き，関わる一人ひとりが，苦しみに気がつく感性を養うことができる．
- Aさんの苦しみとして，背部の痛み，食欲低下，労作時の息切れだけではなく，フラダンス教室を続けたい（希望）が実際にはできなくなる（現実），孫の成長を楽しみにしていた（希望）が，実際には病気の進行のため見ることが難しい（現実），できればずっと自宅で過ごしたい（希望）と思いながら，実際にこのまま家で過ごせるかわからない（現実），と挙げることができる．
- トイレに1人で行きたい（希望）が，徐々に1人でいけなくなること（現実）の苦しみは，しばしば「死にたい」と思うほどのスピリチュアルペインにつながることがあり，配慮が必要になる．
- 解決ができる苦しみ（痛みの緩和など）は，適切な介入により苦しみを和らげることが求められる．しかし，すべての苦しみを解決することはできない．特にスピリチュアルペインとして「なぜこんな病気になったのであろう」という訴えは，医学や科学が発達しても答えることができない苦しみである．
- 解決ができる苦しみか，解決ができない苦しみかを判別する力が現場では必要となる．

支えのキャッチ

- 終末期医療に限らず，臨床の現場では，すべての苦しみを解決することはできない．
- 解決が困難な苦しみを抱えながらも，人が穏やかさを取り戻す可能性があるとすれば，苦しみを通して気づく本人の「支え」を支援することである．
- 支えには，将来の夢，支えとなる関係，選ぶことができる自由がある．苦しみを抱えた人が，どんなこと（条件）があると「穏やかになれるのか」を意識すると，相手の支えをキャッチすることができる．
- 選ぶことができる自由は，基本的人権に関わる項目であり，やや抽象的な概念であるが，療養場所を選べること，心が穏やかになれる環境・条件，尊厳，希望，保清の維持，役割，ゆだねること，栄養摂取の方法について意識をすると，具体的な援助の可能性を言葉にすることができる．

■選ぶことができる自由

- 療養場所：自宅で過ごせること．
- 心が落ち着く環境・条件：痛みや息苦しさがないこと，自宅で過ごせること，そばに家族がいること，庭の花を眺めること，家族に迷惑をなるべくかけないこと，好きなフラダンスの音楽を聴けることなど．
- 尊厳：Aさんが生まれてきてからどのような人生を歩んできたのか，ていねいに話を伺いながら，人生で果たしてきた役割（フラダンスのことや，家庭での役割など）や，学んできたことで大切な人に伝えたいことを伺うこと（これは「ディグニティセラピー」〈p.207〉で用いる手法である）．
- 希望：孫の成長，フラダンスを続けられること，他にも，この状況ではあるが，Aさんがどのようなことを希望としてもっているかを伺う．
- 保清の維持：本人の希望する方法でトイレ・お風呂を支援すること．
- 役割：徐々に病状は進んだとしても，Aさんの役割が残されていることを，関わりを通して支援していく．
- ゆだねる：フラダンス教室を妹さんにゆだねること，ご主人の面倒や今までAさんがしてきた家事などを，他の誰かにゆだねることができるか，本人の思いをていねいに聴き，支援を行う．
- 栄養：本人の希望する栄養について，経口だけとするか，点滴（皮下点滴などを含む）を行うかなどを本人の最善についての意思決定を支援する．

1 歩ける距離の変化に対する支援内容の変化

通院可能な時期	通院が難しい時期	
	家の中は自由	家の中も不自由
・自分のことが自分でできるため，介護を含めた支援の必要性は少ない ・それでも，これから徐々に身体が弱っていくことを念頭に置き，地域でどのようなサービスを受けることができるのかについて，周知しておく ・今と将来とは異なることを意識して，備えておく必要性がある	・外出が困難な時期．家の中は自由にお風呂やトイレに行くことができるが，買い物や病院に行くことが一人では難しくなる ・一人暮らしの場合，買い物，ゴミ出しなどの支援が必要 転倒の危険があるときには，福祉用具の業者より手すりなど，住宅改修を受けられる ・医療的には，訪問診療，訪問看護，訪問服薬のサービスを受けることで，自宅で今まで受けていた医療を継続することができる	・家の中でも移動が困難な時期．一人でお風呂やトイレに行くことが難しくなる．しかし，この状況でも，急性期の病院に入院することは難しいと考えられる（生活の場ではないので…） ・介護支援：食事（準備，介助，後片付け），トイレ（日に3〜4回訪問のうえおむつ交換），お風呂（訪問入浴），介護用ベッド・エアーマットの導入 ・医療：訪問診療，訪問看護，訪問服薬

（エンドオブライフ・ケア協会「エンドオブライフ・ケア援助者養成基礎講座」資料より）

■ 関係の支え
- 家族，特にお孫さんとのつながりを支援，家族の介護負担への配慮など．

■ 将来の夢
- 死を越えた将来においても，この家族を見守ることができる（死生観を尋ねる問いかけ）．

多職種で支えを強めるための方策

- 地域包括ケアシステムにおける多職種連携で行う看取りの支援は，生活の場での支援である．そのため，病院と同じような管理目標ではなく，個別性にあった支援が求められる．具体的には，上記で挙げた支えを実践することが大切である．
- 症状緩和は，主に医師，看護師，薬剤師といった医療職が担当する分野であるが，痛みの状況をアセスメントすることは，医療職のみならず本人・家族，介護職にも求められる知識であり，痛みの包括的評価は大切である．
- 医学的な情報の共有だけではなく，援助とは相手の支えを強めることであることを意識すれば，医療職が得意とする援助と，介護職が得意とする援助の範囲が異なることに気づき，医療でも介護でも同じ土俵で関わる可能性が見えてくる．
- 選ぶことができる自由の下位項目として，療養場所や心が落ち着く環境・条件などを意識するだけで，関わり方が見えてくる．
- 支えのキャッチとして挙げた各項目を意識して関わることができれば，すべての職種が，それぞれ自分にできることがあることを知り，「私は，Aさんが穏やかと思えるための支えを強めることができている」と，関わりへの自信を得ることができる．
- 人生の最終段階は，自然な共通経過があり，徐々に食事量の低下，徐々に眠る時間が増え，徐々に歩くことのできる距離が短くなってくる．特に歩くことができる距離が短くなることで，自宅療養において支援の内容が異なってくることを念頭において，生活支援にあたる介護職との連携が求められる（1，2）．
- 地域包括ケアにおいて，援助者が一方的にサービスを押しつけることは，選ぶことができる自由を奪い，かえって苦しみを与えることになる．たとえ病状が徐々に進んだ状況であったとしても，本人が選ぶことができる自由が，その人が穏やかになれる「支え」であることを意識して支援にあたりたい．

2 支えを強めるための具体的なアプローチ

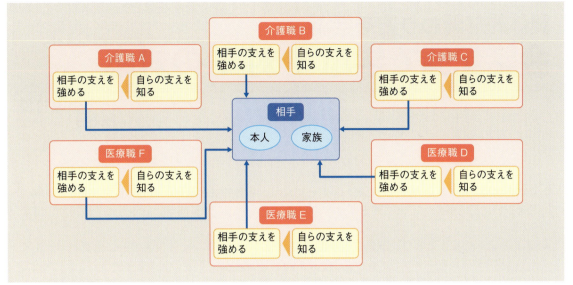

（エンドオブライフ・ケア協会「エンドオブライフ・ケア援助者養成基礎講座」資料より）

援助者への支援

- 看取りに関わることは，決して良い話だけではなく，心を込めてケアにあたっても必ずしも良い関わりが行えるとは限らない．力になりたいと願いながら，力になれずに苦しむことがある．
- 大切なことは，たとえ大きな困難を抱えた患者・家族であったとしても逃げないで関わり続けることである．そのために求められることは，支えようとする人こそ自らの支えが必要であり，これがなければ継続性を持って看取りの仕事を継続することは困難である．
- 多職種で関わるときにも，それぞれの支えを意識しながら，チームを構成していくことが求められる．

これからの課題

- 地域包括ケアシステムの目標は，住み慣れた地域で人生最期まで過ごせることである．そのためには，医療職のみならず介護職も看取り支援に関わる必要がある．
- それぞれの地域で，多職種連携のための顔が見える関係作りや，ICTを用いた情報共有は大切である．それに加えて，具体的に看取りに関わる援助を学ばなければ，「死」を扱う臨床現場では，看取り支援に関わることは困難である．
- 医学的な管理だけではなく，それぞれの職種が得意とする項目に熟知し，患者・家族の支えを応援できるチームができれば，すばらしい在宅緩和ケアチームになるであろう．

参考文献

- 小澤竹俊．医療者のための実践スピリチュアルケア―苦しむ患者さんから逃げない！．日本医事新報社；2008．
- 小澤竹俊．小澤竹俊の緩和ケア読本―苦しむ人と向き合うすべての人へ．日本医事新報社；2012．
- 小澤竹俊．今日が人生最後の日だと思って生きなさい．アスコム；2016．

終末期ケア／スピリチュアルケア・グリーフケア

具体的な関わり方を学ぶ
会話記録で学ぶ1対1の対応

小澤竹俊
めぐみ在宅クリニック院長

- ◆ 実際の現場では，1対1の対応で関わることになり，具体的な言葉による関わり方が大切である．
- ◆ 患者が日に日に弱まっていく終末期ケアの現場では，励ましや，病状の説明だけでは援助にはならない．
- ◆「苦しむ人への援助と5つの課題」(①援助的コミュニケーション，②相手の苦しみをキャッチする，③相手の支えをキャッチする，④どのような自分であれば，相手の支えを強めることができるのかを知り実践する，⑤支えようとする自らの支えを知る)は，1対1の対応においても有効である．

1対1での対応の必要性

- 地域で看取りに関わるということは，多職種チームで関わることであり，1人の医師だけで支援することではない．
- 終末期ケアの現場では，患者は日に日に弱まっていく病状であり，「何で私だけこのように苦しむのですか？」という訴えに対して誠実に関わることが求められる．このような苦しむ人に対して，励ましや，病状の説明だけでは援助にはならない．
- 終末期の現場で看取りに携わるためには，多職種チームで関わるとしても1対1の対応を学ぶ必要性がある．

1対1での対応も多職種連携も基本は同じ

- 1対1での対応でも，「苦しむ人への援助と5つの課題——スピリチュアルケアをわかりやすい言葉にする」の項(p.192)で紹介された援助方法は，同じである．
- 具体的には，「援助的コミュニケーションの基本」を学んだ上で，「相手の苦しみをキャッチする」，「相手の支えをキャッチする」，「どのような自分であれば，相手の支えを強めることができるのかを知り実践する」，「支えようとする自らの支えを知る」を，1対1の現場で実践することである．

援助的コミュニケーションの復習

- 援助的コミュニケーションは，対人援助の基本であり，職種を越えて学ぶ必要のある基本的な関わり方である．
- 「苦しんでいる人は自分の苦しみをわかってくれる人（理解してくれる人）がいるとうれしい」ことを基本とする．どんな人がわかってくれる人（理解してくれる人）になるのか，それは，励ましではなく，説明でもなく，聴いてくれる人である．
- わかってくれる聴き方として，反復，沈黙，問いかけがある(☞詳細は「援助的コミュニケーション——苦しんでいる人は自分の苦しみをわかってくれる人がいるとうれしい」の項〈p.160〉参照)．

相手の支えを意識して尋ねる問いかけ

- すでに反復と沈黙については,「援助的コミュニケーション」の項 (p.160) で紹介している. ここでは, 問いかけについて概説を行う.
- 問いかけは, 相手の潜在化している支えを意識化する問いであり, 1つの問いかけで, それまで苦しんでいた人が, 笑顔を取り戻し, 穏やかになっていく可能性がある.
- 反復と沈黙は, 訓練をすれば, ある程度実践することはできる. しかし, 問いかけは, 安易に用いるとかえって信頼関係を損ねることがある.
- 1対1の対応では, 前半は, ていねいに反復と沈黙を行い, 相手の苦しみを共に味わうことが大切である. 信頼関係を構築した上で, 問いかけを用いると, それまで潜在化していた支えを, 言葉にすることができる.
- 具体的な問いかけについて, 代表的な5つを紹介する.

相手の生まれ・育ちを尋ねる問いかけ（生まれた故郷の話, お国自慢などを伺う）

- 相手の生まれや育ちを聞く問いかけは, 比較的難易度の低い問いかけであり, それまで,「あれもできない, これもできない」と訴えていた人が, 生まれを尋ねられて, 故郷の話を始めると, 一転して目がキラキラ輝くことがある.
- 聴き手である援助者は, 相手の出身地にまつわるお国自慢や, ふるさとのつかみネタなどに熟知し, 話題にすることができると, 相手は穏やかな表情を取り戻していく援助が行える.

相手が苦しかった時の支えを尋ねる問いかけ（人生を振り返ってみて, 支えになったものを伺う）

- 会話の冒頭にていねいに反復と沈黙を用いて信頼関係を構築した上で, 相手の人生で苦しかった時の支えを聞く問いかけは, 有効であり, 今まで潜在化していた自らの支えに気づくことがある.
- 特に終末期ケアにおいて, 闘病中の支えを伺うことは, 支えてくれてきた家族の存在, 会社の仲間, 先に逝っている友人や, 普段意識していない自然とのつながり, 人を越えた存在を意識することになる.

相手の「これからの安心」について尋ねる問いかけ（「どんなことがあると安心と思うでしょうか？」）

- 自分がこだわって行ってきたことができなくなる状況で, 本人にこれからの安心を意識した問いかけを行うことは, ゆだねること・手放すことを意識するきっかけになる.
- 1人でトイレに行けなくなる, 会社の経営に携われなくなる, ご主人の面倒をみることができなくなるなど, 本人が自らの手でやり続けたいことについて, これからどうしたら安心であるか, 本人に問いかける技法である. もし, 本人が病気を治して自分自身でやり続けたいとの思いがあれば, その思いを否定することは難しい. たとえ困難な状況であったとしても, 応援するしかないであろう. しかし, 自らの限界を感じ, こだわってきた何かを手放し, 他の誰かにゆだねることを選ぶことができれば, 支えは失わない.
- 誰にゆだねることができるのかは, 関わる上で最も大切な課題である. 誰でもよいのではなく, 信頼できる相手が必要となる. 信頼できる相手として私たちが認められるためには, 援助的コミュニケーションが欠かせない.

相手の支えをさらに強める問いかけ

- 問いかけを行うことは, 相手が, 潜在化していた支えに気づくことである. そのため, 問

- 問いかけで意識化された支えを，さらに強める問いかけがある．相手の支えがお孫さんであれば「どんなお孫さんですか？」，相手の支えが仕事であれば「仕事のどんなことに，誇りを持っていらっしゃいますか？」と問いかけてみたい．意識化された自らの支えを，さらに強めることになる．

相手の感情の背景を意識した問いかけ

- 相手の感情の背景を意識すると，苦しみと支えをキャッチすることができる．
- 相手が穏やかであれば，支えを知ることになる．
  問いかけ「こうしてAさんが，穏やかだなと思う理由には，どんなことがありますか？」
  Aさん「家に帰ってくることができて，いつもそばに家族がいて，何より大好きな庭を眺めることができるのが，こんな身体でも穏やかに過ごせている理由かなと思います」
- 相手が穏やかではなく，イライラしている場合には，苦しみを知ることになる．
  問いかけ「こうしてAさんが，イライラされる理由は，どんなことでしょうか？」
  Aさん「動くと息が苦しくなることと，一人でトイレに行けなくなってしまい，家族に迷惑をかけてしまうことです」
- 1対1の対応であったとしても，援助的コミュニケーションを基本とした上で信頼関係を構築し，相手の苦しみのキャッチ，相手の支えのキャッチを行い，相手の支えを強めることを意識した関わり方を行う．

実際の問いかけを含む会話例

事例紹介

A：42歳女性，卵巣がん末期，腹膜播種，がん性腹膜炎，**Y**：医師．

Y1 今気になっていることはどんなことでしょう．

A1 そうですね，やはりお腹の水のことです．先週ぐらいから，少し張ってきてしまいました．

Y2 お腹の水のことですね．先週くらいから，少し張ってきたのですね．

A2 そうなんです．ついこないだまでは，平気だったのに，この2週間で急にお腹がぽっこりしてしまって．

Y3 こないだまでは，平気だったのですね．この2週間で，急にお腹がぽっこりですね．

A3 そうなんです．こんな身体じゃ，4歳になる娘の面倒をみられなくなるのではないかと心配になってしまいました．

Y4 この身体では，4歳の娘さんの面倒をみられないのではないかと心配になったのですね．

A4 はい．まだ幼稚園に上がったばかり，毎日，洋服を真っ黒にするまで遊んできて，洗濯も大変です．これから，いったいどうなるんだろうと思うと，もう心配で，心配で．

Y5 幼稚園に上がったばかりなのですね．毎日，洋服を真っ黒にしてきて，洗濯も大変なのですね．そして，これから，いったいどうなるのだろうと思うと，心配…なのですね．

A5 いったい，私が何を悪いことしたのでしょう．今まで病気ひとつしたことのない私なんです．何で私だけこんな目にあわなくてはいけないのですか？

Y6 Aさん，今まで病気ひとつしたことがないのですね．何で，Aさんがこんな目にあわなくてはいけないのか…という思いですね．

A6 まだ死にたくないと思います．まだ生きていたい，母親として，この娘の面倒をみなくてはいけないと思うのです．

Y7 まだ死にたくない思いですね．生きていたい，母親として，娘さんの面倒をみなくてはいけないという思いですね．

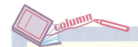

本人と会話が困難な場合

介護の現場では，しばしば本人と会話が困難な場面がある．あるいはまもなくお迎えが近い状況では，意識レベルが下がり，コミュニケーションを取ることが難しいこともある．そのようなときでも，相手の支えをキャッチして，それを強める援助の可能性は残り続ける．本人の代わりに家族に次のような問いかけをしてみたい．

> 援助者「ところでAさんは，どんなときに一番，穏やかな表情になるのでしょうか？」
> 家族「そうですね．やはり孫のことでしょうか．孫の話となると，いつも目がキラキラ輝いていましたので．そして，ふるさとの話です．苦労して田舎から出てきたことや，同郷の人達のふるさとの話をしているときが良い表情でした」

このように，本人が歩んできた人生において，どんなことを大切にしてきたのか，どんなときに輝いていたのかなどの情報を意識して収集すると，声のかけ方が変わることがある．

A7 そうなんです（涙）．
（しばらく間をおいてから）

Y8 Aさん，本当によく闘病されてきたと，紹介を頂いた先生から伺っています．抗がん剤も何十回と受け，手術も受けてきました．今まで，いろいろな思いもあったかと思います．どうでしょう，ふりかえってみて，闘病中に支えになったものはありますか？

A8 やはり娘です．病気が見つかったときは，まだ娘は9か月でした．だから，絶対に死ねない，治してやるって思って，闘ってきました．どんなに抗がん剤の副作用が強くても，この娘のために生きてやるって思ったら，耐えられない苦しみはありませんでした．そして，主人と主人の母です．仕事が忙しくても，いつも私のことを気遣い，守ってくれました．そして，主人の母には，なんてお礼をしてよいかわかりません．実の母以上に，私のことを娘のように応援してくれて…．こんなに良い家族に恵まれて，私は，本当に幸せだと，いつも思うようになりました．

Y9 本当に幸せだと，いつも思うのですね．そう思うのは良い家族に恵まれたから，娘さん，ご主人，そしてご主人のお母さんですね．

A9 はい，本当にそう思います．家族に恵まれたから幸せだと（涙）．

Y10 家族に恵まれたから幸せですね．どんな家族ですか？

A10 最高の家族です．私は，小さい時に母を亡くしました．だから，母親の存在をよく憶えていません．だから，もし私に母がいたら，きっと主人の母のような人なのかなと思ったりします．

Y11 最高の家族ですね．Aさん，小さい時にお母様をなくされたのですね．もしお母さんがいたら，ご主人のお母様のようなお母さんではないかと思うのですね．

A11 はい．きっとそんな感じがします．

解説

- この会話の特徴は，聴き手がていねいに反復と沈黙を行い，Aさんの話を聴いていることである（**Y1**-**Y7**）．
- 相手の気がかりを中心に話を進めていくと，いろいろな苦しみが表出されていく（**A1**-**A6**）．このように聴き手がていねいに反復と沈黙を行うと，相手は苦しみを吐露することになるが，同時に聴き手も，相手の苦しみを味わうことになる．この味わう行程が援助において大切となる．その理由として，「苦しんでいる人は自分の苦しみをわかってくれる人がいるとうれしい」という対人援助の基本がある．

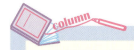

救急医療を守るために，在宅医療ができること

　超高齢少子化多死問題は，これからの日本の社会課題である．

　都市部では，救急搬送が増えていくことが予想され，救急医療が疲弊する可能性がある．住み慣れた地域で人生最後まで過ごせるための地域包括ケアシステムは，救急医療を守ることにもつながるといえる．

　しかし，在宅看取りはなかなか進んでいない．その原因の一つに，看取りに対応できる人材が少ないことがある．少しでも食事が摂れないことや，少しでもバイタルサインの変化があるだけで，不安になり，支援に当たる医療・介護職員が担当医師に逐次報告をして指示を仰ぐとすれば，在宅医の負担は大きくなってしまう．

　人生の最終段階は，人間としての尊厳が奪われる苦しみでもある．こんな身体であれば，はやくお迎えが来ないかと話しかけられ，言葉に窮することもある．このような対応もすべて在宅医が担うとすれば，在宅医も疲弊していく．

　顔が見える関係作りは大切である．ITを使った情報共有も大切である．しかし，まもなく「お迎えが来る」状況でも，誠実に関われる人材が地域にいなければ，救急搬送は減らない．そのためにも地域で看取りに対応できる人材が必要となる．

　人生の最終段階は，どのような経過で迎えるのか，そのときにどんな苦しみを人は味わうのか，その苦しみを抱えながら，穏やかな最期を迎える可能性を励ましではない方法で，医療職のみならず介護職にも実践できることが，救命医療を守ることにつながる．これからの時代に求められる社会課題解決の一つとして，在宅医療の発展が求められている．

- ていねいに聴いて信頼関係を得てから，Y8で，闘病中の支えについて問いかけを行っている．すると，A8「やはり娘です．病気が見つかったときは，まだ娘は9か月でした．だから，絶対に死ねない，治してやるって思って，闘ってきました．どんなに抗がん剤の副作用が強くても，この娘のために生きてやるって思ったら，耐えられない苦しみはありませんでした」と，娘さんという支えを話される．このような問いかけは，会話の冒頭ではなく，ていねいに相手の話を聴いた後に行うことが大切である．
- さらにY10で，「どんな家族ですか？」と問いかけると，A10「最高の家族です」と答えている．これは，相手の支えをさらに強める問いかけである．
- 1対1での対応は，現場での経験を積みながら，患者から学び続けていく必要がある．

終末期ケア/スピリチュアルケア・グリーフケア

ディグニティセラピー
尊厳を取り戻す援助

小澤竹俊
めぐみ在宅クリニック院長

- ディグニティセラピーは，人生の最終段階にある患者のスピリチュアルケアの一つとして，患者の尊厳（dignity）を取り戻し，維持することを目的とする精神療法的アプローチである．
- カナダのマニトバ大学精神科教授・チョチノフ博士によって考案され，人生の最終段階にある患者がこれまでの人生を振り返り，自分にとって最も大切なことを明らかにし，周りの人々に一番憶えておいてほしいものについて話をする機会を提供するものである．
- ディグニティセラピーは構造化されており，緩和ケアに長年従事した医師や心理士でなくとも理論と方法を身につければ実践しやすく，短期的で有効な介入方法である．

ディグニティセラピーが生まれた背景とディグニティ・モデル

- オランダにおいて安楽死に関する報告の中で，耐え難い苦痛を呈する患者の死を早めてほしいという要望の背景に，抑うつ，コントロールできない疼痛による重大な不快感，社会的サポートに恵まれていないだけではなく，絶望，他者への重荷，尊厳感覚の喪失などが大きく影響している．
- 尊厳について，死に近づいた患者を対象に，「尊厳とは何を意味しているのか」，「尊厳が台無しにされた状況」，「尊厳が特別に支持された状況」，「尊厳感は，自己イメージの本質とどのように関連し，どの程度人生がまだ生きる価値のあるものだと感じているか」などを調査し，ディグニティ・モデルにまとめられ，「病いと関連する心配」，「尊厳を守る技術」，「社会的尊厳一覧」に大別されている．ディグニティ・モデルに基づき終末期患者の尊厳を守るための介入について**1**に示す．

ディグニティセラピーとは？

- ディグニティ・モデルをもとに，尊厳を守る視点として，自己の存続，役割の保持，誇りの維持，希望，自律性/コントロールという本人にとって大切な情報を明確化し，尊厳を維持することを目的に，ディグニティセラピーが考案された．
- ディグニティセラピーは，患者が，自身にとって大切な人にあてて，9つの質問に答え，音声記録から逐語録を起こした上で，セラピストが要約をして手紙にまとめ，本人と内容を確認した上で完成する精神療法的アプローチである．
- 9つの質問を順に問うような方法ではなく，人生で生き生きしていた頃を振り返りながら，質問の前半は，本人にとっての自分らしさ，果たしてきた役割，達成してきたこと，誇りに思うことなどを，1枚の写真を共に眺めるようなアプローチ（photo album analogy：アルバムの比喩を使い，細部の明確化を促す）を用いる．

1 終末期患者の尊厳を守るための介入

因子/サブテーマ	尊厳に関連する質問	治療的介入
病いと関連する心配		
◇症状による苦痛		
身体的苦痛	ご気分はどうですか？	身体管理チェック
	何かしてほしいことはありませんか？	十分な評価，ケアの提供
心理的苦痛	心配事にはどのように対処していますか？	支持的スタンス，傾聴，カウンセリングへの紹介
医学的不確かさ	病気について他に知りたいことがありますか？	求めに応じて，正確で理解可能な情報と今後起こりうる危機に対する戦略を提供する
	必要な情報はありますか？	
死の不安	あなたの今後について話しておきたいことがありますか？	
◇自立レベル		
自立	病気のせいで人に頼らなくてはならなくなりましたか？	医学的および個人的問題における意思決定に患者を参加させる
認識の鋭敏さ	考えがまとまらないようなことはありませんか？	せん妄治療，必要なら鎮静剤の中止
機能	ご自分のことはどのくらいできますか？	身体装具の使用，理学療法，作業療法
尊厳を守る技術		
◇尊厳を守る視点		
自己の存続	病気によっても左右されないものがありますか？	患者が最も価値を見い出している人生の側面に興味を示し認証する
役割の保持	病気になる前にされていたことで大切なことは何ですか？	患者を栄誉，敬意，そして高い評価に値するものと見なす
誇りの維持	ご自分や人生において一番誇りに思うことは何ですか？	
希望	今での可能なことは何ですか？	意味や目的のある活動に患者を参加させたり誘う
自律性／コントロール	どのくらいご自分の思うようにいっていますか？	治療およびケアの決定に患者を参加させる
生成継承性／遺産	どんなふうにご自分を憶えておいてほしいですか？	人生記録（ビデオ，録音媒体，手紙，日誌など），ディグニティセラピー
受容	今ここでどのくらいやすらぎを感じますか？	外観を維持するための援助，健康だと感じさせることを推奨する（瞑想，軽い運動，音楽鑑賞，祈り）
リジリアンス	今一番どこに強さを感じますか？	
◇尊厳を守る実践		
今を生きる	病気から気をそらし，やすらぎを与えてくれるものはありますか？	日常生活を維持させたり，気晴らしにやすらぎを感じさせる（外出や軽い運動，音楽鑑賞）
日常性の維持	いつも通り楽しめるものがまだありますか？	
霊的やすらぎの発見	宗教的ないし霊的共同体への参加ないし結びつきを希望しますか？	チャプレンないし霊的指導者への紹介，霊的／文化的実践への参加誘導
社会的尊厳一覧		
プライバシー	プライバシーに関することは大切ですね	診察許可．適切な着衣とプライバシーへの配慮
社会支援	あなたにとって一番大切な人は誰ですか？	面会についての自由，より大きな支援ネットワークの構築
ケアの基調	あなたの尊厳を下げるような対応はありませんか？	患者を栄誉，敬意，そして高い評価に値するものと見なし，それを伝える
他人への重荷	他人の重荷になるのではと気になりますか？誰に？ どんなふうに？	重荷になるのではと考える相手とその心配について話し合う
死後への心配	遺していく人たちに関する心配のうち最大のものは？	人間関係の調節，今後必要な指示を準備，遺言作成，葬儀の計画

- ケアの基調が大切であり，話をしやすい雰囲気，適度なアイコンタクトと相づち，1つのストーリーを細かく伺いながら，相手の存在を肯定する姿勢が大切となる．
- 後半は，人生で学び，大切にしてきたことを，世代を超えて伝えること（generativity document：世代継承性文書を通じて自分を遺すこと）を意識した問いを用いる．
- ディグニティセラピー介入群は，来談者中心ケア，標準的緩和ケアを受けた群に比べ，有意にQOLを改善し，尊厳感を高め，患者に対する家族の見方や理解を変え，家族にとっても役に立ち，霊的健康の改善において，有意に優れていた．
- 日本において導入を試みたが，ホスピス・緩和ケア病棟入院中の進行がん患者22名中19名（86％）が治療を拒否した結果が報告された[1]．このように日本では欧米と異なりディグニティセラピー導入は難しいとの報告がある一方で，高い導入率の報告もある[2]．構造化されているため，緩和ケアに長年従事した医師や心理士でなくとも理論と方法を身につければ実践しやすく，短期的で有効な介入方法である．
- ディグニティセラピーの導入にあたっては，患者との信頼関係を十分に構築することが必要である．失われた大切な自分自身の尊厳を取り戻すために，自分の思いを吐露する相手は誰でもよいのではない．「援助的コミュニケーション」の項（p.160）で紹介した，「苦しんでいる人は自分の苦しみをわかってくれる人がいるとうれしい」という対人援助の基本を学ぶ必要がある．
- ディグニティセラピーの紹介のひとつとして，次のような紹介方法があり，経験的に高い導入率を得ている．

> こうして（診察に）お伺いするのは，少しでも穏やかな表情で過ごせることを目的としています．一般的ですが，痛みがあるよりも，ないほうが穏やかな表情となります．希望する場所で過ごす方が，希望しない場所で過ごすよりも穏やかな表情になります．同じように，今までご自身が大切にされてきたこと，重要と思うこと，誇りに思うことなどを，大切な人に伝え，憶えてもらうと穏やかな表情になります．ディグニティセラピーという方法があります．9つの質問にお答え頂くことで，こちらが逐語録を作り，手紙にまとめ，読み合わせを行い，ご確認頂いた上で，手紙の完成となります．過去の経験から，ご本人だけではなく，ご家族も穏やかな表情になります．この病気ではありますが，これからを穏やかに過ごすために，いかがでしょうか？

ディグニティセラピーの流れ

- ディグニティセラピーの適応として，①生命を脅かす生命予後を限定する状況に直面している人（進行がん，神経難病，慢性腎臓病末期，閉塞性肺疾患末期，衰弱した高齢者など），②ディグニティセラピーに関心があり参加を動機づけられている人，③患者と治療者，逐語録作成者が同じ言語を話せることが挙げられ，除外基準として，（1）病状がかなり進行していて，2週間以上の生命維持が期待されない人，（2）認知能力の障害のため，意味のある省察的受け答えをする能力が限定されている人，がある．
- 本人からディグニティセラピーの同意を得た後の流れを紹介する（2）．
① セラピストが面談し，概略の説明を行い，9つの質問紙を渡す（同意を得た段階で，9つの質問紙を渡すこともある）．
② 1〜2日後をめどに再度訪問を行い（①と同じ日に行うこともある），ICレコーダーを用い

2 ディグニティセラピーの流れ

（エンドオブライフ・ケア協会「エンドオブライフ・ケア援助者養成基礎講座」資料より）

て本人に9つの質問を行う（実際には，9つすべての問いに答えられないこともあるので，状況で判断する）．
③ 録音された音源をもとに逐語録を作成する．
④ 逐語録を編集し，体裁を整える．
⑤ 本人と面談を行い，読み合わせを行い，本人に内容を確認し，修正を行う．
⑥ 完成版を本人に渡す（手紙で渡すこともあれば，額に入れて渡すこともある）．
⑦ 受け取った手紙は，本人から希望の時期に大切な人に渡す．

ディグニティセラピーで用いる9つの質問

● ディグニティセラピーで用いる9つの質問を紹介する．
① あなたの人生において，特に，あなたが一番憶えていること，最も大切だと考えていることは，どんなことでしょう？ あなたが一番生き生きしていたと思うのは，いつ頃ですか？
② あなた自身について家族に知っておいてほしいこととか，家族に憶えていてほしいことが，何か特別にありますか？
③ （家族としての役割，職業上の役割，そして地域での役割などで）あなたが人生において果たした役割のうち最も大切なものは，何でしょう？ なぜそれはあなたにとって重要なのでしょう？ そして，その役割において，あなたは何を成し遂げたのだと思いますか？
④ あなたにとって最も重要な達成は，何でしょう？ 何に一番誇りを感じていますか？
⑤ あなたが愛する人たちに言っておかねばならないと感じていることとか，もう一度言っておきたいことが，ありますか？
⑥ 愛する人たちに対するあなたの希望や夢は，どんなことでしょう？
⑦ あなたが人生から学んだことで，他の人たちに伝えておきたいことは，どんなことですか？ 伝えておきたいアドバイスないし導きの言葉は，どんなものでしょう？
⑧ 将来，大切な人の役に立つように，伝えて

おきたい言葉ないし指示などはありますか？
⑨ この永久記録を作るにあたって，含めておきたいものが他にありますか？

ディグニティセラピーの実際例——60代男性が，娘へ残したディグニティセラピーの手紙

- 3 に，本人・家族の了解を得たディグニティセラピーの実例を紹介する．

今後の課題

- ディグニティセラピーは，信頼関係を構築した上で導入することが求められるため，援助的コミュニケーションによる対人援助技術を学ぶ必要がある．信頼関係を得ない中では，ディグニティセラピーは成立しない．
- 日本におけるディグニティセラピーの経験者は少なく，ディグニティセラピーを学ぶ研修の機会が求められる．
- 終末期ケアにおいては，希望されても時間が

3 ディグニティセラピーの実例紹介——60代男性が，娘へ残したディグニティセラピーの手紙

この手紙は，私の大切な娘　Aに向けて，
「大切な人に手紙を書く」というディグニティセラピーというセラピーをめぐみ在宅の小澤先生に勧められてX月XX日にその資料を参考に自分なりに作り，先生が文章として整えたものを後日目を通したものです．
いままでAに面と向かって話せなかったことを，この場を借りて少し書いてみようと思う．

あなたの人生において，特にあなたが一番憶えていることはどんなことでしょうか？　と聞かれました．
それは，子供を持ったことだ．最初に妻から「妊娠した」と告げられたときには，何が何だかわからないけれど，不安等で震えていた気がする．今思うと，自分の血のつながった子供が出来る，家族が増えるなど，ちゃんとした生活が送れるかということに対する不安だったのだろうと思う．その不安は「子供ができた」ということを両親に報告したことで（自分もやっと世間でいう一人前になったんだなぁ）と思うことで少しは和らいだことを憶えている．
そして，私が一番いきいきとしていたと思うのは40歳代だとおもう．

あなた自身について家族に知っておいて欲しいこと，憶えておいて欲しいことがありますか？　と聞かれました．
実は死のことについて真剣に考えたことは今まで一度もない．そしてペンを持って書こうとしても上手くできない．
うまくは言えないが，今までの約3年間の闘病生活がこれからの後始末とその後の生活が生まれてくるのであろうと思っている．
日々妻との会話の中からお互いにコミュニケーションをとっていこう，そんな夫婦になれると良いかな．いままでの闘病生活，お母さんが本当によくやってくれた．これからの療養をどう乗りこえるかが大事．私の大切な娘にも会話に入ってもらって，考えていけたらいいと思っている．

あなたが人生において果たした役割のうち　最も大切なものはなんでしょう？　と聞かれました．
仕事として，職業訓練所の入所から就職支援までを通して，人を支えていたことかな．
また，それ自体が私の生活設計の基本をなすもので，賃金を得ていたこと．そして，60歳の定年退職を超えるまで働けたということが，私にとって最も重要な達成であり，一番誇りを感じていることです．

最後に，あなたが愛する人達にいっておかなければならないと未だに感じていることとか，もう一度言っておきたいことがありますか？　と聞かれました．
遠くの親戚より近くの他人です．いや，いまは近くも遠くも仲良くしようよ，とも思います．ただし他人を見極める目はちゃんともっていた方が良い．そのためにはコミュニケーションを上手く取ることが大切なんじゃないかな，と思う．
これが，私がこれから結婚するAに伝えたかったことです．
娘へ　本当に結婚おめでとう．幸せになって下さい．

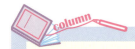

グリーフケアとしてのディグニティセラピー

　日単位の予後になると，患者は，意識レベルが低下し，患者本人とのコミュニケーションが難しくなる．そのような時にもディグニティセラピーで用いる9つの質問は，家族と本人との絆を深めるためにきわめて有用である．「もし本人が，目がさめて，お話ができたなら，どんなことをご家族に声をかけるでしょう」，「もし本人が，話ができたなら，本人が人生で一番憶えていること，大切と思うことにはどんなことがあると言うでしょう」，「もし本人が，話ができたなら，ご自身が人生で果たしてきた役割のうち最も大切なものには，どんなことがあると言うでしょう」．

　たとえ言葉を発することができない状況であったとしても，1人の人間として尊厳が守られ，大切にされることは重要である．患者の尊厳を知ることは，家族にとっても大切なケアであり，グリーフケアである．

限られており，実際に施行に至らないケースもある．信頼関係を構築しながら，機会をみて紹介をしないと，終末期ケアではタイミングを逸してしまう．

- ディグニティセラピーは，終末期の患者だけではなく，神経難病など，尊厳を失う苦しみを抱えた人へのケアとしても確立されており，ディグニティセラピーにより援助の可能性が広がる．
- ディグニティセラピーは，残された家族にとっても，逝かれた人とのつながりを保持できるため，グリーフケアとしても有用である．
- 認知機能が衰えている人はディグニティセラピーの対象ではないとされている．しかし軽度の認知機能低下であれば，家族と共にディグニティセラピーを施行することが可能であり，今後，認知症の人の尊厳を守るケアとして活用される可能性がある．

文献

1) Akechi T, et al. Dignity therapy：Preliminary cross-cultural findings regarding implementation among Japanese advanced cancer patients. Palliat Med 2012；26：768-769.
2) 佐藤淑子ほか．在宅で行うディグニティセラピーの現状と課題．がん看護 2015；20：359-364.

参考文献

- Chochinov HM. Dignity-conserving care--a new model for palliative care：helping the patient feel valued. JAMA 2002；287：2253-2260.
- Chochinov HM, et al. Effect of dignity therapy on distress and end-of-life experience in terminally ill patients：a randomised controlled trial. Lancet Oncol 2011；12：753-762.
- チョチノフH・M（著），小森康永，奥野光（訳）．ディグニティセラピー—最後の言葉，最後の日々．北大路書房；2013.
- 小森康永，チョチノフH・M．ディグニティセラピーのすすめ—大切な人に手紙を書こう．金剛出版；2011.

終末期ケア／スピリチュアルケア・グリーフケア

死別後の遺族を支えるグリーフサポート

髙橋聡美
防衛医科大学校看護学科精神看護学講座教授

- ◆ 大切な人を亡くした人が経験する身体的・精神的・社会的反応（グリーフの反応）は，千差万別で個別性がある．死別後の反応の多くは正常な反応であり病気ではない．
- ◆ 遺族支援で大事なことはアドバイスをしたりすることよりも傾聴することに重きが置かれ，特に当事者同士のわかちあいは遺族にとって支えになる．
- ◆ グリーフの反応の多くは正常な反応であり病気ではないが，時に遷延化する．この状態を複雑性悲嘆（complicated grief）という．複雑性悲嘆はうつやPTSDと合併することが多いことから鑑別が重要である．
- ◆ 死別後，飲酒量が増えるなどにより生活習慣が変化し脳卒中などの罹患率が高まり死亡率も上昇する．
- ◆ 2013年に改訂されたDSM-5において複雑性悲嘆は「持続性複雑死別障害（persistent complex bereavement disorder）」として挙げられ，トラウマおよびストレス因関連障害の一つとされている．

死別を体験した時の反応

- 終末期の関わりが遺族のグリーフに大きな影響を与える．遺族は「ああしてあげればよかった」「早く気づけばよかった」「あの選択が間違っていたのだろうか」など自責の念に駆られることが多く，特に患者の疼痛が激しい場合には遺族の精神的苦痛は大きなものになる．
- 大切な人を亡くした人が経験する身体的・精神的・社会的反応（グリーフの反応）は，千差万別で個別性がある．またその多くが正常な反応であり病気ではない．
- グリーフの反応は悲嘆だけではなく自責の念・怒り・無力感・など様々である．また，怒りの矛先が医療従事者に向けられることも多々ある．
- 配偶者との死別後の脳卒中，特に脳出血などのリスクも上昇する．要因として，死別後，飲酒量が増えるなど生活習慣の変化や精神的なストレスにさらされている可能性が指摘されている．
- 死別後1年以内は，自殺の危険性が上昇する．特に高齢の男性に多く，死別直後に自殺率が15倍に高まることが報告されている[1]．

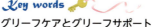

グリーフケアとグリーフサポート
グリーフとは喪失体験に伴う愛惜や悲しみなど様々な感情のことで，グリーフの反応は精神的なものだけではなく身体的・社会的反応もある．日本ではグリーフケア（grief care）という用語が一般的であるが，英語ではビリーブメントサポート（bereavement support：死別後のサポート）という言葉が用いられている．死別後のサポートは心のケアだけでなくソーシャルサポートも必要なことから，わが国でもグリーフケアをグリーフサポートと呼ぶようになってきている．

- 死別後の悲しみは消えることはなく，故人を思い出す場所に行った際や故人との記念日にはグリーフの反応が再燃する場合がある．これを命日反応もしくは記念日反応と呼ぶ．これらの反応は死別後数十年経っても現れることがあるが，いずれも異常ではない．
- 小さな子どもには患者の予後・余命が知らされていない場合が多く，ターミナル期がある患者の子どもでもお別れを十分できない場合があり，子どもたちは突然死に近い経験をする．「なんで教えてくれなかったのか」という思いは子どもたちのグリーフに大きな影響を及ぼすため，子どもの理解に合わせターミナル期から死について語る機会を設けることは重要である．
- WHOの緩和ケアの定義の中で「患者が病にあるとき，死別後にも家族がうまく適応できるような支援システムを構築する」と，遺族ケアの必要性について触れている．

死別が遺族に及ぼす影響

身体面

- 食欲の低下，眠れない，極度の疲労感，胸の圧迫感，頭痛や腹痛，めまい，口の渇き，のどのつまり，息苦しさ，体に力が入らない，血圧や心拍数の増加，音やにおいなどへの過敏さなど，死亡率上昇，新たな身体疾患への罹患（心疾患，高血圧），既往歴の悪化，アルコール・タバコの消費量増加 など．

精神面

- 孤独感，集中力の欠如，死や故人のことが繰り返し頭に浮かぶ，うつ病有病率上昇，自殺率上昇 など．

社会面

- 経済的困窮，家族構成員の変化，生活環境の変化，親族間のトラブル，害となる支援 など．

1 ウォーデンの悲哀の4つの課題

第1課題　喪失の事実を受容する
- その人が逝ってしまい，もう戻ってくることはないという事実に直面する
- 葬儀などの伝統儀式は多くの遺族を死の受容に導く手助けになる

第2課題　悲嘆の苦痛を処理する
- 悲嘆の苦痛を回避すると悲哀を長引かせることがある
- この課題が十分に完了しないと，のちに専門的治療が必要となることがある

第3課題　亡くなった人のいない世界に適応する
- 亡くなった人との関係や亡くなった人が担っていた役割によって，新しい環境への適応は異なった意味を持つ
- 故人の世界観の問い直しが迫られ，喪失の意味を探ろうとする

第4課題　新たな生活を踏み出す中で喪失の意味を探ろうとする
- 心の中に亡くなった人を新たに適切に位置づける
- 亡くなった人を苦痛なく思い出せるようになった時，悲哀は完了したとみなせる

(Worden JW. Grief Counseling and Grief Therapy : A Handbook for the Mental Health Practitioner, 4th ed. Springer ; 2008[3]より)

遺族の抱える課題と生活の再構築

- ウォーデンは悲哀の課題として，①喪失の事実を受容する，②悲嘆の苦痛を処理する，③亡くなった人のいない世界に適応する，④新たな生活を踏み出す中で喪失の意味を探ろうとする，の4つをあげている（1）[2,3]．
- ストローブとシュットは死別後の回復モデルとして「二重過程モデル」を提唱した（2）．このモデルにおいては「悲しみに向き合う過程（喪失志向）」と「新しい生活に取り組む過程（回復志向）」が交互に行き来し行われることが重要であると述べている．
- 死別後は精神面だけではなく，身体面・社会面でもサポートが必要である．死別後の事務的な処理や経済的な問題など遺族が抱える課題は多岐にわたる．メンタルサポートとソー

2 ストロープとシュットの二重過程モデル

```
               日常生活体験
    ┌─────────────────────────────┐
    │  喪失志向        回復志向    │
    │  悲しみに向き合う 生活に取り組む│
    │                             │
    │  悲嘆の作業     生活の変化への取り組み│
    │  突発的な強い悲しみ 新しいことをはじめる│
    │  故人との絆や再配置 悲しみから気をそらす│
    │  回復への変化の否定 悲しみの否定／回避│
    │                 新しい役割／同一性／│
    │                 関係          │
    └─────────────────────────────┘
```

(Neimeyer R〈編著〉，富田拓郎ほか〈訳〉「喪失と悲嘆の心理療法―構成主義からみた意味の探究」金剛出版；2007, p71より)

遺族を支えるために必要なこと

- 終末期での関わりは死別後の心理に大きく影響を及ぼす．終末期に患者と家族の悔いのない看取りをサポートすることはグリーフサポートの大切な要素である．
- 遺族が傷つく関わりとして，①不誠実で無礼な態度（興味本位に事情を聞くなど），②回復を鼓舞する関わり（元気そうだね？など），③心無い言葉・勝手なアドバイス（大往生でよかったじゃない，再婚したら？早く納骨したら？子どもはまた作ればいい，など）がある．
- 遺族にとって支援になる関わりとして，①話に耳を傾ける，②そばにいる，③同じような体験をした人と話せる機会を持つ，などがある．一般の保険診療として遺族外来を設置している病院もある．
- グリーフの反応の多くは自然回復するため，グリーフサポートはすべての遺族に必要ということではないが，遺族のわかちあいや遺族外来など，いつでもサポートにつながれるように情報提供しておく必要がある．
- 遺族ケアの介入レベルおよび対応者について **3**[4]に，遺族を傷つける可能性のある言葉を **4**に示す．

複雑性悲嘆へのアプローチ

- グリーフの反応が強いまま長期に持続し，遺族の生活や対人関係に支障をきたす場合がある．このようにグリーフの反応が遷延化している状態は，複雑性悲嘆（complicated grief）と呼ばれる．複雑性悲嘆は精神障害ではないが遺族の生活に支障をきたすリスクがある．
- 複雑性悲嘆と診断され治療を求めてきた人の外傷後ストレス障害（post-traumatic stress disorder：PTSD）と大うつ病の併存の割合はそれぞれ50％程度であり，3つが併存する人の割合は約36％にもなる[5]．

Point
看取りを共にした医療従事者もまたグリーフを抱える．治療できなかったことへの罪責感や無力感を抱くことも少なくない．スタッフ間でデスカンファレンスなどを行いスタッフのグリーフサポートも必要である．遺族に対して「どう声をかけていいかわからない」という医療従事者も多いが，まずは穏やかな態度で誠実に遺族と共に患者の死を悼む態度を示すことが大事である．

3 遺族ケアの介入レベルおよび対応者について

対応者	段階
サイコオンコロジスト（精神科医・心療内科医・臨床心理士・専門看護師など）	第4段階　精神疾患への対応（適応障害・うつ病の治療）
一般医療者	第3段階　悲嘆反応への対応（正常な心理反応のケア）
遺族会・自助グループ	第2段階　遺族会などでの組織的な対応（喪失反応についての理解・援助の求め方など）
家族・友人・社会一般	第1段階　誰もが知っておくべき遺族への対応（してはいけない対応など啓発事項含む）

（大西秀樹, 石田真弓, 心身医学 2014[4]より）

4 遺族を傷つける可能性のある言葉──禁句ではないが気を付ける

「あなたの気持ちはわかります」
「頑張ってください」
「そのうち楽になりますよ」
「泣いた方がいいですよ」
「あなたが生きていてよかった」
「そんなに悲しんでいると亡くなった人が心配しますよ. (成仏しませんよ)」

（髙橋聡美〈編著〉. グリーフケア─死別による悲嘆の援助. メヂカルフレンド社；2012[2]より抜粋, 一部改変）

- 2013年に改訂されたDSM-5において, 複雑性悲嘆は「持続性複雑死別障害（persistent complex bereavement disorder）」と表記され, トラウマおよびストレス因関連障害の一つに挙げられている. 持続性複雑死別障害の有病率はおよそ2.4〜4.8％であり, 男性よりも女性に多くみられる.
- 複雑性悲嘆の症状が長引いている理由は, ①つらかった記憶を思い出さないようにせき止めていること, ②苦痛な思いに妨げられて故人の思い出を振り返ることができず, 亡くなった人を自分の心の中に新たに位置づけることができないこと, ③そのために故人のいない生活を受け入れられず適応できないこと, にあると考えられている.
- 複雑性悲嘆を測定する尺度として, 19項目からなる複雑性悲嘆質問票（inventory of complicated grief：ICG）が最も広く使用されており, ICGの得点が26あるいは30点以上をもって複雑性悲嘆とみなすことが多い. スクリーニング用の尺度としては, 5項目からなる簡易版悲嘆質問票が使用されている. いずれも日本語版が存在する.
- 複雑性悲嘆は, 支持的カウンセリングでは改善がなかなか認められず, 近年報告されたメタアナリシスでは, 複雑性悲嘆に特化した個人の認知行動療法の有効性が報告[6]されている.
- わが国では米国コロンビア大学教授のShear博士が開発した複雑性悲嘆のための心理療法（complicated grief treatment：CGT）が導入されており, その有効性が検討されている.

文献

1) 大西秀樹（編）.〈専門医のための精神科臨床リュミエール24〉サイコオンコロジー. 中山書店；2010.
2) 髙橋聡美（編著）. グリーフケア─死別による悲嘆の援助. メヂカルフレンド社；2012.
3) Worden JW. Grief Counseling and Grief Therapy：A Handbook for the Mental Health Practitioner, 4th ed. Springer；2008.
4) 大西秀樹, 石田真弓.〈特集サイコオンコロジー〉家族と遺族のケア. 心身医学2014；54（1）：45-52.
5) Simon NM, et al. The prevalence and correlates of psychiatric comorbidity in individuals with complicated grief. Compr Psychiatr 2007；48（5）：395-399.
6) Wittouck C, et al. The prevention and treatment of complicated grief：a meta-analysis. Clin Psychol Rev 2011；31（1）：69-78.

終末期ケア/終末期における栄養・摂食嚥下

終末期の口腔ケア・オーラルマネジメント
口腔ケアだけでなく，的確な評価，歯科治療も重要

岸本裕充

兵庫医科大学歯科口腔外科学講座教授

- ◆ 口腔ケア・オーラルマネジメントによって，口腔機能を良好に維持できれば，経口摂取をはじめとする終末期におけるQOLの維持・向上に寄与できる．
- ◆ 口腔のバイタルサインである「清浄度」と「湿潤度」をモニターする．
- ◆ 洗口が困難な患者では，口腔ケア時の「汚染物の回収」を意識して，「清浄度」を高める．
- ◆ 保湿の方程式「保湿＝加湿＋蒸発予防」によって，「湿潤度」を維持できる．
- ◆「枯れる死」を目指す平穏死に，口腔ケア・オーラルマネジメントは不可欠である．

オーラルマネジメントとは

- 歯みがきやうがいなどによる「口腔ケア」は，う蝕や歯周病などの歯科疾患，口腔カンジダ症などの粘膜病変，誤嚥性肺炎の予防に不可欠である．
- 適切なケアの前提として的確なアセスメントは必須であり，口腔ケアだけでは解決が難しく，歯科治療（むし歯の充填，抜歯や義歯の調整など）や薬剤の処方などの治療を追加しないと解決できない問題も少なからずある．
- 口腔のアセスメントには，歯科用X線写真や歯周ポケット測定などの歯科専門職による専門的アセスメントと，非専門職によるものとがある．後者では，口腔ケア時に口腔の「清浄度」と「湿潤度」を中心に，COACHによるアセスメント表（ 1 ）[1]などを用いて，主観的にアセスメントする．

- 口腔ケアに，教育，アセスメント，治療を加えた「オーラルマネジメント」として取り組むことが重要である．
- オーラルマネジメントの構成要素は，「CREATE」に当てはめることができ（ 2 ），「食べられる口をCREATE（つくる）」が，オーラルマネジメントの目標である．

終末期患者における口腔に関連するトラブル

- Lynnは，終末期の「疾患軌道」を「がん」，「心肺疾患などの臓器不全」，「認知症・老衰」の3つのモデルに分類した[2]．
- がんと非がんとでは疾患軌道が異なることを意識して，オーラルマネジメントによって，口腔に関連したトラブルの予防，症状の緩和に努める必要がある．
- Matsuoらによる口腔の問題の発生率と死期までの期間の関連性の調査では，緩和ケア病棟への入院時から死亡までの期間が28日未満の短期群では，器質的問題（口腔乾燥，舌炎，歯肉の易出血性）および機能的問題（セ

Key words

口腔ケアの定義

狭義の口腔ケアは「器質的口腔ケア」とも呼ばれ，口腔清掃を指す．一方，廃用予防や嚥下訓練など，口腔機能の維持・向上を目指す「機能的口腔ケア」も重要とされ，両者を合わせて広義の口腔ケアと捉えるのが一般的である．

1 口腔アセスメントチャート──COACH

		● 問題なし 現状のケア方法を 継続	▲ 要注意 改善がなければ専門職への アセスメントの依頼を検討	✕ 問題あり 治療，積極的な 専門的介入が必要
開口		ケア時に容易に開口する	開口には応じないが徒手的に2横指程度開口可	くいしばりや顎関節の拘縮のため開口量が1横指以下
口臭		なし	口腔に近づくと口臭を感じる	室内に口臭由来の臭いを感じる
流涎		なし	嚥下反射の低下を疑うが，流涎なし	あり（嚥下反射の低下による）
口腔乾燥度・唾液		（グローブをつけた）手指での粘膜の触診で抵抗なく滑る唾液あり	摩擦抵抗が少し増すが粘膜にくっつきそうにはならない 唾液が少なく，ネバネバ	明らかに抵抗が増し粘膜にくっつきそうになる 唾液が少なく，カラカラ
歯・義歯		きれいで歯垢・食物残渣なし 動揺する歯がない	部分的に歯垢や食物残渣がある 動揺歯があるがケアの妨げにならない程度	歯垢や歯石が多量に付着 抜けそうな歯がある
粘膜		ピンク・潤いがある　汚染なし	乾燥・発赤など色調の変化	自然出血・潰瘍・カンジダ 気道分泌物・剥離上皮・凝血塊などが目立ち，強固に付着
	舌	糸状乳頭がある	糸状乳頭の延長（舌苔），消失（平滑舌）	
	口唇	平滑（亀裂なし）	亀裂あり，口角炎	
	歯肉	引き締まっている（スティップリング）	腫脹，ブラッシング時に出血	

COACHはClinical Oral Assessment Chartの「C」「O」「A」「CH」をとったもので，「✕」（問題あり）の項目があれば，治療，専門的介入を依頼する．「△」（要注意）の項目があり，改善がなければ，専門職へのアセスメントの依頼を検討する．「清浄度」は「口臭」，「歯・義歯」と「粘膜」，「湿潤度」は「口臭」と「口腔乾燥度・唾液」との関連が深い．

（岸本裕充〈編著〉「口腔アセスメントカード」学研メディカル秀潤社；2013[1]）より一部改変）

2 オーラルマネジメントの構成要素──CREATE

広義の口腔ケア
- C　Cleaning　　　　：清掃（器質的口腔ケア）
- R　Rehabilitation　：リハビリ（機能的口腔ケア）
- E　Education　　　：教育
- A　Assessment　　：評価
- T　Treatment　　　：歯科治療
- E　Eat, Enjoy　　　：食べる，楽しむ

Memo

各種の口内炎
健常時でも生じる「アフタ性口内炎」の他，終末期に生じる頻度の高い口内炎としては，「カンジダ性口内炎」，「ウイルス性口内炎（口唇ヘルペス，帯状疱疹など）」がある．貧血に伴う「舌炎（糸状乳頭の萎縮による平滑舌を呈する）」を認めることもある．また正確には口内炎ではないが，義歯などの接触による「褥瘡性潰瘍」もアフタのように見える．アフタ性口内炎を除いて，ステロイド外用薬（トリアムシノロンアセトニド〈ケナログ®〉など）は，いずれも病状を悪化させる可能性がある．

ルフケア能力の低下，嚥下障害）が有意に多かった（ 3 ）[3]．

- セルフケア能力の低下に伴って，う蝕や歯周病の進行，歯性感染症の急性化，口臭の悪化などを生じやすい．また，薬剤の副作用，低栄養や唾液分泌の減少によって，味覚障害や各種口内炎を発症しやすい．るい痩が進むと，義歯の不適合も生じやすい．

- 明らかな嚥下障害を認めなくても，高齢者では脳血管障害による不顕性誤嚥（サイレントアスピレーション）に，口腔の不衛生が重なって誤嚥性肺炎を生じることは珍しくない．

- 頻度は稀であるが，顎骨壊死を生じる可能性についても念頭に置く必要がある．以前から口腔・咽頭がんに対する放射線治療後の晩発性障害としての顎骨壊死が知られていたが，

3 口腔の問題の発生率と死期までの期間の関連性

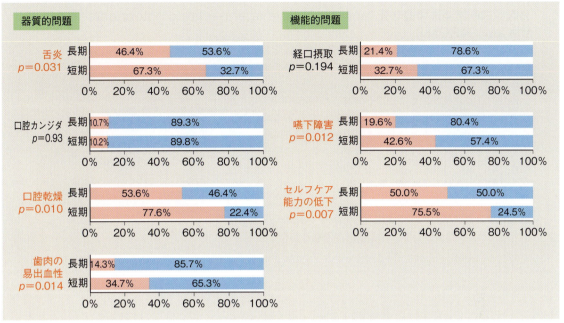

緩和ケア病棟への入院から死亡までの期間が28日未満の短期群と28日以上の長期群とで口腔の問題の発生率を比較したもの．棒グラフの赤は各症状が発生した％を示す．赤字で示した症状は短期群で有意に多かった．

(Matsuo K, et al. Support Care Cancer 2016[3] より)

近年，ビスホスホネートに代表される骨吸収抑制薬による薬剤関連顎骨壊死が注目されている[4]（☞p.220 **column** 参照）．顎骨壊死が進行し，病的骨折を生じるとQOLが著しく低下するため，予防や早期発見が望まれる．

終末期にも口腔の清浄度を維持する

- 口腔のバイタルサインである「清浄度」と「湿潤度」をモニターする．
- 爽快感を得ることを口腔清掃（＝狭義の口腔ケア）の最低限の目標とし，各種口内炎や顎骨壊死による骨露出を生じているような場合には，二次感染の予防のために清浄度を高める努力をする．
- う蝕や歯周病が多少進行することは仕方ないが，痛みが出ないこと，義歯の装着や安定に支障を来さないことを目標にする（歯の破折・喪失を生じる部位によっては，義歯への影響が大きい）．
- 誤嚥性肺炎の原因は，睡眠中の不顕性誤嚥である場合が多いため，誤嚥性肺炎を予防するためには就眠前の口腔清掃がベストである．
- セルフケアが困難な患者に仰臥位で歯みがきをすると，歯垢が飛散して咽頭へ落下しやすいため，以下のいくつかを組み合わせるとよい．
  ① 側臥位で口腔ケアをする．
  ② 吸引できる歯ブラシやスワブを使用する（**4**）．
  ③ 洗口が困難な患者では，歯みがき後の咽頭部の吸引（ディスポの排唾管〈**4**〉が便利）や，口腔咽頭部の拭掃で「汚染物の回収」を意識する．
  ④ 嚥下機能が保持されていれば，トロミ水をケア後に嚥下させる．
- セルフケアが困難な患者の口腔ケア時の視野や作業空間の確保，器具や指を噛まれないよ

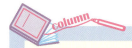

骨吸収抑制薬関連顎骨壊死（anti-resorptive agent-related osteonecrosis of the jaw：ARONJ）

ビスホスホネート（BPs）による顎骨壊死が2003年に報告され，その後抗RANKL抗体デノスマブでも同様の病態を生じることが明らかになった。

典型的には8週間以上持続する骨露出が特徴（写真）で，悪性腫瘍の骨病変（骨転移，多発性骨髄腫など）に骨吸収抑制薬を投与した場合には数％，骨粗鬆症患者では0.1％程度の頻度で生じる．ビスホスホネートを長期にわたって投与された患者では，骨にビスホスホネートが沈着するため，過去の投与歴も確認しておくべきである．

当初は抜歯が原因と考えられていたが，歯周炎による慢性炎症もリスクであり，口腔衛生状態の不良や歯周炎を放置せず，オーラルマネジメントによる予防が重要である．

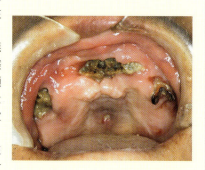

4 吸引可能な歯ブラシやスワブ・ディスポの排唾管

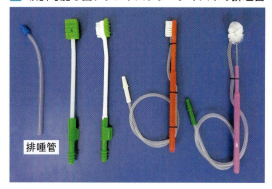

5 指サック型のバイトブロック

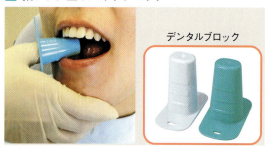

写真は株式会社オーラルケアのデンタルブロック．開口したままでは嚥下しにくいので着脱しやすいことが大切．

うにするために，指サック型のバイトブロック（**5**：デンタルブロック／株式会社オーラルケア）は便利である．

- 口腔には自浄作用があり，たとえひと口でも経口摂取をできることは，口腔の「清浄度」の維持にも有用である．

終末期にこそ口腔の湿潤度を維持する

- 長尾和宏らの提唱する「平穏死≒枯れる死」においては，脱水傾向になるため，口腔乾燥を生じやすい．
- 「枯れる死」を目指す平穏死に，口腔ケア・オーラルマネジメントは不可欠であり，「湿潤度」の維持を心がける．
- 乾燥が高度になると，汚染物が固着しやすく，その除去に時間を要する．保湿の方程式「保湿＝加湿＋蒸発予防」を意識すると，「湿潤度」を維持できる．

Memo

口腔の自浄作用
経口摂取によって，食物と粘膜とが摩擦すること，唾液が分泌されることによって，口腔粘膜が浄化される．菌を含む汚染物は，嚥下されることにより胃で殺菌される．

- 「加湿」には，スプレーが有効である．噴霧される水量は非常に少ないので，水や茶類が良い．過剰な洗口が唾液の希釈・喪失を招き，口腔乾燥を悪化させることは盲点である．
- 「蒸発予防」には，加湿後に，湿潤ジェルを薄く塗布することが有効である．抗菌作用のあるヒノキチオールが配合されているリフレケア®H（イーエヌ大塚製薬株式会社）が使用しやすい．
- 口呼吸や閉口困難な患者では，マスクの装着も有効である．
- 会話，経口摂取を含め口を動かすことは，唾液の分泌を促し，湿潤度の維持にも重要である．

文献

1) 岸本裕充（編著）．口腔アセスメントチャート．口腔アセスメントカード．学研メディカル秀潤社；2013．
2) Lynn J. Perspectives on care at the close of life. Serving patients who may die soon and their families: the role of hospice and other services. JAMA 2001；285(7)：925-932.
3) Matsuo K, et al. Associations between oral complications and days to death in palliative care patients. Support Care Cancer 2016；24(1)：157-161.
4) 首藤敦史，岸本裕充．薬剤関連顎骨壊死（MRONJ）における最新の動向と対策—兵庫県病院歯科医会による発症調査からみえたこと．Quintessence 2015；34：964-975.

終末期ケア/終末期における栄養・摂食嚥下

終末期の摂食嚥下障害への対応

野原幹司
大阪大学大学院歯学研究科顎口腔機能治療学教室准教授

◆ 終末期の摂食嚥下リハビリテーションは，訓練ではなく「今ある機能を最大限に引き出して支援する」という発想の転換が必要となる．
◆ 終末期に「経口摂取して大丈夫か」という議論もあるが，終末期は「経口摂取しなくても大丈夫ではない」という時期でもある．嚥下機能の低下や肺炎のリスクだけではなく，患者の経過や家族の思いも考慮して経口摂取の可否を考える必要がある．
◆ いい生き方を支援できたとき，最期まで経口摂取に関わることができた家族らにとっては，その死は受容であり，達成感をともなうものになりうる．

終末期の摂食嚥下障害とは

- 摂食嚥下とは，飲食物などを口から取り込んで，咽頭，食道，胃へと送り込む機能全般を指す．すなわち摂食嚥下障害とは，誤嚥や窒息といった咽頭の機能だけでなく，食べこぼす，口に溜めて飲み込まない，食べ物がなかなか食道を通過しないといった症状も含む（**1**）．
- 摂食嚥下障害に対しては，摂食嚥下リハビリテーション（嚥下リハ）が行われる．これまで嚥下リハは脳卒中の回復期を中心に行われてきており，回復期の基本は「訓練で治す」という治療戦略である．しかし，終末期の嚥下リハは訓練ではなく「今ある機能を最大限に引き出して支援する」という発想の転換が必要となる[1]（**2**）．
- 加えて，回復期の嚥下リハは比較的安全性を

1 摂食嚥下障害の具体的な症状

- 食べこぼす
- むせる
- 食事に時間がかかる
- 口が開かない
- 口に溜める
- 丸飲み
- 喉がゴロゴロ鳴る
- 咬めない
- 喉や食道につかえる
- 食べるペースが早い
- よだれが出る
- 飲み込めない
- 薬が飲めない
- 窒息
- 誤嚥
- 誤嚥性肺炎　等々

2 終末期の嚥下リハの考え方

ケア・支援 ＞ キュア・訓練

終末期の嚥下リハのポイントは，「訓練で治す＝キュア」よりも，「今ある機能を引き出して支援する＝ケア」の比率が高いということである．

重視し，「水分は禁止」，「咀嚼を要するものは禁止」といった制限が多い．一方，終末期の嚥下リハは，いかに制限を介助できるか，いかに楽しみを増やせるかに重きが置かれるところが特徴である．

- 終末期の摂食嚥下障害は手を尽くしても誤嚥

Memo

摂食嚥下という行為は，先行（認知）期，準備期，口腔期，咽頭期，食道期の5期に分けられる．咽頭での嚥下動作だけが摂食嚥下ではない．

3 終末期のイメージ

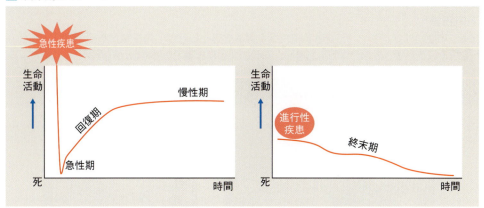

急性疾患を生じた場合（左）は，急性期，回復期，慢性期とたどるが，進行性疾患の場合（右）は，大きな流れとしては緩やかな右肩下がりの機能低下をたどる．

や低栄養を避けられなくなってくる．改善しないからこそ「終末期」である（3）．しかし，改善しないからといって医療者は無力かというとそうではない．たとえ大きな流れとしては機能が右肩下がりであっても，数日でも機能が維持できたり，少しでも経口摂取量が増えたりすれば，その一時的な「抗い」は，残された時間が限られている終末期という状況において，患者や家族にとって非常に大きな意味を持つ[2]．

いつまで経口摂取を続けるか

- がんの患者においては，口腔や咽頭など一部のがんを除いて，亡くなる数日前まで摂食嚥下機能は障害されない．臨床で難しいのは非がん，特に神経変性疾患や脳血管疾患患者の終末期の摂食嚥下障害である．
- 非がん患者の終末期の経口摂取をどうするかは，大きく3つに分けられる．一つは誤嚥や低栄養のリスクを考えて経管のみで栄養する方法である．この方法は栄養摂取という観点からは確実である．しかしながら，心身が活動を停止しようとしている「終末期」に，半強制的に栄養を注入するということが患者や家族のプラスになるかということを十分考えなければならない[3]．
- 摂食嚥下障害があっても，最期まで経口のみで栄養摂取するという方法もある．肺炎や低栄養のリスクを家族が十分に理解し，方針に同意が得られれば，この方法がもっとも家族の精神的な充実度が高いことが多い．もちろん，単に口から食べさせるだけでなく，摂食嚥下機能を診断し（☞p.224 **column**），できるかぎりの誤嚥防止や低栄養を予防した上で行う必要がある．
- 経管栄養と経口摂取の併用という方法もある[4]．QOLのために食べられるものは口から，栄養確保のために足りない分は経管からというものである．
- どの方法を選択するかは非常に難しい問題である．医療者は家族の意見を誘導するのではなく，十分に説明した上で，家族が選択した方針を真摯にサポートするのが自然な流れであろう．

> **ここに注目**
> 胃ろうにしても経口摂取をすべて禁止にする必要はない．誤嚥している患者でも，口から食べる量を適切に制限すれば肺炎になることなく経過することが多い．

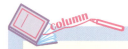

嚥下内視鏡

在宅・施設やベッドサイドでできる摂食嚥下機能検査として嚥下内視鏡がある（写真）．唾液の貯留や食塊形成を評価できるのが利点である．誤嚥の検出率も嚥下造影検査と同程度といわれている．

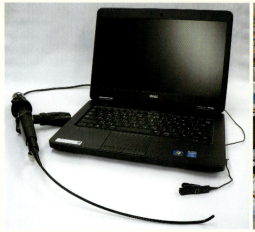
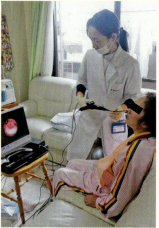

左：嚥下内視鏡のユニット．右：在宅での嚥下内視鏡検査．

終末期における経口摂取の考え方

- 経管栄養をしているかどうかは別として，終末期に経口摂取を継続することはさまざまな利点がある．経口摂取することで誤嚥性肺炎や発熱のリスクが上がらなくはないが，唾液を飲んでいる時点で肺炎や発熱のリスクはある．口腔乾燥をきたしていなければ，唾液は1日に1～1.5 L出ているといわれている．
- 終末期に「経口摂取して大丈夫か？」という議論もあるが，終末期は「経口摂取しなくても大丈夫ではない」という時期でもある．嚥下機能の低下や肺炎のリスクだけを考えるのではなく，患者の経過や家族の思いまで考慮して終末期の経口摂取が許可できるとよい．

経口摂取を行う利点

口腔・咽頭のケア

- 経口摂取をしなくなると，口腔・咽頭の自浄性が低下するため，痰や唾液の付着，舌苔の増加をまねき，口臭の原因となる（4, 5）．
- 特に咽頭はケアの手が届かず，できる対応としては咽頭吸引くらいであるが，吸引は苦痛をともなうことが多く，すべての咽頭の付着物を除去することは難しい．
- 経口摂取を行うことで，口腔・咽頭の自浄性が高まるために清潔が保たれる．

QOLの維持

- 終末期の患者本人に確認することは難しいが，やはり口から食べるということは極端に苦痛をともなう場合を除いてQOLの向上に繋がるであろう．
- 「一口も食べられない」と「一口でも食べられ

終末期における栄養・摂食嚥下／終末期の摂食嚥下障害への対応

4 経口摂取をしていない患者の口腔

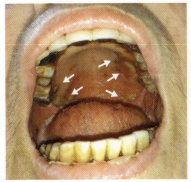

口蓋や歯に乾燥した痰（矢印）の付着がみられる．

5 経口摂取をしていない患者の咽頭（内視鏡所見）

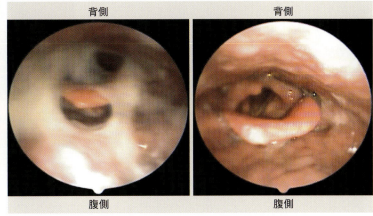

左：ケア前．咽頭全体に痰の付着がみられる．
右：ケア後．口腔からのケアと咽頭吸引によって痰が除去されている．

る」というのは何より介助者にとって大きな違いであり，経管栄養だからといって経口摂取を完全に禁止することは避けられるべきである．

コミュニケーション

- 介助にあたっている家族にとって「口から食べてもらえる」というのは最高のコミュニケーションとなる．終末期で問いかけに反応しなくなっても，「口に食べ物を入れると口を動かして食べる」というインプットとアウトプットは，最期まで残るコミュニケーションとなりうる．

「誤嚥の予防」から「肺炎の予防」，さらに「肺炎の予測」へ

- どうしても避けられない誤嚥はある．そこで，誤嚥するから経口摂取を禁止するというのは短絡的すぎる．通常であれば誤嚥は避けられるべきものかもしれないが，終末期という特殊な状況においては，誤嚥についても治療戦略を変えなければならない．
- 「誤嚥させない」ではなく「誤嚥しても肺炎にならないようにする」という戦略である（**6**）．

> **ここに注目** 検査場面でみられた誤嚥の有無は，肺炎発症と関連がないことも報告されている．「誤嚥＝肺炎」ではないことを再認識しておく必要がある．

- 例えば，多少誤嚥するとしても，誤嚥をゼロにしようとしてとろみをつけたり，食事制限をしたりしてQOLを下げるくらいなら，重度の肺炎にならないのであれば制限をせずに経過を診るのも一つの方法である．加えて，誤嚥しても肺炎にならないように，口腔ケアや排痰を促す呼吸理学療法を駆使して[5]，誤嚥しながら食べ続けられるような手段を考え

6 誤嚥性肺炎発症のバランス

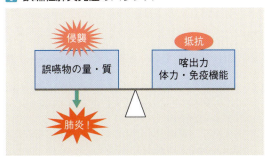

「誤嚥＝肺炎」ではない．侵襲が重くなるか抵抗が軽くなると，バランスが左に傾き肺炎を発症する．誤嚥の防止ではなく，誤嚥性肺炎の防止を臨床の目標としなければならない．

ることも必要である．
- 口腔ケアや呼吸理学療法である程度の肺炎予防はできるが，それでも避けられない肺炎はある．そのときは「肺炎にさせない」ではなく「肺炎を予知する」という考え方にシフトしなければならない．ポイントとなるのは「誤嚥性肺炎のリスクが高い」ということを的確に診断し，家族に事前に説明しておくことである．
- 肺炎予備軍であるということを家族が知ることで，発熱時にパニックにならずに主治医への連絡や場合によっては入院ができるようになる．もっとも家族が混乱するのは予期せぬ肺炎や入院であり，心の準備があれば家族も冷静に対応ができる．場合によっては，誤嚥性肺炎で亡くなったとしても，事前に説明があったのとなかったのとでは，家族の死の受け止め方が大きく異なる．

ソフトランディングにむけて

- 多くの疾患において終末期，特に死が迫ると誤嚥が頻繁になる．そこでの過度の経口摂取制限にどれほどの意味があるのかを医療者はよく考えなければならない．
- 死が目前に迫っているのであれば，重要なのは「如何に死ぬか」であり，換言すると「死ぬまでを如何に生きるか」ということである．口から食べるということは，その量がわずか

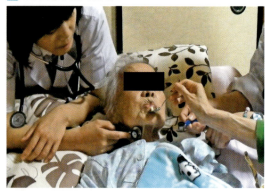

7 終末期の経口摂取

一口でも食べられるということは，家族・介助者にとって大きな励み・達成感に繋がる．「口から食べる」という行為は，最期まで残るコミュニケーションとなりうる．

であっても「生」を主張するものであり，死の直前まで経口摂取ができれば「いい生き方」ができたといえるのではないだろうか．
- 死が近づくと相対的に四肢体幹のリハのニーズは減少する．一方，「口から食べたい（食べさせたい）」という嚥下リハのニーズは終末期であっても存在することが多い．死が迫っているからこそ「食べる」というニーズが増大するのかもしれない．
- いい生き方を支援できたとき，最期まで経口摂取に関わることができた家族らにとっては，その死は受容であり，達成感をともなうものになりうる．「食」は終末期を彩るものである（7）．

文献

1) 野原幹司．1章 摂食・嚥下リハビリテーション．認知症患者の摂食・嚥下リハビリテーション（野原幹司 編）．南山堂；2011．pp2-5．
2) 野原幹司．終末期の嚥下障害に抗う―薬剤の視点からのアプローチ．MB Med Reha 2015；No186：45-50．
3) Gillick MR. Rethinking the role of tube feeding in patients with advanced dementia. N Engl J Med 2000；342(3)：206-210．
4) 野原幹司．〈特集 リハビリテーション診療と歯科の連携〉在宅における摂食・嚥下リハビリテーション．MB Med Reha 2012；No146：45-50．
5) 野原幹司．5章 言語聴覚士が行う呼吸リハビリテーションの実際．言語聴覚士のための呼吸ケアとリハビリテーション（石川朗 編）．中山書店；2010．pp111-146．

終末期ケア／終末期における栄養・摂食嚥下

終末期に求められている栄養療法・栄養管理・食支援

西山順博
医療法人 西山医院院長

- ◆ 枯れるように逝くことが人の最期として認知されつつあり，終末期（人生の最終段階）の人工的水分・栄養補給法（artificial hydration and nutrition：AHN）による栄養療法のあり方についても議論されている．
- ◆ AHNの代表格である胃ろうは，延命治療の代名詞のような扱いを受けていることを危惧する．決して，延命治療を受けたいか受けたくないかの選択肢ではなく，終末期において栄養療法がその人にとって益なのか害なのかをチームで考えていくことが重要である．
- ◆ 栄養管理とリハビリテーションが両輪となり，余命1か月からの摂食嚥下支援ではなく，早い段階の終末期や終末期を迎える前からの食支援が求められている．

人工的水分・栄養補給法（AHN）と終末期（人生の最終段階）

- 人工的水分・栄養補給法（artificial hydration and nutrition：AHN）は，経口以外の方法で身体に栄養・水分を補給する方法（経管栄養・経静脈栄養）で，2012年6月に日本老年医学会が「高齢者ケアの意思決定プロセスに関するガイドライン」の中でAHNの導入・中止についての見解を報告している（☞「意思決定支援」〈p.170-191〉参照）．
- 多職種が協働し，適切な栄養管理と機能的口腔ケア，間接嚥下訓練，直接嚥下訓練等のリハビリテーション（以下：リハ）が実施され，経口摂取が可能となり，AHNから離脱できる人も増えてきている．
- 一方，過剰なAHNにより，患者を苦しめることもある．
- また，AHNから離脱できる患者はそもそも終末期ではない．
- 一般的には治る見込みがない病気やけがの状態で死が迫っている場合を終末期と定義している．また，日本尊厳死協会では高度の意識障害（植物状態）が長期間（3か月以上）続く場合も終末期として加えている．
- 終末期の長さは人によってさまざまであるが，栄養管理によって寿命を延伸することが可能である．
- 経管栄養（経鼻胃管・瘻管栄養〈胃ろう・腸ろうなど〉）や高カロリー輸液によって栄養補給と水分補給を行えば，口から食べなくて

Key words

栄養管理 (nutrition management, nutrition care)
食事内容の工夫も含めた食事療法，経腸栄養，経静脈栄養を駆使して栄養素を投与すること．栄養アセスメントの実施も含める．栄養ケアと同義．

栄養療法 (nutritional support)
栄養状態の改善に伴う病態の治療を目的として栄養素を投与すること．経静脈栄養および経腸栄養（サプリメントを含む）を実施すること．必要エネルギー量，投与内容を算定した上で行う．栄養サポート（支援）と同義．

栄養治療 (nutritional therapy)
栄養状態の改善のみでなく，基礎疾患に対する治療も目的として実施するもので，栄養療法と同義．

- も，時には年単位で寿命を延伸することができる．
- 栄養補給なしで水分補給だけなら，およそ数週間単位となり，水分補給もないと数日単位になる．
- 終末期と告知されても，家族には回復することがあるのではという思いや願いがある．その際に本人にとってAHNが益なのか害なのかをチームで考えることが重要である．
- 判断に悩んだ場合，経管栄養であれば，まずは経鼻胃管を開始し必要栄養量を充足しても害がないか，一定期間継続し本人にとって益があるのかを判断し，害があれば減量中止の検討をする．益があれば苦痛の少ない瘻管栄養に変更するという選択肢もある．
- 最近の中心静脈栄養は完全皮下埋め込み式カテーテル（ポート）や末梢挿入中心静脈カテーテル（peripherally inserted central catheter：PICC）といった従来の中心静脈カテーテルと比較して，長期間にわたって使用できるカテーテルや腕から比較的簡単に挿入でき，挿入後の感染などのリスクも少ないものが主流となってきている（☞「がん終末期の輸液栄養と『輸液ガイドライン』」の項〈p.233〉参照）．

在宅療養における栄養管理の問題点

- 終末期に至っていない栄養療法が必要な高齢者のフレイル（frailty；虚弱）に対しても，NST（nutrition support team；栄養サポートチーム）が介入しないケースが増えているように感じる．
- NSTとして栄養の充足を目指す栄養療法を行うのであれば，SGA（subjective global assessment；主観的包括的評価）に始まり，ODA（objective data assessment；客観的栄養評価）において，栄養障害を疑う場合には，米国静脈経腸栄養学会（ASPEN）ガイドラインの栄養療法と栄養経路（**1**）に沿って，AHNを開始するということになる．
- 本来はAHNの導入に対して，病院NSTが自信を持って提案し，栄養管理とリハの両輪で

Key words

経鼻胃管
鼻から細いチューブを胃まで挿入するもので，簡単に必要十分な栄養ができるが，経口摂取の妨げになり，苦痛のために長期間（4週間）の使用には適さない．2週間程度に1回の交換が必要である．

胃ろう
胃に直接水分・栄養を入れるための瘻孔であり，4週間以上の経鼻胃管の人が適応となる．胃ろうを使うと必要十分な栄養補給ができ，薬剤投与ルートでもある．15分程度の内視鏡（経鼻）を使った小手術が必要となる．胃ろうにより，会話や食事は制限されることはなくなる．4～6か月に1回の交換が必要である．

末梢静脈栄養
短期間の末梢静脈栄養で水分・ミネラルの補給が中心となり，高カロリーを投与することができないため，2週間未満の人が適応となる．

中心静脈栄養
2週間以上の経静脈栄養で高カロリーを投与する．経鼻胃管に比べ誤嚥性肺炎の危険性は低くなるが，点滴チューブを介して敗血症を起こすことがあり，介護施設での実施が困難なこともある．

Key words

完全皮下埋め込み式カテーテル（ポート）
カテーテルおよび，それに接続して輸液を投与するリザーバーを皮下に埋め込み使用する．皮膚の上からリザーバーのセプタム（シリコーン製膜）にHuber針を穿刺して投与するというカテーテルである．使用しない期間には，体外露出部分がないので，入浴等も可能であり，患者のQOLの維持改善に有効であるとされている．21ゲージ針（Huber針に限る）の場合には，セプタムは2,000回の穿刺に耐えるとされている．年余にわたる留置が必要な，在宅静脈栄養法（home parenteral nutrition：HPN）やがん化学療法施行症例に用いられている．抜去する場合には局所麻酔下に皮膚切開を行う必要があるため，長期留置に限られている．

末梢挿入中心静脈カテーテル（PICC）
PICCは，肘の静脈（尺側皮静脈，橈側皮静脈，肘正中皮静脈など）を穿刺して長いカテーテルを挿入し，腋窩静脈，鎖骨下静脈を経由して上大静脈に先端を位置させる．挿入時に，気胸や血胸などの合併症が起こらないことが最大の利点である．日本でも，資格を有する診療看護師が挿入している．問題は肘を曲げることにより滴下状態が変動すること，静脈炎の発生頻度が比較的高いことであるが，挿入時の安全性はきわめて高いという利点があるため，安全管理を考慮した場合には有用なカテーテルである．

1 ASPENガイドラインによる栄養療法と栄養経路

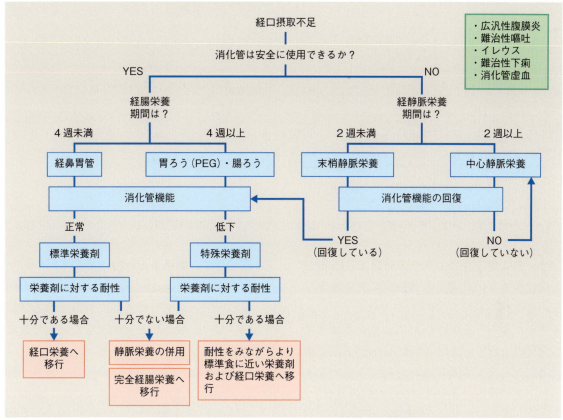

ASPEN:American Society for Parenteral and Enteral Nutrition(米国静脈経腸栄養学会), PEG:percutaneous endoscopic gastrostomy(経皮内視鏡的胃ろう造設術).
(ASPEN Board of Directors and the Clinical Guidelines Task Force. JPEN J Parenter Enteral Nutr 2002[2]) より)

回復にまで持っていくことがあるべき姿であり，退院後はhST(home care support team：在宅療養サポートチーム)に引き継ぎ，平安な在宅療養を行うことが望ましい．
- 老化とともに摂食嚥下機能が低下し，QOLも低下していく．
- 終末期に至るよりも前から栄養管理もしくはリハを行うことで平均寿命と健康寿命が延伸

する(**2**の「栄養管理もしくはリハビリ」).
- より早くから栄養管理とリハがかかわること

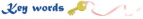

栄養サポートチーム(NST)
NSTとは，職種の壁を越え，栄養サポートを実施する多職種の集団(チーム)である．栄養サポートとは，基本的医療のひとつである栄養管理を，症例個々や各疾患治療に応じて適切に実施することである．NSTは1960年代の中心静脈栄養(TPN)の開発普及とともに誕生し，欧米を中心に世界各地に広がった．日本ではその普及が容易でなく，1998年のPPM(potluck party method)方式の考案が契機となり，全国の医療施設に広がった．2006年4月の診療報酬改定により，多くの病院でNSTが立ち上がることとなった．

在宅療養サポートチーム(hST)
「在宅療養サポートチーム」として「hST」という造語を用いる．「Home care Support Team」の略であると同時に，栄養に力を入れていることから「NST」の「N」の小文字「n」と似ているに「h」にすることで，愛着がわくことを期待している．

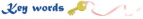

サルコペニアとフレイルの違い
両者とも加齢に伴う機能低下を意味している．サルコペニア(sarcopenia)が筋肉量減少を主体として筋力，身体機能の低下を主要因として扱うのに対して，フレイル(frailty:虚弱)には移動能力，筋力，バランス，運動処理能力，認知機能，栄養状態，持久力，日常生活の活動性，疲労感など広範な要素が含まれている点が大きく違う．

2 栄養管理とリハビリテーションがQOLなどに与える影響

![栄養管理とリハビリテーションがQOLなどに与える影響のグラフ]

栄養管理とリハビリテーションで健康寿命の延伸と日常生活に制限のある期間のQOLが向上する．

で，終末期を含むすべての時期で，QOLが向上するものと考える（**2**の「栄養管理とリハビリ」）．

- 近年，胃ろうを含めたAHNは延命治療と位置付けられてしまい，本来AHNが必要な患者に対して，栄養療法が介入できないままに，遅い段階からの過度なリハのみを行い，より一層サルコペニアを悪化させているケースがみられている（**2**の「リハビリのみ」）．
- また，AHNを望まない人に対しても，在宅ではhSTで支援していくことで，病院では状態が悪かった人も在宅に帰り，状態が落ち着くと，自然と経口摂取が開始できることも多い．
- AHNが栄養状態を改善することだけを目標とした延命治療ではなく，ある時は，緩和治療として必要栄養と水分を充足しリハのサポートを行い，ADLを向上させ，ある時は，緩和ケアとして日常生活に制限のある期間（平均寿命 − 健康寿命）のQOLも向上できると考えている．
- 栄養（食）は人間にとって命の源であり，患者（生活者・利用者）が「生きていること（命）」ではなく，「生きていくこと（生活）」のために，QOLの高い生活への支援として，AHNを含めた栄養管理を行うことに非難される理由はない．
- 患者の望む目標をサポートするために適切な栄養管理を行うことで，終末期においても平安な生活を過ごしていけることに繋がるものと信じている．

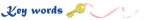

健康寿命
平均寿命から介護が必要な（自立した生活ができない）期間を引いた年月が健康寿命になる．つまり，健康寿命とは「健康上の問題により日常生活が制限されず生活可能な期間」と定義される．

必須アミノ酸
人間の体を構成しているアミノ酸は20種類あるが，このうち体内で合成することができないものを必須アミノ酸（9種類）といい，なかでも特にロイシンは筋タンパク合成を促す指令塔の働きがあり，サルコペニア予防に注目の栄養成分である．

終末期のさまざまな身体の徴候と栄養

- 終末期を迎える以前の腎機能が保たれている高齢者については，体内で合成することができない必須アミノ酸の補給が，筋肉合成にとっても必要となる．
- 終末期にも緩和治療として，コラーゲンペプチドは，皮膚トラブルの改善に有用とされている．
- 中鎖脂肪酸は腸管で吸収され肝臓にてケトン

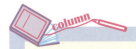

摂食嚥下支援と食支援

摂食嚥下支援が含まれる食支援（食支援⊃摂食嚥下支援）における栄養管理とリハの関係を❸に示した．人は老化とともに徐々に摂食嚥下機能が低下していく（これを❸の左から右としている）．脳卒中や認知症などの病気により，機能低下が加速することもあるが，それ以上に禁食（経口摂取の禁止）が何よりも悪化の要因となる．

老化とともにキュアよりもケアを重視したがり，終末期を迎えようとしている摂食嚥下障害患者も住み慣れた在宅へ移行することが目標とされてしまっている．食支援の中に栄養管理があり，栄養管理の中に栄養療法・栄養治療がある．栄養管理に関連することを上段に，リハに関連することを下段とした．摂食嚥下障害の外科的治療のタイミングについても最下段に示した．

注目すべき点は，摂食嚥下機能が悪化すればするほど，それを改善させるためには，より侵襲的な治療や積極的なリハが必要となるということである．つまり，ケアを望んでいる人にもキュアを勧めることになることがギャップとなっている．

対象の患者（生活者・利用者）が，❸のどこにいるのか？ 現時点で何を目標としているのか？ そして，どんな思いでいるのかを，関わる多職種で共有し，各々ができるキュアとケアを提供することが，在宅療養サポートチーム（hST）の役割であると考える．

在宅療養には5つの支援（医療支援，介護支援，生活の支援，生きがいの支援，こころの支援）があるが，食支援には，食材選択，調理方法，五感での楽しみなどの意味合いも含んでいるため，そのすべてに精通できる．

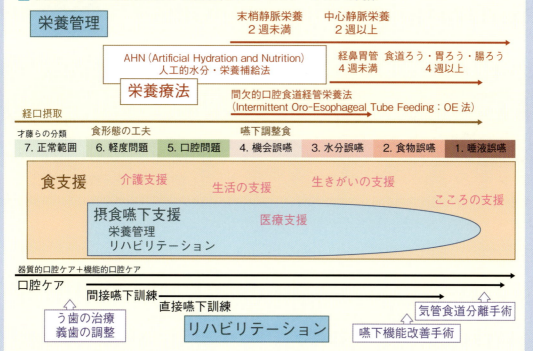

❸ 摂食嚥下支援と食支援における栄養管理とリハビリテーションの関係

体を産生する．ケトン体はブドウ糖に代わって脳のエネルギー源となってくれるため，認知症の改善に効果があると注目を浴びている．

- 生薬ではあるが，六君子湯はグレリンの分泌を高め，食欲増進効果があるとされている．
- 余命1か月の終末期には栄養療法（キュア）よ

- 余命1か月になると食事量が一層減少し，摂食嚥下機能が低下して，誤嚥によりむせることが多くなる．
- この際に，無理にでも食べないと弱ってしまうと考え，食べさせることは患者にとって苦痛となる．
- 食べたいものを，食べたい時に少しずつ食べる．ゼリーやとろみのついたものが食べやすい．
- 水分はアイスや氷のかけら，ゼリータイプの経口補水液も効果的である．場合により水分補給目的に末梢点滴を行うこともある．
- 機能的口腔ケアは可能な限り行い，体調の良い時に食べられる状態を保つことが大事．誤嚥しても肺炎になりにくい環境にしておけることが望ましい．
- 食事量が低下することで，排便・排尿は減少する．筋肉の異化が進み，身体に力が入らなくなり，失禁してしまうこともある．このため経口摂取を自主的に控える人も少なくない．
- 余命数週間になると，食べる体力だけではなく，消化吸収機能が低下するため，嘔吐や下痢も起こることがある．
- 濡らしたガーゼや綿棒，小さな氷のかけらで口を湿らせたり，患者にとって心地よい口腔環境を保つことが重要である．すでに唾液さえも誤嚥してしまう可能性のあるレベルである．
- 余命数日・直前になると，衰弱し反応ができなくなる．
- 死期が迫った患者の半数では死前喘鳴が出現する．ここでの無理な吸痰は，心地よく眠っている状態を覚醒させてしまうことになり，患者の苦痛になってしまうこともある．
- 最後まで痰の吸引をして苦痛を与え無理に覚醒させたり，点滴で必要以上の水分を入れ続けたり，せん妄に対して薬で抑えようとしたりすることにより，自然な徴候をわかりにくくしてしまうことは避けなくてはいけない．
- AHNで栄養管理している人の余命予測はもう少し早い段階から推測することが必要となる（個人差はあるが余命3〜6か月ごろ）．
- 過剰なAHNを行うことで，浮腫や消化器症状（悪心・嘔吐・下痢），唾液分泌の増加による食後の喘鳴が出現することがある．
- これを見逃し，強制栄養を続けることは，患者にとっては辛く，害を与えることにつながる．
- このようなサインがみられた際には，注入量を調整し徐々に減量していくことが望ましい．
- 余命1か月と判断できれば，必要最小限度の水分・ビタミン・ミネラルを補給する．胃ろうは神経難病，心不全の人では薬剤投与ルートとしても利用できることは強みである．
- がんの末期患者にとって胃ろうはドレナージとしても利用でき，嚥下機能に問題ない人には，口からアイスやアルコールも最期まで楽しんでいただくことができる．

文献

1) 小山諭．〈特集 静脈経腸栄養ガイドライン第3版をめぐって〉総論—栄養管理計画とプロセス．静脈経腸栄養 2013；28(6)：1217-1222.
2) ASPEN Board of Directors and the Clinical Guidelines Task Force. Guidelines for the use of parenteral and enteral nutrition in adult and pediatric patients. JPEN J Parenter Enteral Nutr 2002；26(1 Suppl)：1SA-138SA.
3) 西山順博ほか．〈特集 Quality of Lifeを高める栄養管理〉QOLを高める在宅栄養管理．静脈経腸栄養 2014；29(3)：825-831.
4) 西山順博ほか．〈特集 地域の「食」を支える取り組み〉最後まで食べるための在宅NST．静脈経腸栄養 2015；30(5)：1119-1124.
5) 長尾和宏．胃ろうという選択，しない選択—「平穏死」から考える胃ろうの功と罪．セブン＆アイ出版；2012.
6) 石賀丈士．最期まで，命かがやいて—緩和ケア医が教える末期がん患者が人生を全うする方法．幻冬舎；2015.

終末期ケア/終末期における栄養・摂食嚥下

がん終末期の輸液栄養と「輸液ガイドライン」

中島信久
東北大学大学院医学系研究科緩和医療学分野准教授

◆ 終末期がん患者の多くは経口摂取が著しく低下しており，この時期の患者の病態は様々である．臨床の現場では，終末期がん患者への人工的水分・栄養補給に関して，これに関わる医師や施設によってその治療内容に大きな開きがある．
◆ 日本緩和医療学会の「終末期がん患者に対する輸液療法に関するガイドライン」を個々の患者へ適用する際には，画一的に治療方針を決定するのではなく，「患者や家族が何を大切にしているか」という視点に立って輸液治療のあり方を検討することが重要である．
◆ 適切な輸液栄養治療を行うことと併せて「食べられないこと」に起因する苦痛の緩和を図ることにより，患者や家族の生活の質（QOL）が向上することが期待される．

はじめに

- がん終末期には病状の進行とともに経口摂取低下や溢水・脱水に起因する症状が顕著になってくることが多く，そのため輸液栄養治療においてもそうした変化に即した内容への変更が必要となる[1]．しかし，輸液施行率や輸液投与量をはじめとした治療内容は，関わる医師や施設などにより大きな差がある[2-4]（表1）．
- 日常臨床の現場では次のような疑問の声がしばしば聞かれる．

「輸液の量はどのくらいがいいのだろうか？　中身（内容）はどうしよう？」
例えば，「食べられなくなったから高カロリー輸液がいいだろう」とか「末期なのだからソルデム®3A輸液を1日1,000 mLにしよう」と言えるほど，単純なものではなさそうだ．

「いつから始めるのか？　どこまで続けるのか？」
減量や中止のタイミングはどうしたらよいのだろう．

「in-out balanceは？」
尿量はどのくらい出ればいいのだろうか？
生理学的必要量はどのくらいだろうか？

表1 輸液施行率・輸液量の施設差 ── 死亡前48時間における輸液施行率・輸液量

	がん治療病棟	緩和ケア病棟
カナダ（単施設） Brueraら[2]	100%（n＝30） 2,080±720 mL/日	71%（n＝290） 1,015±135 mL/日
日本（単施設） 千原ら[3]	95%（n＝109） 1,500 mL/日	59%（n＝140） 700 mL/日
日本（多施設） 安達ら[4]	92%（n＝421） 1,236 mL/日	48%（n＝102） 566 mL/日

- この時期の代謝はどうなっているのだろうか？
- これらの疑問に答えるべく，終末期がん患者に対する輸液を，それぞれの状況において，どのように行うのがよいかということについて統一された基準はない．そのため，多くの医療者は目の前の患者に輸液治療を行う際に，判断に苦慮することが多い．
- そこで，まず，終末期の輸液治療に関する本邦ならびに諸外国のガイドラインについて解説し，そのうえで終末期の輸液治療のあり方について考えてみたい．ついで，輸液治療に際して考慮すべき問題として，経口摂取の低下に関連して，患者・家族に生じる苦痛とその支援に言及する．

がん終末期における輸液治療のガイドライン

わが国における輸液ガイドライン

■輸液ガイドライン作成の背景
- 終末期がん患者の多くは経口摂取が著しく低下しており，この時期の患者の病態は様々である．臨床の現場では，終末期がん患者への人工的水分・栄養補給に関して，これに関わる医師や施設によってその治療内容に大きな開きがある．
- こうした場面では，ある患者がどのような人工的水分・栄養補給を受けるかは，単一の指標ではなく，患者や家族の価値観に基づいた治療目標およびそれぞれの治療の選択肢の利益・不利益のバランスを総合的に評価することで決定される必要がある．
- それゆえ，複数の要素をもとに患者個々に対して決定されることから，画一的なプロトコールを示したガイドラインを作成することは困難であり，また臨床現場において有益性に乏しく実用に至らないものになってしまうと考えられる．
- こうしたことを背景に，日本緩和医療学会は2007年に「終末期癌患者に対する輸液治療のガイドライン（以下，GL）」[5]を公開し，2013年に改訂した[6]．このGLに基づいた有用性の検証が行われている[7,8]．

■基本概念
- 本GL作成の基本概念は，次の4つから構成されている．
① 輸液の目標を明確にし，患者・家族の価値観を把握する．
② 患者のおかれている終末期病態の状況をよく把握したうえで，輸液の身体的苦痛への影響や生命予後の点から，輸液が延命にどの程度影響を及ぼすのかを評価する．さらに精神面や生活への影響を評価する．
③ 行うべき輸液が倫理的・法的妥当性があるものか否かを検証する．
④ 施行された輸液治療を定期的に評価して，病態の変化に応じて必要があれば修正していく．評価の間隔は状況に応じて数日から数週間とし，また評価手段は，設定した治療目標に基づいて，患者の主観的な症状，QOL満足度，身体所見，血液生化学検査所見，画像検査所見などを用いる．

■構成内容
- 本GLの構成内容を順に説明していく．

対象患者
- 生命予後が1か月以内と考えられる成人の固形がん患者のうち，抗腫瘍治療を受けておらず，適切な治療を行っても経口的に十分な摂取ができない者を対象とした．ここで，「生命予後が1か月以内」については，代表的な予後予測指標であるPalliative Prognostic Index（PPI）やPalliative Prognostic Score（PaP Score）などを用いて予測を行う[9,10]．

推奨の強さとエビデンスレベル
- 本GLでは，「推奨の強さ」を「推奨に従って治療を行った場合に患者の受ける利益が害や負担を上回ると考えられる確実さの程度」と

2 「終末期がん患者の輸液療法に関するガイドライン」(2013年版)における推奨度とエビデンスレベルによる臨床的意味

1A	根拠のレベルが高く，治療によって得られる利益は大きく，かつ，生じうる害や負担を上回ると考えられる したがって，医師は，推奨した治療を行う（または行わない）ことが勧められる
1B 1C	根拠のレベルは低い(B)，または，とても低い(C)が，治療によって得られる利益は大きく，かつ，生じうる害や負担を上回ると考えられる したがって，医師は，根拠が十分ではないことを理解したうえで，推奨した治療を行う（または行わない）ことが勧められる
2A 2B 2C	推奨した治療によって得られる利益の大きさは不確実である，または，治療によって生じうる害や負担と拮抗していると考えられる根拠のレベルは，高い(A)，低い(B)，とても低い(C) したがって，医師は，治療を選択肢として呈示し，患者と治療を行う（または行わない）か相談することが勧められる

（日本緩和医療学会〈編〉「終末期がん患者の輸液療法に関するガイドライン(2013年版)」金原出版；2013[6]，p12より）

3 「終末期がん患者の輸液療法に関するガイドライン」(2013年版)における全般的な推奨

- Performance statusの低下した，または，消化管閉塞以外の原因のために経口摂取ができない，輸液治療単独でQOLを改善させることは少ない
- Performance statusがよく，消化管閉塞のために経口摂取ができない終末期がん患者において，適切な輸液はQOLを改善させる場合がある
- 終末期がん患者において，輸液は胸水，腹水，浮腫，気道分泌による苦痛を悪化させる可能性がある
- 終末期がん患者において，輸液は口渇を改善しないことが多い．口渇に対しては看護ケアが最も重要である
- 終末期がん患者において，輸液は薬剤によるせん妄や急性の脱水症状を改善することによって，QOLの改善に寄与する場合がある

（日本緩和医療学会〈編〉「終末期がん患者の輸液療法に関するガイドライン(2013年版)」金原出版；2013[6]，p68より）

定義した．また「エビデンスレベル」を「治療による影響がどれくらいかを推定したときの確実さの程度」と定義した．以上をもとに推奨文を作成した（ 2 ）．

推奨

- 推奨は「全般的な推奨」と「臨床疑問に対する推奨」の2本立てで構成される．
- 「全般的な推奨」はGL全体の立場を示す総論的な内容であり（ 3 ），「臨床疑問に対する推奨」で個々の臨床疑問に相応する推奨を示している．
- 「臨床疑問に対する推奨」は，①身体的苦痛，②生命予後，③精神面・生活への影響，④倫理的問題の4つの項目からなる．
- それぞれの項目において「臨床疑問」が設定されており，それに対する「推奨」と「解説」が記されている．

精神面・生活への影響

- 上記で説明した「臨床疑問に対する推奨」の1つに，「③精神面・生活への影響」がある．
- 経口摂取が低下し，輸液治療の実施を検討する時期には，患者や家族の気持ちの面にも様々な問題が生じてくる．こうした問題に対しても，「精神面・生活への影響」のなかで指針を示している．
- たとえば，「患者は希望しないが，家族が『食べられないので点滴をしてほしい』と希望する」「『自然な経過に任せたい』ことを理由に患者が輸液を希望しない」などといった考えを表出することがある．前者の場合，家族にとって輸液を行うことの意味は何なのかということの理解が重要である．単に栄養の補給を目的とするのではなく，「生きる希望」を意味していることがある．
- 家族の思い（後悔，自責の念，希望など）の表出を促しながら，良好なコミュニケーションのもとに適切な治療を行っていくことが大切である．
- このように，本GLの推奨の判断は，単に医

学的・栄養学的な視点のみならず，患者・家族の精神的側面や価値観も含めて，総合的な観点から構成されている．個々の患者への適用にあたっては，対象となる患者の個別性に十分に配慮し，医療チームが責任を持って決定すべきものである．「GLにこう書いてあるから…」ということをもとに画一的に治療方針を決定するのではなく，「患者や家族が何を大切にしているか」という視点に立って輸液治療のあり方を検討するために，本GLを活用することが重要である．

諸外国の輸液ガイドラインの現状

- ここで，諸外国のガイドラインの概要を紹介する．それぞれの国の文化的背景や医療制度，治療施設には差異があるため，日本における終末期がん患者の輸液の施行率や治療内容とは異なっているところも多い．
- イギリスにおけるこの時期の輸液施行率は39%と低く，同国のガイドラインには，基本的に死が差し迫った患者を対象として輸液治療を行うことは，苦痛の改善や延命に寄与しないことが明記されている．しかし，脱水が嘔吐や下痢，薬物の過剰投与など，治療可能な要因により生じている場合には，輸液治療は適切な選択であるとしている．そして，倫理面から輸液の可否を一律に規定すべきではなく，患者や家族の希望にも配慮すべきことが記されている[11]．
- ヨーロッパ緩和ケア協会は，人工的水分・栄養補給についての望ましい意思決定過程として，3つのステップを提案している．すなわち，①意思決定に必要な8領域の評価を行う（1.全身状態，2.苦痛，3.予想される予後，4.脱水・溢水，栄養状態，5.栄養摂取量，6.心理状態，7.消化管の状態・投与経路，8.治療に必要な社会資源），②QOL・生命予後・脱水状態の改善などといった治療目標を明確にしたうえで，想定される利益と不利益を総合的に判断して治療を決める，③一定の期間をおいて定期的に治療効果を評価する，といった内容を提案している[12]．
- アメリカでは，生命予後が40〜60日程度と予想される終末期患者は，自律性が保てる場合や他の治療が無効である場合を除いて，輸液治療が適応となることはきわめて少ないとしている[13]．
- このように，諸外国においては，患者の病態，予後，倫理面や社会的資源などをもとに，積極的で過剰な人工栄養補給は推奨しないことが一般化している．こうした問題を考慮し，諸外国のガイドラインを参考にしながら，先に示した，わが国独自のガイドラインを作成するに至ったのである．

がん終末期における輸液治療のあり方

基本的な考え方

- 終末期に輸液治療の実施を考慮する際には，患者の全身状態や予測される予後，悪液質の有無などをもとにして，その適応や内容などについて慎重に検討する必要がある．
- このことは一般病棟，緩和ケア病棟，在宅ケアなど，ケアを提供する場所に依らず，共通の問題である．
- 経口摂取が低下してきたために輸液を行う場合，そうすることで患者が安楽になることが重要であり，輸液を行うことでかえって苦痛が増強するようなことはあってはならない．
- 一方，経口摂取の低下により栄養学的な飢餓状態に陥っていることもあり，そのような場合には，適切な栄養治療により全身状態の改善を得られることが期待される[14]．
- 具体的には，数か月の予後が見込まれ，悪液質のない状況では，4のような指針に基づいて栄養治療を行うのがよいであろう．しかし病状の経過とともに，予後が短くなり（1〜2

4 悪液質を伴わない場合の栄養治療

1. 水分投与量：
   25～35 mL/kg体重/日（～30 mL/kg体重/日）
2. 必要エネルギー量（REE）（kcal/日）
   ＝基礎エネルギー量（BEE）×活動係数（AF）×ストレス係数（SF）
3. 蛋白投与量（g/日）
   ＝体重×SF（必須アミノ酸を含む）
4. 脂肪投与量（g/日）
   ＝REEの20～50%（必須脂肪酸を含む）
5. 糖質投与量（g/日）
   ＝REE－蛋白投与量－脂肪投与量
6. 非蛋白熱量/窒素（kcal/g）＝150～200
7. ビタミン・微量元素投与量＝"1日必要量"
8. 経口投与が原則！
   （必要時，経腸栄養や経静脈栄養を併施）

（東口高志〈編〉「NST完全ガイド」2005[14]より抜粋）

5 悪液質を伴う場合の栄養治療

- 経口摂取が可能なとき
  自由な摂食：
  好きなときに，好きなものを（～緩和ケア食）
- 経口摂取が不可能なとき
  1. まずは本人や家族の希望をもとに！
  2. 水分投与量：
     15～25 mL/kg体重/日（500～1,000 mL/日）
  3. 必要エネルギー量：
     5～15 mL/kg体重/日（200～600 kcal/日）
  4. 投与栄養素：
     糖質が中心
  5. ビタミン・微量元素…必要に応じて

（東口高志〈編〉「NST完全ガイド」2005[14]より抜粋）

か月以下），悪液質を呈するような時期に至っても高カロリー輸液を続けていると，栄養学的な改善が得られないばかりか，苦痛の増強につながってしまうことも多い．その際には5のような考え方に基づいて輸液治療の見直しを図っていくとよい．通常の維持輸液に切り替えたり輸液量を減らすことで，溢水に起因する症状の改善が得られ，患者の苦痛は緩和されていくことが多い[14]．

様々な状況における輸液治療の実際

- 日常の臨床現場の様々な状況における輸液治療の実際について解説する．

■介入時点で輸液を投与していない場合

- 経口摂取が可能な場合，経口摂取を促し，薬剤も経口投与とし，なるべく輸液を行わないで症状緩和を図れるかどうかを検討する．病状の進行とともに輸液を行うか否かを判断する際には，予後や病状のほか，患者や家族の希望などを勘案し，先に紹介した輸液ガイドライン[6]を参考にするとよい．

■介入時点ですでに輸液を投与している場合

高カロリー輸液の場合

- 予後が数か月以上期待できる場合は，これまで行ってきた高カロリー輸液を継続し，定期的に栄養評価を行っていく．
- 悪液質を呈したり，予後が月単位から週単位に差し掛かる場合，そして胸水・腹水の増加や浮腫の増強，気道分泌の増加などといった溢水に関連した症状が増強してきた場合には，維持輸液への変更や輸液量の減量を考慮する．

維持輸液の場合

- 輸液の過剰投与にならないように注意する．
- 前項で述べた溢水症状の増強がみられた場合には，輸液の減量や中止を考慮する．この際，患者や家族の希望に十分に配慮することが肝要である．具体的な方法については輸液ガイドライン[6]を参考にするとよい．

輸液治療開始後の評価方法

- 経口摂取の低下のために開始した輸液治療により，脱水の改善や倦怠感をはじめとした症状の緩和につながることが期待される．
- その後の病状の進行とともに，それまでは有用であった輸液治療の効果を次第に得がたくなり，さらには溢水症状が増強することで患者の苦痛が増すこともある．そこで，治療開始後も効果や問題点の有無などを定期的に評価していく必要がある．
- 脱水所見については，口腔粘膜の乾燥，腋窩の乾燥，眼球の陥没などに着目し，6のよう

6 脱水所見の観察のポイント*

口腔粘膜の乾燥	湿っている やや乾燥している 乾燥している
腋窩の乾燥	湿っている 乾燥している
眼球の陥凹	なし ややくぼんでいる 深くくぼんでいる

*午前中(朝食後)に評価する.
(Morita T, et al. Ann Oncol 2005[15]より抜粋)

7 溢水所見の観察のポイント

腹水	0. 腹部の膨隆なし 1. 腹部は膨隆しているが,柔らかく,腹満の症状はない 2. 腹部は膨隆し,緊満or腹満の症状あり
胸水	0. 理学的に認めず 1. 理学的に認めるが,呼吸困難の症状なし 2. 理学的に認め,呼吸困難の症状あり
浮腫	0. なし 1. 軽　度：<5 mm 2. 中等度：5〜10 mm 3. 重　度：>10 mm　　手背/前腕/上腕　足背/下腿/大腿　体幹　(午前中に評価する)
気道分泌	0. 聴取できない 1. 患者の非常にそばでのみ,辛うじて聞き取れる 2. 静かな部屋のベッドの足もとで,明らかに聞き取れる 3. 静かな部屋で,6 m離れても(部屋の入口で)聞き取れる

(Morita T, et al. Ann Oncol 2005[15]より抜粋)

に行うとよい.また,胸水,腹水,浮腫,気道分泌などの溢水所見については,7 を参考にして評価するとよい[15].これらの項目はいずれも非侵襲的な内容であり,医師,看護師をはじめ患者に関わる様々なスタッフが繰り返し評価することができる.

輸液治療に際して考慮すべき問題

経口摂取の低下に関連して,患者・家族に生じる苦痛とその支援

- 終末期に経口摂取が低下していく際の輸液治療の実際について前項までに示してきたが,その際にもう一つ重要なことがある.こうした状況になると患者や家族には気持ちのつらさなどの苦痛が生じてくるが,それらに対する支援を輸液治療と並行して行うことが不可欠である.
- 終末期に経口摂取の低下が進むにつれて,患者や家族には気持ちのつらさなどの苦痛が生じてくる.「食事を食べられないときは,これからどうなるのだろうと,とても気持ちが落ち込みます」などといった悩みが患者の口から発せられる.
- そうした場合,病状が進んでくると,徐々に食事や水分の摂取量が減少してくるが,「食事を摂れないから病気が進んでしまう」とか,「食べる気持ちがないから食べられない」などといったことではないことを説明する[6].
- 家族にも気持ちのつらさが生じてくる.「少しでも食べさせてあげたい」「できることはすべてしてあげたい」「十分なことをしてあげられなかった」「脱水になったら苦しむのでは?」「病気のせいではなく,食べられないことで衰弱してしまいそうだ」などといった様々な思いが生じてくる.
- そうした場合,ひとりで考え込まずに,まわりの家族や友人に気持ちを打ち明けたり,医師や看護師をはじめとした医療スタッフにいつでも相談できることを伝えておくことが大切である.
- そして,家族にできることを具体的に示してあげるとよい.たとえば,「少しでも食べさせてあげたい」という思いに対しては,「食べやすい形や硬さなどについて工夫したり,少量で栄養が摂れるもの(栄養補助食品)などもあります.栄養士や看護師と一緒に工夫してみましょう」とか「食事の時間を楽しくすることが食欲増進につながることがありま

す．患者さんのお気に入りの食べ物を持ち寄ったり，ご家族で一緒に食事をされるのもよいでしょう」などといったアドバイスがよいこともある．
- また，「できることはすべてしてあげたい」という思いに対しては，「食事が十分に摂れなくても，口の渇きを癒すために氷片やかき氷，アイスクリームなどをあげたり，うがいや口の中をきれいにすると喜ばれることがあります」とか「食事をすることは難しくても，マッサージをしたり，ご家族のことを話したり，お気に入りの音楽をかけるなど，食事以外のことで患者さんが喜ばれることを探してみましょう」などと伝えると，患者の苦痛が改善することと併せて，「十分なことをしてあげられなかった」という家族の思いの緩和にもつながるのである．

- 経口摂取が低下し，輸液治療を行うことを考慮すべき時期には，医師，看護師をはじめとした様々なスタッフが協働して関わりながら，こうした気持ちのつらさに対するケアも併せて行うことにより，より一層質の高いケアの提供が可能となる．

おわりに

- がん終末期に徐々に経口摂取が低下していくなかでの輸液治療のあり方について解説した．ガイドラインを十分な理解のもとに適切な輸液栄養治療を行うことが求められる．このとき，同時に生じる「食べられないこと」に起因する苦痛の緩和を図ることにより，患者や家族の生活の質が向上することが期待される．

文献

1) Sarhill N, et al. Evaluation and treatment of cancer-related fluid deficits：volume depletion and dehydration. Support Care Cancer 2001；9：408-419.
2) Bruera E, et al. Volume of hydration in terminal cancer patients. Support Care Cancer 1996；4：147-150.
3) 千原明，井上聡．ホスピスにおける医療のあり方．日本輸血学会雑誌 1994；40：824-827.
4) 安達勇．終末期がん患者に対する支持療法の適応に関する研究．厚生労働省がん研究助成金による研究報告集．2001；pp319-323.
5) 日本緩和医療学会（編）．終末期癌患者に対する輸液治療のガイドライン（第1版）．日本緩和医療学会；2007.
6) 日本緩和医療学会 緩和医療ガイドライン委員会（編）．終末期がん患者の輸液療法に関するガイドライン（2013年版）．金原出版；2013.
7) Yamaguchi T, et al. Effect of parenteral hydration therapy based on the Japanese national clinical guideline on quality of life, discomfort, and symptom intensity in patients with advanced cancer. J Pain Symptom Manage 2012；43：1001-1012.
8) Nakajima N, et al. The volume of hydration in terminally ill cancer patients with hydration-related symptoms：a prospective study. J Palliat Med 2014；17：1037-1041.
9) Morita T, et al. The palliative prognostic index：a scoring system for survival prediction of terminally ill cancer patients. Support Care Cancer 1999；7：128-133.
10) Maltoni M, et al. Successful validation of the palliative prognostic score in terminally ill cancer patients. J Pain Symptom Manage 1999；17：240-247.
11) Biswas B, et al. Ethical decision-making in palliative care：artificial hydration for people who are terminally ill. National Council for Hospice and Specialist Palliative Care Services. 1994.
12) Bozzetti F, et al. Giudelines on artificial nutrition versus hydration in terminal cancer patients. European Association for Palliative Care. Nutrition 1996；12：163-167.
13) American Society for Parenteral and Enteral Nutrition. Guidelines for the use of parenteral and enteral nutrition in adult and pediatric patients. JPEN J Parenter Enteral Nutr 2002；26(1 Suppl)：1SA-138SA.
14) 東口髙志（編）．栄養療法の基礎と実践―末期．NST完全ガイド．照林社；2005. pp276-277.
15) Morita T, et al. Association between hydration volume and symptoms in terminally ill patients with abdominal malignancies. Ann Oncol 2005；16：640-647.

終末期ケア／非がんの終末期の対応

慢性心不全
病の軌跡から考える慢性心不全の地域連携

大石醒悟
兵庫県立姫路循環器病センター循環器内科医長

- ◆ 心不全患者が苦痛を抱えながら生を終えることは当然ではない．
- ◆ 病の軌跡はがんと異なるが，意思決定支援が介入の基本であることはがんと同様である．
- ◆ 介入開始時期を考える際にsurprise questionは有用である．
- ◆ 心不全の経過を支えるためには継続した医療の提供が必要不可欠である．患者・家族，専門医（病院），家庭医の間にある期待，懸念を知り，患者の病の軌跡を地域で支える視点が重要となる．

心不全診療における緩和ケアの位置づけ

- 緩和ケアとは，生命を脅かす疾患による問題に直面している患者とその家族に対して，痛みやその他の身体的問題，心理的問題，スピリチュアルな問題を早期に発見し，的確なアセスメントと対処を行うことによって，苦しみを予防し，和らげることで，QOLを改善するアプローチである，と2002年に世界保健機関（WHO）により定義されている[1]．
- 対象疾患はがんのみならず，心不全を含む非がん疾患も含まれ，2013年のヨーロッパ緩和ケア協会からの声明（プラハ憲章）では，緩和ケアの提供を受けることは人権であるとされている[2]．循環器領域でもアメリカ心臓協会／アメリカ心臓病学会財団（AHA/ACCF）心不全ガイドライン[3]において，通常治療抵抗性の不応性心不全（refractory heart failure：ステージD）の治療目的として，患者の終末期の目標の確立が提示され，緩和ケアは治療選択肢の1つであるとされている（ 1 ）．
- まず，心不全患者が苦痛を抱えながら生を終えることは当然ではないということを共有する必要がある．

心不全の病の軌跡と緩和ケア

- 心不全の経過はがんと異なり，増悪・寛解する経過を辿る（ 2 の上段）ため，予後予測が困難であり，いつからが終末期か分からず，介入時期の判断が困難と言われる[4]．
- そのような経過において緩和ケアを実践するにはどのようにすればよいだろうか？
- 2 は心不全の経過における緩和ケアの位置づけを示している．上段は前述のとおり心不全の経過を，下段は青線で従来のケア（治療）を，点線で緩和ケアの強度を示している．
- 病期が進行すると治療（従来のケア）と緩和ケアの双方を強化していくこととなる[5]が，緩和ケアの提供と治療は相反するものではなく，共存しうるものである．強心薬や利尿薬等の治療が症状緩和となることからも，治療は継続することが原則であることを認識する必要がある．
- 適切な治療を行っているにもかかわらず治療抵抗性の呼吸困難感，疼痛が生じる場合のオピオイド使用，他剤で介入困難な倦怠感（身の置き所がないなどの焦燥感）に対しての鎮静薬使用等は病状が最期に近づいた時になる

1 心不全のステージ分類と推奨治療

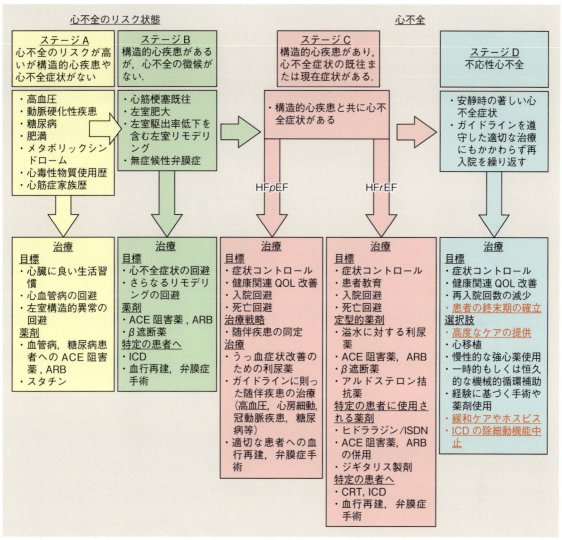

ICD：implantable cardioverter-defibrillator（植え込み型除細動器），CRT：cardiac resynchronization therapy（心臓再同期療法），ISDN：isosorbide dinitrate（硝酸イソソルビド），HF*p*EF：heart failure with preserved ejection fraction（収縮能の保たれた心不全〈EF≧50〉），HF*r*EF：heart failure with reduced ejection fraction（収縮能の低下した心不全〈EF≦40〉）．（参考：41＜EF＜49はボーダーラインとされ，特徴はHF*p*EFと類似するとされる）

(Yancy CW, et al. J Am Coll Cardiol 2013[3]より)

が，実際にその段階で説明，意思決定することは医療者・患者・家族のいずれにとっても非常に困難であることが多く，入退院を繰り返す段階において心不全の経過を見直し，最期に向けた意思決定を支援しておくことが望ましい．

● 緩和ケアを始めるタイミングは意思決定支援開始のタイミングであると言うことができる．

緩和ケア介入のタイミング

● 前述のとおり，緩和ケアを始めるタイミングは意思決定支援開始のタイミングであると考えられるが，ではいつがその適切な時期であろうか．

● 2012年のアメリカ心臓病学会/アメリカ心臓協会（ACC/AHA）からの提言では，最期の

2 心不全の病の経過と緩和ケア

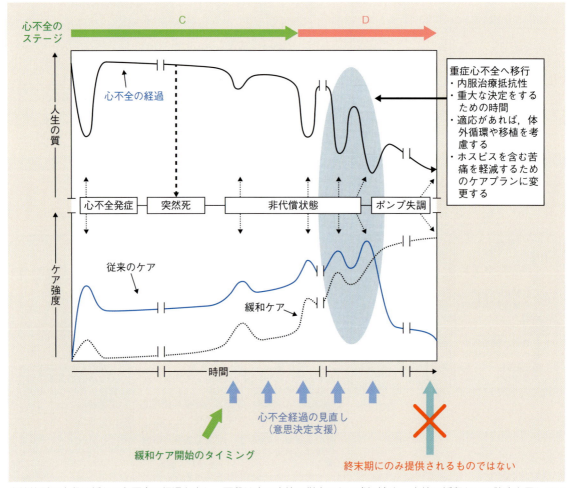

白地箇所の上段は揺れる心不全の経過を表し，下段は青の実線で従来のケア（治療）を，点線で緩和ケアの強度を示している．周囲の矢印を含む説明は筆者が追記．

(Allen LA, et al. Circulation 2012[5]より)

あり方を考慮した意思決定支援のタイミングとして，定期的な外来での見直しと並行して心不全再入院時，静注強心薬開始時，配偶者の死亡など契機となる出来事があった時点での支援が提示されている[5]．
- 実臨床においては心不全入院の際の退院数日前が今後を考える病状説明の時期であることが多く，適切であろうと想定される．
- ただし，今後の方針を決定する際には，心不全の増悪，寛解を繰り返す経過を知っておくことが前提となるため，発症時に心不全の経過を疾患の一般論として可能な限り全ての患者・家族へ説明し，入退院を繰り返すようになる頃に個々の患者・家族に対して最期へ向けた具体的な意思決定支援を追加していくことが実臨床における方法であると考えられる．
- 意思決定開始の時期としては，surprise questionを利用する方法も有用であることが知られている[6]．
- surprise questionとは，「もし目の前の患者が1年以内に死亡したとしたら驚くであろうか？」と医療者が自分達自身に問う質問であり，驚かないようであれば意思決定支援に取

3 非がん緩和ケアにおける相互期待

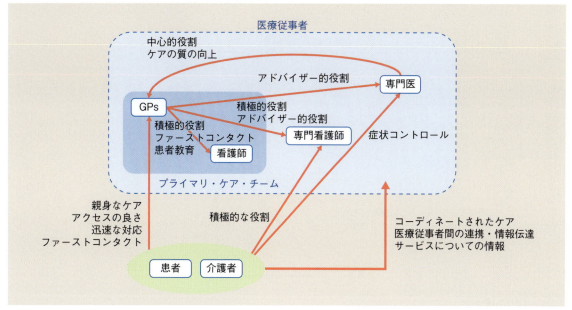

GPs: general practitioners（家庭医／開業医）.

(Oishi A, et al. Palliat Med 2014[8])より）

り組むべき時期であるというものである．実際に英国では，死が1年以内に迫っている全ての患者に最高水準のケアを提供することを目的に2001年に英国の国家政策の一部として採用されたGold Standards Framework（GSF）の中で，surprise questionを用いた取り組みが行われている[7]．

地域で支える心不全の緩和ケア

- 心不全診療は急性増悪時の入院加療が主体であるようなイメージを持たれているように思われるが，慢性の進行性疾患である慢性心不全診療においては心不全の症状が安定している状態を如何に維持し，増悪を予防するかということが，その病の軌跡において非常に大切なことであり，心不全診療の主体は病院外診療であるとさえ考えられる．
- 心不全の経過は予後推定を含め不確かさを内包しており，地域での看取りを含めた取り組みは容易ではないと考えられるが，その経過を共有することで連携し実現することは可能となると思われる．
- 大石ら[8]による，非がん緩和ケアに関するレビューの中で，患者・家族・医療者の相互期待，懸念について取り上げられている．その中で，患者・家族（介護者）は親身なケア，アクセスの良さ，迅速な対応，ファーストコンタクトを家庭医（開業医）に，積極的役割（専門的治療）を専門医に，調和のとれたケアを医療職全体に期待しており（3），一方で家庭医（開業医）は多忙であるために時間が取れないこと，専門性がない場合に経験が不足すること，専門医はアクセスが困難であること，医療職全体としての調和が取れず継続した医療ができないことが懸念されている（4），と報告されている．
- 本レビューの多くは英国からの論文が参照されているが，本邦でも同様の問題点を抱えていると考えられる．
- 地域での心不全診療は経過の不確かさを患者・家族・医療者で共有することから始ま

4 非がん緩和ケアにおける相互懸念

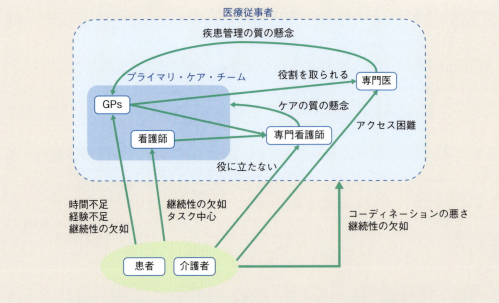

(Oishi A, et al. Palliat Med 2014[8]より)

り，綿密に連携を取ることで実現する．地域により医療資源，患者背景は異なるため，その実践は多種多様なものとなりうるが，人と人の繋がりを作る，その地道な作業こそが地域で支える緩和ケア実現の鍵であり，患者と近い関係である家庭医（開業医）を含むプライマリ・ケア・チームの果たす役割は極めて大きい．

おわりに

- 心不全の緩和ケアは今後解決すべき非常に重要な課題であることは疑いがないが，その議論はまだ緒に就いた段階である．今後も地域における実臨床に根差した多くの開かれたディスカッションから批判的吟味を経て心不全診療の一部として確立していくべき領域である．その実現のためには家庭医（開業医）と専門医との連携が必須であり，積極的な意見交換の場が持たれることが期待される．

文献

1) World Health Organization. WHO Definition of Palliative Care.
http://www.who.int/cancer/palliative/definition/en/（日本ホスピス緩和ケア協会．WHO〈世界保健機関〉緩和ケアの定義〈2002年〉．http://www.hpcj.org/what/definition.html）
2) プラハ憲章．2013.
http://www.eapcnet.eu/Themes/Policy/PragueCharter.aspx
3) Yancy CW, et al. 2013 ACCF/AHA guideline for the management of heart failure：a report of the American College of Cardiology Foundation/American Heart Association Task Force on Practice Guidelines. J Am Coll Cardiol 2013；62(16)：e147-239.

4) Murray SA, et al. Illness trajectories and palliative care. BMJ 2005 ; 330 (7498) : 1007-1011.
5) Allen LA, et al. Decision making in advanced heart failure : a scientific statement from the American Heart Association. Circulation 2012 ; 125 (15) : 1928-1952.
6) Small N, et al. Using a prediction of death in the next 12 months as a prompt for referral to palliative care acts to the detriment of patients with heart failure and chronic obstructive pulmonary disease. Palliat Med 2010 ; 24 (7) : 740-741.
7) Thomas K, et al. Prognostic Indicator Guidance (PIG), 4th ed. Oct 2011. The Gold Standards Framework Centre In End of Life Care CIC
   http://www.goldstandardsframework.org.uk/cd-content/uploads/files/General%20Files/Prognostic%20Indicator%20Guidance%20October%202011.pdf
8) Oishi A, Murtagh FE. The challenges of uncertainty and interprofessional collaboration in palliative care for non-cancer patients in the community : a systematic review of views from patients, carers and healthcare professionals. Palliat Med 2014 ; 28 (9) : 1081-1098.

終末期ケア／非がんの終末期の対応

慢性閉塞性肺疾患の症状緩和

小原弘之
県立広島病院緩和ケア科部長

◆ 慢性閉塞性肺疾患（COPD）の患者の緩和ケアを進めていく上で，終末期のケアをどうするかを患者が医師と話し合いをするには，多くの障害がある．
◆ COPDの症状による負担や日常生活の障害は，肺がん患者の負担に匹敵するほど大きく，両者共に質の高い緩和ケアが必要とされているが，COPDの患者を支援する緩和ケアの情報は限られている．
◆ 呼吸困難の薬物療法でエビデンスが得られているのは，酸素療法とオピオイドであるが，抑うつや不安に対する治療効果はまだ十分なエビデンスが得られていない．

緩和ケアの障害

- 慢性閉塞性肺疾患（chronic obstructive pulmonary disease：COPD）の患者の緩和ケアには，患者・家族，医師の側面からの障害が指摘されている．
- 医師側の障害には，時間がないこと，進行したCOPDの患者と予後について患者家族と話し合いを進める自信がないこと，COPD患者の症状緩和に関する情報が限られていることが指摘されている．
- 患者側の障害には，終末期ケアに関する話し合いをすることに前向きでないこと，医師とのコミュニケーションを図る技術が不足していること，希望が持てないこと，利用できるケアに関する知識が不足していることが挙げられる．
- COPDの患者と終末期ケアの話し合いをすることが難しいのは，COPDが多様な経過を辿るために，正確な予後を予測することが困難なことが関係している（ 1)[1]．

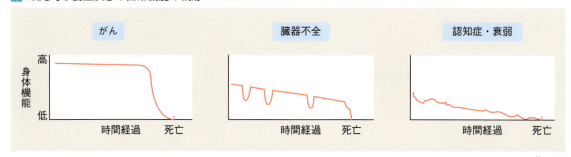

1 致死的な慢性疾患の日常機能の軌跡

(Lynn J. JAMA 2001[1]より)

2 ADO指数とADO指数を用いたCOPDの3年死亡率の予測

ADO指数

	0	1	2	3	4	5
FEV1（%予測）	≧65%	≧36-64%	≦35%			
呼吸困難（MRC scale）	0-1	2	3	4		
年齢（歳）	40〜49	50〜59	60〜69	70〜79	80〜89	≧90

COPD患者の3年死亡率の予測値

	0	1	2	3	4	5	6	7	8	9	10
長期重症COPD	7.20%	9.90%	13.50%	18.10%	23.90%	30.80%	37.80%	47.20%	55.90%	64.20%	71.80%
(95%CI)	(2.7-17.9)	(4.4-20.6)	(7.2-23.8)	(11.4-27.5)	(17.4-31.8)	(24.8-37.4)	(32.0-45.7)	(37.9-56.6)	(43.1-68.0)	(47.8-77.8)	(52.4-85.4)
中等から重度で初回入院をしたCOPD	3.00%	4.00%	5.40%	7.30%	9.80%	12.90%	16.90%	21.80%	27.60%	34.30%	41.70%
(95%CI)	(0.9-9.0)	(1.6-10.0)	(2.7-10.9)	(4.3-12.1)	(6.8-13.9)	(9.6-17.1)	(12.0-23.3)	(13.7-32.8)	(15.2-44.9)	(16.7-57.9)	(18.0-70.0)

FEV1：1秒量．

(Puhan MA, et al. Lancet 2009[2]より)

COPD患者の予後予測

- COPDの患者の死亡原因を後方視的に調査してBody-mass index（BMI），Obstruction（気道閉塞），Dyspnea（息切れ），Exercise capacity（運動耐容能）の4つの項目で構成されたBODE指数の有用性が2004年に発表されて，身体機能や健康状態とも関係していることが報告されている．
- 2009年には，運動耐容能とBMIが外れて，年齢による層別が加わったADO指数（age, dyspnea, obstruction index）が，3年死亡率の予測ツールとして有用性が明らかにされている（2）[2]．

COPDのマネジメント

- チオトロピウム（スピリーバ®）のような長時間作用型の抗コリン作動薬がムスカリンM1, M3に選択的に作用して，気管支を拡張させて，COPDの増悪を減らし，QOLを向上させて呼吸困難を緩和させる効果がある．
- 経口ステロイドは気道の炎症を軽減させるが，長期に使用するとステロイドミオパチーの危険性を増して，肺の機能を障害させる．
- 吸入ステロイドは，呼吸困難，肺機能，QOLを改善させて，1秒率＜60%の患者の急性増悪の頻度を減らすとされているが，1秒率や死亡率の改善効果は十分検証されていない．
- テオフィリンのようなキサンチン製剤は，長時間作動型の気管支拡張薬の吸入療法より効果が少なく，有効性を示す治療域が狭いため，使用が限定されている．
- 1日に12〜15時間酸素を吸入する治療法は，低酸素血症，肺高血圧症，肺性心，二次性多血症に適用される．
- 酸素療法は，不安や抑うつを軽減させて呼吸困難を緩和する効果があり，低酸素血症の患者の生存率，運動耐容能，睡眠，認知機能を

Key words

body-mass index（BMI）
ボディマス指数とは，身長と体重の関係から算出される，人の肥満度を表す体格指数である．BODE指数では，BMIが21以上か未満で点数が1点異なる．

MRC scale
英国MRC（Medical Research Council）で作成された息切れスケールで，米国胸部疾患学会（ATS）や欧州呼吸器学会（ERS）ではgrade1〜5の5段階になっている．日本呼吸器学会が作成した日本版MRC息切れスケールは，grade0〜5の6段階になっており，世界基準のものと異なっている．

3 呼吸リハビリテーションの教育指導内容

① 疾患に関する指導
- 肺の構造や機能
- その患者に固有の呼吸器疾患について解説，説明

② 禁煙指導および環境因子の改善
- 喫煙の健康障害についての理解（受動喫煙含む）
- 職業的粉塵曝露の回避，予防策

③ 薬物療法の指導
- その患者に処方された薬剤の作用と副作用
- 服用・吸入の方法や回数，時間に関する知識

④ 感染予防の指導
- 呼吸器感染予防の意義について
- ワクチン接種

⑤ その患者の生活に合わせた動作の工夫
- 歩行，洗面，排泄，入浴その他生活動作

⑥ 栄養指導
- 栄養の必要性，注意点

⑦ 在宅酸素療法や在宅人工呼吸療法の指導（必要な場合）

⑧ 疾患の自己管理

⑨ 心理面の援助
- 不安やパニックへの対処方法
- ストレス管理の仕方
- 旅行，娯楽

⑩ 福祉サービスの利用

（日本呼吸管理学会，日本呼吸器学会．日呼管誌 2001[4]）より）

改善する．
- 呼吸困難のある患者に，酸素吸入と空気吸入（対照群）で効果を調べた最近の研究では，酸素吸入，空気吸入とも呼吸困難が改善しており，酸素吸入にはプラセボ効果が含まれている可能性が示唆されている[3]．
- 日本呼吸管理学会と日本呼吸器学会の合同ステートメントでは，呼吸リハビリテーションを「呼吸器の病気によって生じた障害を持つ患者に対して，可能な限り機能を回復あるいは維持させ，これにより患者自身が自立できるように支援していくための医療である」と定義をして，プログラムの内容を公表している（3）[4]．
- 他の非薬物療法では，口すぼめ呼吸，換気，リラクセーション，自分のペースで活動することなどがあり，自立と日常生活の機能やQOLを改善させる効果がある．

入院したCOPD患者のマネジメント

- 急性呼吸不全を発症した場合に，適切なコミュニケーションを図らずに，また文書による意思表示がなされないまま，侵襲的な集中治療ケアが行われることが多い．
- 強制換気が必要なCOPD患者は，入院死亡率が高いこと，退院後もQOLが低い生活になること，短期間で再入院になることや予後が不良であることなどを患者に説明して，患者が不十分な知識で自己判断を下す前に十分教育する必要がある．
- 急性もしくは慢性呼吸不全が増悪した場合は，非侵襲的陽圧換気法（non invasive positive pressure ventilation：NPPV）もしくは気管内に挿管して侵襲的人工呼吸療法（invasive ventilation）を選択することになり，患者の希望と医学的な基準をもとに判断される．
- COPD慢性期のNPPVの適応は，日本呼吸器学会が発表しているガイドラインを基準にして判断する（4）．
- NPPVは，呼吸停止やマスク装着困難事例では絶対的な禁忌であり，循環動態が不安定な場合，意識障害，精神異常，誤嚥の危険性がある気道分泌過多症，最近の上気道（顔面を含む）や胃食道の手術後も相対禁忌である．
- 患者がCOPDの治療を受けて持続性の呼吸困難を自覚したときに，NPPVを用いた治療は画一的に行うものではないことを理解させ

Key words

口すぼめ呼吸
呼気の時に口をすぼめて，ゆっくりと吐き出す方法である．呼気をゆっくり行うので，分時換気量の減少，1回換気量の増加，酸素消費量の減少などが期待できる．

リラクセーション
身体をリラックスさせて，腹式呼吸による深呼吸を行う方法．ゆっくりとした呼吸を行うことで不安が軽減され，吐く息を長くすることで切迫感や焦燥感が落ち着く効果をもたらす．

4 COPD（慢性期）のNPPVの適応基準

1. あるいは2. に示すような自・他覚症状があり，3. の(a), (b), (c) のいずれかを満たす場合

1. 呼吸困難感，起床時の頭痛・頭重感，過度の眠気などの自覚症状がある
2. 体重増加・経静脈の怒張・下肢の浮腫など肺性心の徴候
3. (a) $PaCO_2 ≧ 55$ mmHg
   $PaCO_2$の評価は，酸素吸入例では，処方流量下の酸素吸入時の$PaCO_2$，酸素吸入をしていない症例の場合，室内気下で評価する
   (b) $PaCO_2 < 55$ mmHgではあるが，夜間の低換気による低酸素血症を認める症例
   夜間の酸素処方流量下に終夜睡眠ポリソムノグラフィー（PSG）あるいはSpO_2モニターを実施し，$SpO_2 < 90\%$が5分間以上継続するか，あるいは全体の10%以上を占める症例．また閉塞性睡眠時無呼吸症候群（OSAS）合併症例で，経鼻持続陽圧呼吸（nasal CPAP）のみでは夜間の無呼吸，自覚症状が改善しない症例
   (c) 安定期の$PaCO_2 < 55$ mmHgであるが，高二酸化炭素血症を伴う増悪入院を繰り返す症例

NPPV：非侵襲的陽圧換気，$PaCO_2$：動脈血二酸化炭素分圧，SpO_2：経皮的動脈血酸素飽和度．
（日本呼吸器学会NPPVガイドライン作成委員会〈編〉「NPPV（非侵襲的陽圧換気療法）ガイドライン 改訂第2版」2015より）

5 COPDと肺がん患者が受けたサービスの割合

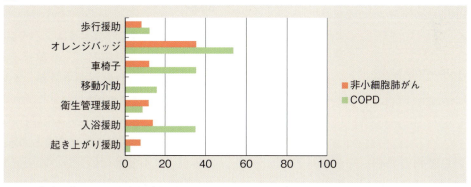

オレンジバッジ：英国で障害者が車を優先的に駐車することができる証明書のこと．
（Gore JM, et al. Thorax 2000[6]より）

ておくことが重要である．

COPDの症状マネジメント

- 英国で行われた集団研究の結果から，COPDの患者は呼吸困難（94%），疼痛（77%），気分の低下（71%），食欲低下（67%），不眠（65%），咳（59%），口腔内の問題（59%）など複数の身体的・心理的な問題を抱えていることがわかっている[5]．
- 終末期のCOPDの患者は，終末期の肺がん患者と比べて，日常生活の活動性や身体的，心理・社会的な機能が有意に低下することが判明している[6]（ 5 ）．

難治性の呼吸困難に対するオピオイド

- 呼吸困難が続き，通常の治療を行っても改善しない難治性になった場合には，オピオイドの使用が推奨されている．
- 進行期のCOPDの難治性の呼吸困難に対する治療として， 6 の呼吸困難ラダーが提案されている[7]．
- COPDの患者42名（88%）が登録された難治性呼吸困難に対して経口モルヒネ20 mgとプラセボを4日ずつ投与して呼吸困難の改善効果を比較した臨床試験で，朝夕ともにモルヒネ投与群がプラセボ群と比較して有意に呼吸困難を軽減していたことが報告されている

6 呼吸困難ラダー

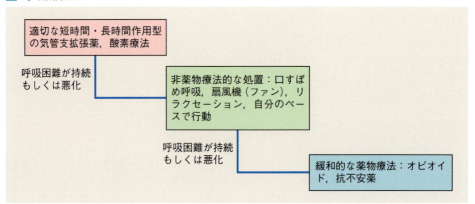

(Jennings AL, et al. Cochrane Database Syst Rev 2001[7]より)

7 呼吸困難に対するモルヒネの効果

	呼吸困難VAS（平均値）			
	モルヒネ	プラセボ	効果の差	p
朝	40.1	47.7	6.6	0.011
夕	40.3	49.9	9.5	0.006

VAS：visual analogue scale.
(Abernethy AP, et al. BMJ 2003[8]より)

（7）[8].

- COPDの患者45名（54％）を含む83名の慢性の呼吸困難の患者にモルヒネ10 mg/日から開始して1週間に10 mgずつ増量して最高30 mg/日まで投与して効果を評価した研究では，62％（52名）が開始前より10％以上の呼吸困難の改善があったことが報告されており，ごく少量のモルヒネ投与が少し呼吸困難を緩和させることが示されている[9].
- 少量のモルヒネ投与では，呼吸回数は減少しても酸素飽和度の低下や意識レベルの低下が起こらないことが観察研究で示されているが[10]，投与前から酸素化が不良で呼吸回数が少ない患者に使用することは推奨されていない．

COPD患者の心理・社会的，実存的な問題

- 重度の難治性の呼吸困難は，不安症状や呼吸困難を悪化させるパニック障害を起こすため，概ねCOPD患者の半数が，不安を伴っていると考えられている．
- ドパミン受容体拮抗薬が，COPDの呼吸困難と運動耐容能を改善させることが示されているが，抗不安薬はCOPDの呼吸困難の病態の改善には有効性が示されていない．
- COPD患者の約半数が抑うつを併発している可能性があり，抗うつ薬やカウンセリングなどの治療を行うことは，呼吸困難の症状緩和に有用である．
- COPDが進行すると日常生活においても家族に依存する場面が多くなり，心理・社会的なニードも高くなり，自律が保てなくなっていく．
- 自宅からの外出が困難になれば，在宅療養をベースにしたコミュニティサービス（訪問看護師，呼吸理学療法士，往診医など）や医療サービス（緊急入院のベッド，在宅酸素療法など）が患者のケアに有用になってくる．
- ソーシャルワーカー，栄養士，理学療法士，作業療法士などの多職種の医療者でCOPDの患者と家族の診療にあたる必要がある．

文献

1) Lynn J. Perspectives on care at the close of life. Serving patients who may die soon and their families: the role of hospice and other services. JAMA 2001 ; 285 (7) : 925-932.
2) Puhan MA, et al. Expansion of the prognostic assessment of patients with chronic obstructive pulmonary disease : the updated BODE index and the ADO index. Lancet 2009 ; 374 (9691) : 704-711.
3) Abernethy AP, et al. Effect of palliative oxygen versus room air in relief of breathlessness in patients with refractory dyspnoea : a double-blind, randomised controlled trial. Lancet 2010 ; 376 (9743) : 784-793.
4) 日本呼吸管理学会, 日本呼吸器学会. 呼吸リハビリテーションに関するステートメント. 日呼管誌 2001 ; 11 : 321-330.
5) Edmonds P, et al. A comparison of the palliative care needs of patients dying from chronic respiratory diseases and lung cancer. Palliat Med 2001 ; 15 (4) : 287-295.
6) Gore JM, et al. How well do we care for patients with end stage chronic obstructive pulmonary disease (COPD)? A comparison of palliative care and quality of life in COPD and lung cancer. Thorax 2000 ; 55 (12) : 1000-1006.
7) Jennings AL, et al. Opioids for the palliation of breathlessness in terminal illness. Cochrane Database Syst Rev 2001 ; (4) : CD002066.
8) Abernethy AP, et al. Randomised, double blind, placebo controlled crossover trial of sustained release morphine for the management of refractory dyspnoea. BMJ 2003 ; 327 (7414) : 523-528.
9) Currow DC, et al. Once-daily opioids for chronic dyspnea : a dose increment and pharmacovigilance study. J Pain Symptom Manage 2011 ; 42 (3) : 388-399.
10) Clemens KE, Klaschik E. Symptomatic therapy of dyspnea with strong opioids and its effect on ventilation in palliative care patients. J Pain Symptom Manage 2007 ; 33 (4) : 473-481.

終末期ケア／非がんの終末期の対応

慢性腎不全
血液透析非導入という対処方法

渡邊有三
春日井市民病院院長

- 末期腎不全で透析治療を必要とする者は高齢者がほとんどとなり，透析治療を開始する際には，高齢者の衣食住に対する配慮が重要となっている（低栄養問題と住居ならびに通院に関する問題）．
- 新規透析開始者の平均年齢は69歳，透析治療を実施している患者の平均年齢は67.5歳である．
- 悪性腫瘍を死因とする者は11.4％で透析患者の第3位の死因であるが，担がん患者であっても透析を忌避する理由にはならない．
- 日本透析医学会は，「維持血液透析の開始と継続に関する意思決定プロセスについての提言」というタイトルで終末期患者に対する透析治療についての学会としてのスタンスを明文化した[1]．
- 欧米では，高齢者に対し，透析治療を開始せずに，保存的治療を積極的に行う治療法を末期腎不全治療の選択肢の一つとして唱道し，その選択は高齢者にとって最も多いものとなっている国がある．

慢性腎不全に罹患する者にとっての終末期とは

- 腎代替療法（renal replacement therapy：RRT）が利用できなかった時期においては，末期腎不全となれば患者の死は免れないので，末期腎不全患者は終末期患者であった．しかし，RRTが始められれば，継続的な治療は必要であるものの，長期生存も可能になるので，終末期ではなくなる．透析療法の実施が全国津々浦々で可能になった現在，慢性腎不全の存在だけでは終末期とは言えなくなった．
- 慢性腎不全でRRTを開始する際に，重篤な心疾患や呼吸器疾患の合併で体外循環が不可能な場合，血液透析が開始できないので終末期となる．体外循環を必要としない腹膜透析も治療法選択の一つであるが，長期の実施が困難な治療法である（なお，わが国では血液透析患者が97％であり，単にRRTと記載する場合，血液透析をさすものとする）．このような患者の場合には，終末期対応として血液透析非開始を考慮することになる．
- 一方，RRTが安定的に実施されている最中に，脳血管疾患などで植物状態となったり，悪性新生物の合併など，他疾患の合併で終末期となる場合がある．このような場合には，RRT治療の継続中止を考慮することになる．
- 血液透析の非開始と継続中止に関しては，日

Key words
腹膜透析（peritoneal dialysis）
最初に腹膜透析を実施して，腹膜機能が劣化したら血液透析に移行するというPD firstという選択と，血液透析ができなくなったら腹膜透析に移行するというPD lastという選択があるが，当初から血液透析実施不可能な患者ではPD first as final decisionということになる．腹膜透析は血液透析のように通院の必要はないが，回路の交換，カテーテルとの接続などの基本手技は患者本人あるいは家族が実施するものであり，介助者がいない高齢者では実施困難である．

本透析医学会が提言をまとめ，医療チームと患者・患者家族との間の意思決定プロセスについて説明した[1]．

高齢化時代の透析患者の特徴

- RRT治療へ新規導入される患者の平均年齢は，2014年の統計で69歳と高齢化した．RRT治療を継続的に実施している患者の年齢構成を見ると，75歳以上の後期高齢者の割合が2014年末の段階で35％となり，今後も高齢化の進行が予測される．
- 高齢化とともに，さまざまな合併症を有する患者が増え，2010年末の調査では，10.3％の透析患者は認知症を合併し，5.5％の患者は終日臥床状態で治療を受けている．要するに，社会復帰を目指す治療であったRRTは生命維持療法と様変わりしている．
- 住まいの問題においては，2011年の調査で10.1％の患者が独居の状態である．
- 透析療法継続のためには月13回の透析施設への通院が必要であるが，単独で通院可能な患者は少ない．結果として，介護保険サービスの利用も必要であるが，全てをカバーできない状況があり，透析施設の送迎サービスにたよっている患者も多い．
- 透析治療の現場において事前指示書などの導入は一部の医療機関に限定されていて，もしもの時に透析治療を継続するか否かなどについて，その場で決定しなくてはならないことは医療従事者ならびに家族への精神的負担が多い．

高齢末期腎不全患者への治療選択に関し重要なこと

- RRTの選択肢（血液透析，腹膜透析，腎移植，在宅血液透析など）を説明し，それぞれの利点と欠点に関してある程度の理解を得たうえで治療法を選択する．
- RRTは継続的な治療であり，通院や介護の問題など，家族も主体的に取り組まねば継続できない治療法であることを十分説明し，納得をえること．
- RRT開始に際し，同意書の取得は必須であるが，可能であれば，不測の事態などにより，生命の危険が差し迫った時にどのような治療法を望むのかに関する事前指示書も作成しておくこと．見本をに示す．

通院問題

透析患者は特定除外患者として，平均在院日数の計算対象外として，一定期間を超える入院加療も許容されてきたが，2014年（平成26年）度の診療報酬改定で，7対1病床であっても，特定除外は認めないことになった．7対1看護を基本とする急性期病床に長期間入院することはできなくなった．かといって，在宅復帰できたとしても，透析施設に月13回通うことは困難である．介護サービスには限度があり，透析施設の資金持ち出しで実施されている通院送迎サービスもいつまで実施可能か不明である．何らかの法的支援がないと通院難民，社会的入院は増加の一途となる．

血液透析非導入という対処

- 維持血液透析を安全に施行することが困難であり，患者の生命を著しく損なう危険性が高い場合には，血液透析導入を見合わせることも，患者の尊厳を考慮した時に，治療選択肢の一つであるとして，日本透析医学会は以下の2事例を明示した．

社会的入院の問題

医療費が包括化される状況下で，透析患者が入居できる施設は少ない．特別養護老人ホームは通院ができない患者の入所は不可能，介護療養型老人健康施設では施設透析と比べ大幅な減収となり，医療機関の収益を悪化させる．サービス付き高齢者向け住宅（サ高住）も都市型の場合では入居料が高く，ほとんどの透析患者は入居不可能である．最後は長期療養型医療施設への入院であるが，これとても医療機関にとっては大きな収益上の問題となる．

1 維持血液透析の見合わせに関する事前指示書

　私は，現在継続している維持血液透析が中止された場合に，どのような結果を招くかについて，担当医（　　　　　　　医師）ならびに医療チームから説明を受けて理解しました．その上で，私は以下のような状況に陥った場合には，維持血液透析を見合わせてくださること，維持血液透析を見合わせた場合のその他の治療の是非とその内容に関しても，あわせて要望いたします．私の考えが変わった場合には，改めて担当医ならびに医療チームに相談します．

　　　（　　　）1．永続的な昏睡状態
　　　（　　　）2．重篤な脳機能障害
　　　（　　　）3．余命いくばくもなく，苦痛の多い末期がんの状態
　　　（　　　）4．その他（具体的にお書きください）
　　　　　　＿＿＿＿＿＿＿＿＿＿＿＿＿＿＿＿＿＿＿＿＿＿＿＿＿＿＿＿

　なお，維持血液透析を中止した場合でも，以下の治療は希望します．
　　　（　　　）1．水分の補給
　　　（　　　）2．苦痛をやわらげる処置
　　　（　　　）3．その他（具体的にお書きください）
　　　　　　＿＿＿＿＿＿＿＿＿＿＿＿＿＿＿＿＿＿＿＿＿＿＿＿＿＿＿＿

　また，以下の治療は受けません．
　　　（　　　）1．人工呼吸器の装着
　　　（　　　）2．心肺蘇生の処置
　　　（　　　）3．その他（具体的にお書きください）
　　　　　　＿＿＿＿＿＿＿＿＿＿＿＿＿＿＿＿＿＿＿＿＿＿＿＿＿＿＿＿

　署名：
　記載日：＿＿＿＿＿＿＿＿＿＿年＿＿＿＿＿＿月＿＿＿＿＿＿日
　提出先：＿＿＿＿＿＿＿＿＿＿＿＿＿＿＿（病院・医院・クリニック）
　　　　　＿＿＿＿＿＿＿＿＿＿＿＿＿＿＿＿＿＿＿＿＿＿＿＿医師

（「維持血液透析の開始と継続に関する意思決定プロセスについての提言」日本透析医学会雑誌 2014；47：269-285[1]）より）

① 生命維持が極めて困難な循環・呼吸状態などの多臓器不全や持続性低血圧など，維持血液透析実施がかえって生命に危険な病態が存在する場合．
② 維持血液透析実施のたびに，器具による抑制および薬物による鎮静をしなければ，バスキュラーアクセスと透析回路を維持して安全に体外循環を実施できない場合．

血液透析継続中止という対処

● 非導入に該当するような状態が出現すれば継続中止もやむを得ない処置である．また，血液透析は間欠的治療であり，人工呼吸器につながれている患者と異なり，常時治療が行われているわけではない．つまり，患者の状態が悪化すれば，血液透析の実施を延期したり，短縮したりできる．この間に患者が死亡すれば，これは自然死あるいは病死であり，医療者が精神的葛藤に襲われることはない．

2 日本透析医学会による維持血液透析見合わせ時の意思決定プロセス

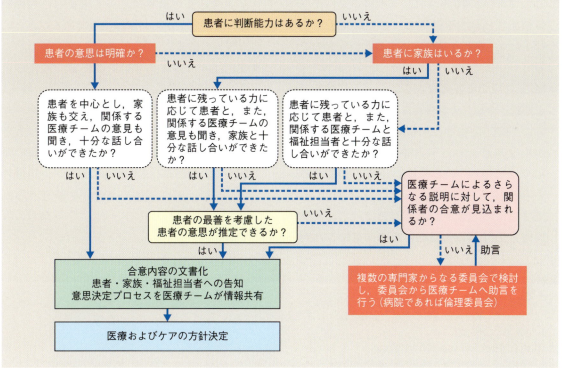

(「維持血液透析の開始と継続に関する意思決定プロセスについての提言」日本透析医学会雑誌2014;47:269-285[1]より)

- 一方，血液透析実施中に何らかの合併症により患者の状態が極めて不良となり，患者が終末期に至ったと判断される場合がある．日本透析医学会としては，維持血液透析の中止に関しては，患者自身の意思が文書などで明示されている場合，または家族が患者の意思を強く推定できる場合に限り，以下に示すような状態が出現した時に医療チームが患者・家族とともに継続中止を検討できるとした．
  ① 脳血管障害や頭部外傷の後遺症など，重篤な脳機能障害により維持血液透析や療養生活に必要な理解が困難な状態となった場合．
  ② 悪性腫瘍などの完治不能な悪性疾患を合併しており，死が確実に迫っている状態に至った場合．
  ③ 経口摂取が不能で，人工的水分補給によって生命を維持する状態を脱することが長期的に難しい状態となった場合．
- 上記の意思決定プロセスに関してのフローチャートを2に示す．
- アメリカなど諸外国では上記のような状態になった時はRRTを中止(stopping)，あるいは離脱(withdrawal)できると明言しているが[2]，尊厳死が法律で規定されていないわが国においては，治療中止に対する医療者への免責は与えられていない．したがって，委員会としては，尊厳死の問題に関して国民の間に一定の合意が醸成されるまでは，継続中止の議論は患者の意思が明確にわかる場合に制限した．

積極的保存療法という治療選択

- 積極的保存療法(maximal conservative treatment：MCT)は，近年欧米諸国において，

高齢者に積極的に実施されている治療法である[3]．RRTは開始せずに，末期腎不全に伴う各種症状に対する予防的治療や薬物治療を行ったり，緩和ケアを実施するというものである．
- MCTに関する臨床報告によると，高齢者で末期腎不全以外の合併症を複数有している患者は，RRT開始者よりもMCT治療者のほうが生存率がよいとする報告もある．また，RRTを実施している患者とMCT治療者との生存期間を生活の質も含め検討すると，RRTによって延びた生存期間は，主に入院期間とRRT治療施設とに患者が束縛された時間と同様であり，はたしてRRTによる生存期間延長が患者にとって望ましいものであったかどうかの判断は慎重であるべきという報告もある[4]．
- 実際，オーストラリアでは65歳を超える患者ではRRT開始を選択しない患者が増え，85歳以上では4％以下しかRRTは開始されないとのことであり，わが国の実情とは大きく乖離した状況である[5]．国民性，信仰の問題，死生観が異なるのかもしれない．医療者としては，RRT開始の是非が医療経済の面から恣意的に行われていないことを望むのみである．

文献

1) 日本透析医学会血液透析療法ガイドライン作成ワーキンググループ 透析非導入と継続中止を検討するサブグループ．維持血液透析の開始と継続に関する意思決定プロセスについての提言．日本透析医学会雑誌 2014；47：269-285.
http://www.jsdt.or.jp/jsdt/1637.html
2) Moss AH. Shared-decision-making in dialysis：the new RPA/ASN guideline on appropriate initiation and withdrawal of treatment. Am J Kidney Dis 2001；37：1081-1091.
3) Murtagh FE, et al. Dialysis or not？ A comparative survival study of patients over 75 years with chronic kidney disease stage 5. Nephrol Dial Transplant 2007；22：1955-1962.
4) Chandna SM, et al. Survival of elderly patients with stage 5 CKD：Comparison of conservative management and renal replacement therapy. Nephrol Dial Transplant 2011；26：1608-1614.
5) Sparke C, et al. Estimating the total incidence of kidney failure in Australia including individuals who are not treated by dialysis or transplantation. Am J Kidney Dis 2013；61：413-419.

終末期ケア

終末期における緩和的リハビリテーション

石川朗宏
医療法人社団思葉会 石川リハビリ脳神経外科クリニック院長

- ◆ 加齢や疾病により，人は必ず人生の最終段階（終末期）に移行していく．
- ◆ 終末期には機能回復・維持は望めない．終末期のリハビリテーションの目的は「QOLの向上」であり，緩和ケアとして介入していく．

はじめに

- これまでリハビリテーションは急性期病院や回復期医療機関で行われることが主体であった．
- 主な対象疾患は脳卒中や骨折の後遺症であり，疾病・外傷の治療と並行して早期からリハビリテーションを行って元の生活に戻ることを目標にしていた．
- しかし，リハビリテーションの領域は機能回復だけに留まるわけではない．リハビリテーション医療の目標は「QOLの向上」であり，リハビリテーション医療の対象は永続する「障害」あるいはその原因となる病気，怪我であり，実際の内容としては脳，脊髄，末梢神経，骨関節，筋の異常，さらに呼吸器，循環器，代謝・内分泌系の内臓疾患や排尿コントロール（神経因性膀胱），摂食・嚥下の障害，廃用症候群（不動による機能低下，合併症），高次脳機能障害などが含まれる[1]．
- 国は高齢多死社会に対応して地域包括ケアを策定している．地域包括ケアは生活圏域で医療と介護を一体的に提供するシステムであり，できるだけ安定した日常生活を自宅で過ごすことを目標とする．リハビリテーションは生活機能の低下を予防し，健康を増進する役割がある（1）．
- 加齢や疾病により，人は必ず人生の最終段階（終末期）に移行していくため，地域包括ケアは終末期の過ごし方も念頭においている．終末期には機能回復・維持は望めない．
- 終末期のリハビリテーションの目的は「QOLの向上」であり，緩和ケアとして介入していく．

がんのリハビリテーション

- 現在の死因の1位はがんである．3人に1人ががんで亡くなる．
- 生涯でがんに罹患する確率はほぼ2人に1人である．
- がんの治療は手術，放射線治療，化学療法が中心であり，治療の行われている間は定期的な検査がある．病院に依存する状況に陥る．
- 再発，転移してがんの治療が出来なくなっても，約8割の患者がそのまま病院で亡くなる．残りの2割がホスピス・緩和ケア病棟に転院するか，あるいは在宅で緩和ケアを受けて自宅で亡くなる．

1 地域包括ケアシステムの概念図の変遷

地域包括ケアシステムを「植木鉢」にたとえた概念図を示す.
本人が選択したすまいの場所（自宅，施設）を「植木鉢と土台」に，専門職の提供する様々なサービスが3枚の「葉」として表現されている.
かつては左の図が使われていたが，介護予防が2015年度より介護予防・日常生活支援総合事業として生活支援と一体的な提供体制へ移行したことを受け，元気で健康志向の高い自立した高齢者も多いことから，軽度者向けの「予防」が専門職によるサービス（葉）から地域の自助・互助の取り組み（植木鉢）に移った．一方で今後，単身高齢者や低年金の高齢者の増加により複雑な福祉的問題を抱えた高齢者世帯が増加すると予測される．社会福祉の専門職は重要な役割を担うことになるため，福祉サービスは専門性のある「葉」に移っている．人生の最終段階における意思決定等の自己決定については家族の選択を越えて，本人の選択をより優先することが植木鉢を載せる土台に示された.
（図：三菱UFJリサーチ＆コンサルティング〈地域包括ケア研究会〉地域包括ケアシステムと地域マネジメント，平成27年度厚生労働省老人保健健康増進等事業，2016年より）

がんのリハビリテーションの実際

- 医療機関でがんと診断されると治療計画に沿って手術，化学療法，放射線治療が行われる．この時点では治療の合併症を予測して予防的・回復的なリハビリテーションを行う．たとえば開胸・開腹術前・術後の呼吸リハビリテーションを行うことで合併症を軽減し，術後の入院期間が短縮されることがわかっている[2].
- がんの再発・転移が見つかればADLを維持するために運動療法などのリハビリテーションを行う．
- さらにがんが進行して治療が受けられない状況になると病気の治療よりも緩和ケアに重点が移る．

緩和ケアとして介入するがんのリハビリテーション

- 緩和ケアは生命を脅かす疾患に伴う問題に直面する患者と家族に対して，苦痛の予防と軽減を図り，QOLを向上させるためのアプローチであり（WHO, 2002），薬物療法や看護ケアだけではなくリハビリテーションも介入手段としている（2）.
- 終末期では運動機能低下，呼吸困難，倦怠感，疼痛，食思不振，便秘，悪心，嘔吐などの苦痛症状が出現し，活動が制限される．活動の制限がさらに身体機能を低下させて悪循環に陥る.
- 在宅進行がん・末期がん患者に対して，リハビリテーションが運動機能，呼吸困難，倦怠感，疼痛緩和を改善し，患者・家族のQOL

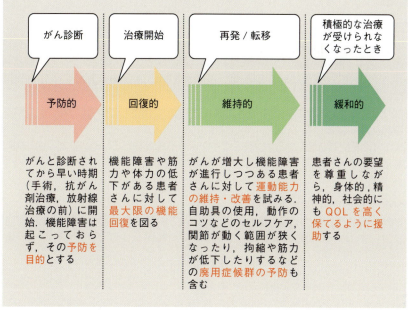

2 がんのリハビリテーションの病期別の目的

（国立がん研究センターがん対策情報センター「がんの療養とリハビリテーション」2013, p4, 図1より）

を向上させることがわかってきた[3]．

■運動機能低下
- 生命予後が3～12か月の患者に対して，リラクセーション・呼吸法，関節可動域訓練，筋力増強訓練，神経筋再教育，トレッドミル，エルゴメータによる全身運動（推奨グレードB）．

■呼吸困難
- 理学療法士（physical therapist：PT）による呼吸法指導，リラクセーション，活動調整（推奨グレードB），看護師による教育プログラム，呼吸困難の評価・管理法指導（推奨グレードA）．

■倦怠感
- 生命予後3～12か月の患者に対して，安楽姿勢，呼吸法，ストレッチング，四肢自動運動，基本動作訓練（推奨グレードB）．

■疼痛
- マッサージ，温熱療法，経皮的電気刺激療法（推奨グレードB）．

■患者・家族のQOL
- 多専門職によるセッション，PTによる調整運動，臨床心理士によるコーピング学習，医療ソーシャルワーカー（medical social worker：MSW）による社会制度利用解説（推奨グレードB）．
- このように生命予後が3か月以上であれば，チームアプローチによるリハビリテーションが有効であり，苦痛症状の軽減やQOLの向上が可能である[4]．

非がんのリハビリテーション

- がんに次いで死因の上位を占めるのが心疾患，肺炎，脳血管障害である．高齢になると悪性新生物より心疾患，肺炎が死因の上位にくる．
- 国は社会的入院を減らして，地域ケアを目指しているが，現状では施設ケアが乏しいため，諸外国と比較して障害をもっていても在

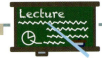

PPSによる予後予測

　身体機能の評価スケールの一つにPalliative Performance Scale (PPS) がある．PPSは起居，活動と状況，ADL，経口摂取，意識レベルを評価項目にして100%から0%までのスケールで表す（❸）．
　多くのがん患者では「末期」と言われてもPPSが当初は月単位で緩やかに推移する．この期間は残った仕事の整理や旅行なども可能である．
　しかし，病状が進行すると週単位，日単位と加速してADLが低下していく．外出ができなくなり，ベッド上で過ごす時間が長くなる．
　通常は最期の1か月程度で急速にADLが低下して亡くなる経過をとる．そのためPPSの変化をみることで予後予測がある程度可能であり，予防的に介入することができる．

❸ PPS (Palliative Performance Scale)

	起居	活動と症状	ADL	経口摂取	意識レベル
100	100%起居している	正常の活動が可能　症状なし	自立	正常	清明
90		正常の活動が可能　いくらか症状がある			
80		いくらかの症状はあるが努力すれば正常の活動が可能		正常または減少	
70	ほとんど起居している	何らかの症状があり仕事や業務が困難			
60		明らかな症状があり通常の仕事や業務が困難	時に介助		清明または混乱
50	ほとんど座位か横たわっている	著明な症状がありどんな仕事もすることが困難	しばしば介助		
40	ほとんど臥位		ほとんど介助		清明または混乱または傾眠
30	常に臥位		全介助	減少	
20				数口以下	
10				マウスケアのみ	傾眠または昏睡

左から順にみて，患者に最もあてはまるレベルを決定する．
(森田達也ほか「死亡直前と看取りのエビデンス」医学書院, 2015より, オリジナルはCampos S, et al. The palliative performance scale: examining its inter-rater reliability in an outpatient palliative radiation oncology clinic. Support Care Cancer 2009; 17 (6): 685-690)

宅で過ごす割合が高い．
- 在宅では在宅医，訪問看護師，リハビリテーションを担うPT，作業療法士 (occupational therapist : OT)，言語聴覚士 (speech-language-hearing therapist : ST)，薬剤師などの医療チームによるアプローチを行う．ケアマネジャー，ヘルパー，デイサービスやショートステイなどの介護との連携も必要である．
- 非がんの患者は長期間ADLが低下した状態が継続し，日常生活に介護を要する．廃用症候群，食欲不振からくる栄養障害，不動による褥瘡や誤嚥性肺炎を併発しやすい．病状が安定している時期は予防的・維持的にケアを行う．
- 病状が進めば，非がんの患者も呼吸苦や倦怠感などの身体的苦痛が出現する．医療用麻薬を含めた薬物療法が必要となることもある．
- 長期間の介護，入退院の繰り返しにより患者・家族は経済的，社会的，精神的に追い詰められる．介護殺人・介護心中事件が起こる

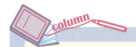

スピリチュアルペイン

　一人の人間として患者の声を傾聴することは職種に限らずできることである．
　われわれは「何のために生きているのだろう」などと問われると，答えることができない．患者は答えのない疑問や実存的な言葉で思い悩む．患者は答えを求めているのではない．自分の言葉を受け止めてほしいのである．
　傾聴することで患者の言葉の「苦」を無力化することができる．傾聴はスピリチュアルペインを解きほぐす．
　医療者が自分の死生観（色即是空やmemento mori（メメント・モリ）など）を育むことも必要である．

こともある．がん以上にトータルペインが強いともいえる．

- 最期までケアするためには患者の身体的苦痛だけではなく，家族も含めた社会的苦痛，精神的苦痛への対応も必要である．
- 筋萎縮性側索硬化症（amyotrophic lateral sclerosis：ALS）をはじめとした神経難病の呼吸困難の症状にはモルヒネが使われるようになってきた．
- 整形外科領域の慢性疼痛にも医療用オピオイドが広がりつつある．
- 薬物療法だけではなく非がんの苦痛症状にリハビリテーションも有効である．
- 非がんの苦痛症状では呼吸困難，褥瘡，摂食・嚥下障害の頻度が高い[5]．
- 呼吸困難に対しては，体位変換，リラクセーション，呼吸介助を行う．
- 褥瘡予防に対しては，栄養管理，体位変換，体圧分散マットだけでなく活動性，可動性を維持するために寝たきり状態でも下肢の他動運動などを行う．
- 摂食・嚥下障害に対しては間接練習として口腔ケア，顔面・口腔器官の運動，頸部・肩甲骨周囲筋のストレッチ，呼吸練習，咳嗽練習を行う．直接練習としてポジショニング，複数回嚥下，交互嚥下，うなづき嚥下，息こらえ嚥下，横向き嚥下を行う．
- 食事の粘度調整など食形態を工夫することも必要である[6]．

臨死期のリハビリテーション

- がんでも非がんでも身体症状がさらに悪化した臨死期においては自由に移動できないため社会参加ができなくなる．家族に介護の迷惑をかけているという思い，意思疎通がうまくできない，など患者・家族は精神的にも社会的にもつらい状況に陥る．
- リハビリテーションの目的は機能回復・維持から苦痛緩和によるQOLの向上を最終目標とする．
- 終末期には「自らの身体の状況に合わせながら，生活の質を問い直し，これでよかったと自らを納得させていくプロセス」と位置付けて，これを支援することが終末期理学療法の役割とされる[7]．
- 残された機能でできることを探し出すことも重要である．動けなくなってもベッド上に道具をそろえて身の回りの環境整備をする．
- 患者が生きている存在として，家族や周りの人々にとって，必要不可欠な状態を維持すること．そして死に際においては，医療者はただそこにいるだけの存在でも必要とされることがある[8]．
- 患者が大事にケアされていることを家族が感じれば十分家族ケアになる．

文献

1) 日本リハビリテーション医学会．リハビリテーション医学ガイド．2012年3月改訂版．p4.
   http://www.jarm.or.jp/wp-content/uploads/file/member/member_RNguide201203.pdf
2) 日本がんリハビリテーション研究会（編）．がんのリハビリテーションベストプラクティス．金原出版；2015. pp28-33.
3) 日本リハビリテーション医学会 がんのリハビリテーション策定委員会（編）．がんのリハビリテーションガイドライン．金原出版；2013. pp135-143.
4) 日本がんリハビリテーション研究会（編）．がんのリハビリテーションベストプラクティス．金原出版；2015. pp204-230.
5) 平原佐斗司（編著）．チャレンジ！非がん疾患の緩和ケア．南山堂；2011. pp7-10.
6) 日高正巳，桑山浩明（編）．終末期理学療法の実践．文光堂；2015. pp98-133.
7) 日高正巳，桑山浩明（編）．終末期理学療法の実践．文光堂；2015. pp7-13.
8) 日高正巳，桑山浩明（編）．終末期理学療法の実践．文光堂；2015. pp24-37.

終末期ケア

小児の終末期
小児の緩和ケアの課題と今後

南條浩輝
医療法人輝優会 かがやきクリニック院長

- ◆ 緩和ケアの対象となる小児について考える時，「終末期」とはどういう状態を指すのか，従来の考え方では定義が難しい．そのため，近年では「life-threatening conditions」[1]という概念が提唱され，この状態にある小児は緩和ケアの対象であると考えられている．
- ◆ 小児においても，緩和ケアとは単に症状の緩和のみを行う医療のことではなく，診断時から死，あるいはその後まで継続的に行われる，子どもと家族に対するトータルなケアとしてとらえられている．小児の緩和ケアは，基本的な部分での考え方では成人の緩和ケアと共通していると言ってよい．
- ◆ 小児の緩和ケアは日本においてはまだあまり注目されておらず，また成人に比べて実践には困難さを感じる場面が多い．本項では，小児の緩和ケアの課題と今後について考えてみたい．

成人と小児の緩和ケアの異なる点

- 医療は歴史的に，疾病を治すこと，そしてその結果として死を遠ざけることを大きな目標として発展してきたものである．その一方で，死は万人に必ず訪れるものであり，高齢者が亡くなる場合には，家族にも医療従事者にも，「老いの結果の死というものは仕方のないことだ」という納得するための受け入れのプロセスを得られることが比較的多い．
- 小児科医が関わる疾病には完治するものが多いため，小児科医療では特に，医療は疾病を治すことが第一義であると考えられる傾向が強いと言える．そのため，医療従事者も一般の方も，子どもが亡くなるということはとても特殊な出来事としてとらえることが多い．医学生や看護学生が小児科を志望する際に，「子どもは治癒して退院していくので，明るくて良いと思った」などと動機を語ることも多いのは，その端的な現れだろう．
- 亡くなる子どもがまれなことは，ただでさえ特殊ととらえられがちである小児の終末期医療，あるいは緩和ケアについて，経験の蓄積が難しいことを意味する．それに，高齢者や成人のがんの終末期患者と異なり，小児においては終末期の定義が困難なこともあり，その導入のタイミングを迷う場面も多い．
- さらには，小児には成人と異なる特性が他にも数多く存在する（ 1 ）[2]．年齢の幅が胎児・新生児期から思春期，成人期にまで及ぶため，常に成長や発達を考慮し，その段階に応じた対応を求められること，また意思決定などの場面では，親権者と本人の関係をもととした倫理的・法的配慮の必要性があること，などは，特に大きな違いと言えるだろう．
- 子どもは将来の成長に希望を持っており，家族もその未来像を描いている．子どもの死には，親子として，あるいはきょうだいとして，これから送るはずの生活がごっそり失われてしまうという，大きな悲しみ，喪失体験

1 小児と成人の緩和ケアの共通点と異なる点

小児と成人の共通点
- 患者の生命予後が限られていること
- QOL（生活の質）の重視→在宅ケアの必要性
- 症状コントロールの重要性
- 精神面のケアの重要性
- 家族ケアの重要性
- 多職種連携が必要なこと

小児が成人と異なる点
- 死はまれである
- 対象となる疾患が多く，まれな疾患が多く，経過も異なり，時として進行が急速で予測が困難である
- 発達・成長を考慮しなければならない
- 知的・あるいはコミュニケーションに障害のある子どもへのケアに特殊な技術を要する
- 家族ケアの対象が広い（兄弟姉妹や祖父母など）
- 倫理的配慮の必要性が高い（子どもの自己決定権など）
- 関わる職種が多い（学校，地域，病院など）
- 子どもと家族に関わるスタッフの精神的負担が大きい
- 家庭で生活することが決定的に重要

（在宅医療テキスト編集委員会〈編〉「在宅医療テキスト，第3版」在宅医療助成勇美記念財団；2015[2])より一部改変）

が待っている．そのため，我が子が死に逝くという事実を受容できない家族は少なくなく，最期まで集中治療を望まれるケースは高齢者より多いかも知れない．そして，このような困難さを抱えた子どもと家族を，経験の蓄積が難しい医療従事者が支えることにも困難が伴うのが実情である．

小児緩和ケアの対象（life-threatening conditions）

- 筆者は，小児を中心に在宅医療を行う在宅療養支援診療所を開設している．小児在宅医療は，NICU（neonatal intensive care unit；新生児集中治療室）の長期入院児問題をきっかけに注目を浴びるようになり，対象には，気管切開や在宅人工呼吸などの高度な医療に依存している子どもが多い．
- 在宅医療を必要とする小児においては，様々な原疾患により，年単位，あるいは十年単位で成長しつつ，常に生命の危険と隣り合わせである子どもが少なくない．こういう子どもに緩和ケアを提供するにあたり，「life-threatening conditions」という概念が近年用いられるようになっている．
- この概念には，小児期に発症し，治癒が望めず，早期に死に至る可能性が高い病態にある子どもについて，予後による限定をせず，悪性疾患・非悪性疾患の両方を含んでいる．具体的には以下の4つの状態が例とともに挙げられている．
  ① 根治療法が功を奏しうるが，死の可能性も高い病態（悪性腫瘍，先天性心疾患など）
  ② 早期の死が予想されるが，治療である程度長期の生存の可能性のある病態（筋ジストロフィーなどの神経筋疾患など）
  ③ 進行性で根治的治療がなく，治療はほぼ症状の緩和に限られる病態（代謝性疾患，染色体異常など）
  ④ 非進行性だが不可逆的な障害があり，合併症により早期に死に至る可能性が高い病態（重度脳性麻痺など）
- これらの病態にある子どもには，いつから終末期かという線引きを行うのではなく，すべての段階において小児緩和ケアの対象であるという考え方が徐々に広まりつつある．
- 2[3])に日本における子どもの死因を示す．不慮の事故や自殺を除くと，成人とは異なり，悪性新生物による死亡が全体に占める割合はそれほど多くない一方で，life-threatening conditionsにある子どもたちが成長過程において亡くなっているケースが多いことが分かる．

小児緩和ケアの実例

悪性新生物をもつ小児の在宅看取り

4歳男児．両親，兄，弟との5人家族．脳腫瘍摘出後再発も，手術・化学療法・放射線療法などの適応がなく，病院主治医が外来で

2 子どもの死因（2015年）

	0歳	1～4歳	5～9歳	10～14歳	15～19歳
第1位	先天異常・染色体異常	先天異常・染色体異常	悪性新生物	悪性新生物	自殺
第2位	周産期呼吸障害	不慮の事故	不慮の事故	自殺	不慮の事故
第3位	SIDS	悪性新生物	先天異常・染色体異常	不慮の事故	悪性新生物
第4位	出血性障害・血液障害	心疾患	心疾患	先天異常・染色体異常	心疾患

SIDS：乳幼児突然死症候群．

（厚生労働省．人口動態統計年報．平成27年[3]より）

緩和的対応を行っていた．

　傾眠傾向が強くなり，頭痛，嚥下障害および悪心が強くなってきたため，経鼻胃管を挿入された時点で，ご両親が在宅で最期を過ごさせてあげたいと希望され，訪問診療を開始．

　ご両親と方針について相談し，緩和的対応を最優先し，負担の大きな治療は望まれないことを確認した．経鼻胃管は主に投薬ルートとして使用し，口渇を覚えない程度の水分投与に留め，悪心の悪化を防いだ．頭痛にはアセトアミノフェン坐剤が奏効したため，投与を継続．病状の進行は早く，訪問看護師に連日訪問してもらい，状態の安定化に努めた．連日家族や親戚，近所の方などが訪問し，賑やかな中で穏やかに過ごされた後，訪問開始6日目に家族全員に囲まれた中，在宅で看取りとなった．

重症心身障害児の在宅緩和ケア

　9か月女児．両親，双胎の姉との4人家族．

　特に基礎疾患なし．5か月時に自宅で心肺停止となり救急搬送，蘇生後集中治療が行われるも，低酸素性虚血性脳症となり，重度脳性麻痺の状態となった．

　9か月時に胃ろう造設・噴門形成術後に在宅移行を目指すこととなり，誤嚥性肺炎を繰り返していたため，病院主治医より気管切開・気管喉頭分離術を勧められた．しかしご両親はこれ以上の侵襲的な治療や蘇生行為などを望まれず，11か月時に自宅退院となった．

　退院後，吸入薬や内服薬の調整や，訪問看護師，理学療法士の訪問などによる呼吸状態の評価および呼吸リハビリテーションを行うことで，誤嚥性肺炎の発症を予防することができ，安楽に過ごすことができた．また，家族旅行にも頻繁に出かけて，家族の時間を楽しまれ，退院後に入院加療を要したのは5日間の1回のみであった．この間に，病院スタッフと在宅スタッフとの間で倫理面に関するカンファレンスを開催し，ご両親が希望する方向性を共有，対応策を確認した．

　1歳6か月時に自宅で呼吸状態が急変し，緊急往診．全身チアノーゼあり痛み刺激への反応なし．在宅看取りを含めた対応策を提案したが，母親の不安感が強く，医師同乗の救急車で病院へ搬送．そのまま病室で家族で過ごされ，搬送翌日に看取りとなった．

小児緩和ケアの今後の課題

- 筆者が医師となった2001年頃には，子どもの自己決定権について臨床の現場で議論されることはまだ少なかった．そのため，予後が短いと考えられる子どもに対して診断名や病状，今後の見通しなどをいっさい説明せず，医療従事者と親権者のみで意思決定を行い，治療を進めていたことも多かった．
- しかし，「子どもの権利条約」第12条において「自己の意見を形成する能力のある児童がその児童に影響を及ぼすすべての事項について自由に自己の意見を表明する権利を確保する」とされている通り，近年は子ども本人に対して，その発達段階や理解力に合わせた説

明を行い，可能な限り本人の考えを意思決定につなげていくことが重要視されるようになっている．
- 2012年に日本小児科学会から示された「重篤な疾患を持つ子どもの医療をめぐる話し合いのガイドライン」[4]においても，基本精神として「子どもの気持ちや意見を最大限尊重する」と明記されている．
- 一方で，上記の9か月女児の例のように，子ども本人の意思を直接聞くことができない場合も多い．前述のガイドラインでは，そういった場合には，生存時間だけでなく治療による子どもの身体的・精神的苦痛を含んだ「子どもの最善の利益」を最優先させることを，保護者や医療スタッフは確認し，話し合いを重ねること，また必要時には倫理カンファレンスの開催や，倫理委員会もしくは第三者機関への相談も考慮することとしている．
- また，このような合意形成を行う上で，子どもと家族に対して成人以上に精神的なサポート体制が必要であり，医師や看護師のみならず，臨床心理士，Child Life SpecialistやHospital Play Specialist，場合によっては保育士や教師などの多職種による支援を必要としている．近年では，「小児科医のための緩和ケア教育プログラム（Care for Life-threatening Illness in Childhood：CLIC）」などの研修会をはじめ，小児緩和ケアに関する啓発や教育が行われるようになっている．
- life-threatening conditionsにある小児に関わる多職種に対してさらなる小児緩和ケアの普及をはかり，身体的苦痛のみではなく，全人的な視点で子どもと家族を支えることが広く可能となるよう，今後の発展が望まれる．

文献

1) Goldman A, et al（eds）. Oxford Textbook of Palliative Care for Children. Oxford University Press；2006.
2) 在宅医療テキスト編集委員会（編）. 在宅医療テキスト, 第3版. 在宅医療助成勇美記念財団；2015.
   http://www.zaitakuiryo-yuumizaidan.com/textbook/
3) 厚生労働省. 人口動態統計年報. 死因順位別にみた年齢階級・性別死亡数・死亡率（人口10万対）・構成割合. 平成27年.
   http://www.mhlw.go.jp/toukei/saikin/hw/jinkou/geppo/nengai15/dl/gaikyou27.pdf
4) 日本小児科学会倫理委員会小児終末期医療ガイドラインワーキンググループ. 重篤な疾患を持つ子どもの医療をめぐる話し合いのガイドライン；2012.
   https://www.jpeds.or.jp/uploads/files/saisin_120808.pdf

参考文献

- 南條浩輝, 岩出るり子. 小児在宅医療実践の手引き—病院と在宅の"連携・協働". 日総研出版；2015.
- 加藤陽子ほか. 特集 小児緩和医療—包括医療としての取り組み. 小児科診療 2012；75（7）.
- 南條浩輝ほか. 医療的ケアを要する子どもの在宅療養支援体制の整備に関する基礎調査—NICU長期入院児が家族とともに暮らすには何が必要か？ 母と子のすこやか基金助成研究報告書；2009.
  http://hirokinanjo.com/doc/report_01.pdf

終末期ケア

苦痛緩和のための鎮静
最期のときまで穏やかに過ごせるために

池永昌之
宗教法人 在日本南プレスビテリアンミッション 淀川キリスト教病院緩和医療内科主任部長

◆ 緩和ケアにおける鎮静とは，苦痛を緩和することを目的として，患者の意識を低下させる薬剤を投与する，あるいは，薬物による意識低下を意図的に維持することと定義される．
◆ 苦痛緩和のための鎮静の適応となる苦痛として判断する上で，治療抵抗性の苦痛であることと耐えがたい苦痛であることが重要である．
◆ 苦痛緩和のための鎮静と安楽死はまったく異なる医療行為であり，主にその治療の意図と方法において明確に異なる．
◆ 終末期がん患者に対して適切な鎮静を行うことによっては，極端に生命予後を短縮することはないと考えられている．
◆ 安易な鎮静施行の歯止めには医療チーム内での検討が重要となり，特に，主治医だけでの判断で安易に鎮静が開始されないように注意する必要がある．

緩和ケアにおける鎮静とは

- 鎮静（sedation）は，以前から様々な医療の現場で行われてきた．
- 緩和ケアにおける鎮静に関しては，日本緩和医療学会の「苦痛緩和のための鎮静のガイドライン」（以下，鎮静ガイドライン）[1]での定義では，「①患者の苦痛緩和を目的として患者の意識を低下させる薬剤を投与すること，あるいは，②患者の苦痛緩和のために投与した薬剤によって生じた意識の低下を意図的に維持すること」としている．つまり，薬剤による意図的な意識レベルの低下により，苦痛に対する閾値を上昇させて苦痛を軽減する治療とも言える．
- 当然，緩和ケアでは，できるだけ最期のときまで患者の意識が清明に保たれた状態で，周りの人と十分にコミュニケーションがはかれるように苦痛を緩和することが望まれる．しかし，終末期がん患者の臨死期には，標準的治療に反応しない耐えがたい苦痛が出現する場合があるとされている．
- このようなとき，意識を保ったままで身体症状を緩和することは難しくなることが少なくない．つまり，標準的な治療によって緩和できないと判断され，患者にとっても耐え難い苦痛が存在する場合に，症状緩和のための（palliative），一つの治療方法（therapy）として鎮静は位置づけられていると言える．

治療抵抗性の苦痛・耐えがたい苦痛

- 鎮静ガイドラインでは，苦痛緩和のための鎮

Memo

鎮静ガイドライン[1]による苦痛緩和のための鎮静の定義の①ではミダゾラムやフルニトラゼパムなどの鎮静薬の使用が，②ではモルヒネやフェンタニルなどのオピオイドの増量がそれに該当する．

1 鎮静ガイドライン[1)]に示されている苦痛緩和のための鎮静の適応となる苦痛

① せん妄（認知症に伴うせん妄など，臓器不全を伴わないせん妄は除く）
② 呼吸困難
③ 過剰な気道分泌（死前喘鳴）
④ 激しい疼痛
⑤ 悪心・嘔吐
⑥ 倦怠感
⑦ 痙攣
⑧ ミオクローヌス
⑨ 不安
⑩ 抑うつ
⑪ 心理・実存的苦痛

⑨〜⑪は単独で適応になることは例外的．
（日本緩和医療学会 緩和医療ガイドライン作成委員会〈編〉「苦痛緩和のための鎮静に関するガイドライン（2010年版）」[1)]より）

2 苦痛緩和のための鎮静と積極的安楽死の相違点

	苦痛緩和のための鎮静	積極的安楽死
意図	苦痛の緩和	患者の死亡による苦痛の緩和
方法	苦痛が緩和されるだけの鎮静薬の投与	致死性薬物の投与
成功した場合の結果	苦痛の緩和	患者の死亡

静の適応となる苦痛として判断する上で，治療抵抗性の苦痛であることと耐えがたい苦痛であることが重要であるとしている．

- ここでの治療抵抗性の苦痛とは，「すべての治療が無効である」ということ，あるいは「患者の希望と全身状態から考えて，予測される生命予後までに有効で，かつ，合併症の危険性と侵襲を許容できる治療手段がないと考えられる」場合ということで定義される．
- もし苦痛の治療抵抗性が不明瞭な場合は，期間を限定して苦痛緩和に有効な可能性のある治療を行うこと（time-limited trial）を検討することが薦められている．
- また，耐え難い苦痛とは，苦痛はあくまで主観的なものであるため，患者本人が「耐え難い」と訴えた苦痛として定義されるが，患者の訴えが合理的で継続的なものであるかどうかは，検討する必要がある．
- また，鎮静の対象となる苦痛を，「もう一度確認させてください．今つらいのは×××ですよね．それは耐えられないくらいつらいのですね」と患者に確認し，耐え難いと感じて

いる苦痛を明確にすることも重要である．
- 鎮静の対象となり得る苦痛として，鎮静ガイドラインでは **1** のような苦痛を示している．
- 鎮静ガイドラインでは，精神的な苦痛やスピリチュアルペインに対する鎮静は，単独の適応としては例外的であり，多くは身体的苦痛の緩和に用いられることが一般的としている．精神的な苦痛やスピリチュアルペインは，治療抵抗性や耐えがたさを評価することが困難であることも一因と考えられる．

苦痛緩和のための鎮静と積極的安楽死の違い

- 苦痛緩和のための鎮静を行う際，臨床医はそれが安楽死と同じ行為であると感じ，施行に躊躇することが少なくないと考えられている．この場合の安楽死とは，主に海外では積極的安楽死を指しているが，この積極的安楽死は，「医師が患者の死をもたらすことを意図して薬物を投与することによって生じる死亡のこと」を意味する．
- しかし，緩和医療における鎮静はあくまで苦痛緩和を意図として行われるものである．したがって，苦痛緩和を目的として意識レベルを低下させる鎮静薬を使用し，苦痛が緩和されるだけの量が投与される．
- 一方，安楽死はあくまで患者の死亡によって苦痛を緩和する方法であり，患者の死亡が意図とされる．そして，そのために患者の苦痛を和らげる薬剤ではなく，患者を死に至らせ

> **Point**
> 対象となる苦痛を明確にすることは，その苦痛の治療抵抗性と耐えがたさを評価するためにも重要である．

3 苦痛緩和のための鎮静の分類

鎮静の深さ	深い鎮静 (deep sedation)	言語的・非言語的コミュニケーションができないような，深い意識の低下をもたらす鎮静
	浅い鎮静 (light/conscious sedation)	言語的・非言語的コミュニケーションができる程度の，軽度の意識の低下をもたらす鎮静
鎮静の持続時間	持続的鎮静 (continuous sedation)	中止する時期をあらかじめ定めずに，意識の低下を継続して確保する鎮静
	間欠的鎮静 (intermittent sedation)	一定期間意識の低下をもたらしたあとに薬剤を中止・減量して，意識の低下しない時間を確保する鎮静

(日本緩和医療学会 緩和医療ガイドライン作成委員会〈編〉「苦痛緩和のための鎮静に関するガイドライン（2010年版）」[1]より)

る薬剤（カリウム製剤や筋弛緩薬など）が投与される．
- また，治療が成功した場合の結果は，鎮静においては苦痛の緩和であるが，安楽死では患者の死亡である．これらのことを表にまとめると 2 のようになるが，苦痛緩和のための鎮静と安楽死はまったく異なる医療行為であり，主にその治療の意図と方法において明確に異なることは，緩和医療の専門領域では国際的なコンセンサスが得られていると言える．
- ただし，海外においても，一部の臨床医や一般市民は苦痛緩和のための鎮静と積極的安楽死を同一視していることも少なくないので注意が必要である[2,3]．

鎮静の施行と予後の短縮

- 苦痛緩和のための鎮静を行うといのちが短くなるという考え方が，現場ではよくきかれる．鎮静ガイドラインでは，これまでの観察的研究（普段の緩和ケアを提供することにより，結果的に鎮静を行った患者群と，結果的に鎮静を最後まで行わなかった患者群の比較検討）の結果によると，大部分の検討では統計的に有意な差は認められなかったと報告されている[4]．
- このことは，わが国の終末期がん患者209名の後方視調査においても，PS（performance status）や経口摂取の程度，浮腫，せん妄など生命予後を規定する要因で背景を調整しても，生存日数は鎮静の影響を受けないことが報告されており[5]，また，わが国の2,000名以上の予後予測のコホート研究の再解析でも，傾向スコアマッチングを行ったうえで，持続的・深い鎮静は生命予後の短縮をもたらさないことが報告されている[6]．
- このような結果から，終末期がん患者に対して適切な鎮静を行うことによっては，極端に生命予後を短縮することはないと考えられている．

苦痛緩和のための鎮静の分類

- 苦痛緩和のための鎮静は，3 のように主に鎮静の深さ（深い鎮静か浅い鎮静か）と持続時間（持続的な鎮静か間欠的な鎮静か）とで分類される．このように鎮静といっても，組み合わせでさまざまな状況の鎮静があり，終末期がん患者に対する鎮静を医療チーム内で検討する場合には，どのような患者の状態を目標とした鎮静であるかをあらかじめ明確にしたうえで，検討しなければならない．
- また，実際の鎮静方法の選択においては，苦痛を緩和できる範囲で，意識レベルや身体機能に与える影響が最も少ない方法を優先する．すなわち，一般的には，間欠的鎮静や浅い鎮静を優先して行う．そして，持続的鎮静や深い鎮静は間欠的鎮静や浅い鎮静によって十分な苦痛緩和のための効果が得られない場合に行う．

4 鎮静の種類と使用薬剤

	浅い持続的鎮静	深い持続的鎮静	間欠的鎮静	坐剤による鎮静
ミダゾラム	＋＋＋	＋＋＋	＋＋＋	
フルニトラゼパム	＋	＋＋	＋＋＋	
フェノバルビタール	＋	＋＋		＋＋
プロポフォール		＋＋		
ヒドロキシジン	＋		＋＋	
ジアゼパム				＋＋
ブロマゼパム				＋＋

＋＋＋：強く推奨する，＋＋：推奨する，＋：推奨し得る．
（日本緩和医療学会 緩和医療ガイドライン作成委員会〈編〉「苦痛緩和のための鎮静に関するガイドライン（2010年版）」[1]より）

- ただし，患者の苦痛が強く，治療抵抗性が確実であり，死亡が数時間から数日以内に生じることが確実で，かつ，患者の希望が明らかであり，間欠的鎮静や浅い鎮静によって苦痛が緩和されない可能性が高いと判断される場合には，持続的・深い鎮静を最初に選択する場合も，臨床の現場ではあると考えられる．

苦痛緩和のための鎮静における薬剤投与方法

- 鎮静ガイドラインでは，持続的鎮静には主にミダゾラムの持続皮下注射や持続静脈注射，フェノバルビタールの持続皮下注射，プロポフォールの持続静脈注射などが行われることが多いとしている．また，間欠的鎮静には，主にミダゾラムやフルニトラゼパムの静脈注射により行われることが多いとしている．
- また，深い鎮静については，言語的・非言語的コミュニケーションができないような，深い意識の低下を目標として薬剤投与量の調整を行う．一方，浅い鎮静については，言語的・非言語的コミュニケーションができる程度の，軽度の意識の低下を目標として薬剤投与量の調整を行う．つまり，深い鎮静と浅い鎮静とは目標とする意識レベルの低下にあわせた薬剤の投与量によって決定される．
- 4に，鎮静の種類と主に鎮静ガイドラインが推奨している薬剤を示す．
- 坐剤による鎮静に関しては，報告が極めて少ないが，わが国においては，在宅緩和ケアなどで使用されることが少なくない．まず，坐剤1/2～1個を直腸内に投与する．症状を観察しながら必要時に追加し，1日必要量が分かれば定期的に使用する．頻回に使用することが，患者・家族にとって苦痛であれば，非経口投与に変更する必要がある．
- オピオイドの増量は，意識の低下をもたらす作用は弱く，蓄積により神経過敏症（せん妄）を生じうるため，深い持続的鎮静に用いる主たる方法としては推奨されない．

家族に対するケア

- 鎮静開始時の家族に対するケアについては，まず鎮静を行う目的と目指す状態，鎮静によって出現する不利益などについて，十分に説明する必要がある．つまり，鎮静を行うことにより，終末期に出現する苦痛を緩和することはできるが，同時にコミュニケーションをとることが難しくなることもあり，心の準備ができるように説明と，つらい思いに対す

Memo
現在わが国において坐剤として使用できる鎮静薬は，ジアゼパム，ブロマゼパム，フェノバルビタールなどがある．

る傾聴を行う必要がある．
- 必要な場合には，「もし意識レベルが下がったとしても，最期まで耳は聞こえているし，家族がそばにいることはわかっておられる」ということを説明する．つまり，最期まで患者のそばに付き添う家族という存在の意味と価値を十分見出すことができるように援助していく．
- 例えば，「最期まで患者さんの耳は聴こえているといわれているので，お声をかけていただくと喜ばれると思います」，「手の感覚は最期まで残りますので，手をさすってあげたり，マッサージをしてあげたりすると，安心されると思います」と伝える．また，「反応することは難しいのですが，人の気配がある，聞き慣れた声がしているということは分かっておられます」などのように伝えることも有用と考えられる．
- そして何より患者の苦痛緩和を第一に考えていることをはっきりと伝え，つらい選択の責任をともに担おうとする姿勢も大切である．

チーム医療の重要性

- 安易な鎮静施行の歯止めには医療チーム内での検討が重要となる．特に，主治医だけでの判断で安易に鎮静が開始されないように注意する必要がある．なぜなら，苦痛緩和のための鎮静は単なる治療行為であるだけでなく，全人的な患者・家族へのケアを含めた医療行為だからである．
- つねに，個々の患者のケアについてスタッフ間で話し合いを持ち，鎮静をパターン化しないように注意するべきである．また，鎮静の開始時においては，治療困難で耐えがたい苦痛の存在を医療チームで確認し，具体的な検討内容，患者・家族への説明を診療録に記載することは，鎮静の安全性を確保するためにも重要となる．

文献

1) 日本緩和医療学会 緩和医療ガイドライン作成委員会（編）．苦痛緩和のための鎮静に関するガイドライン（2010年版）．金原出版；2010.
2) Rietjens JA, et al. Physician reports of terminal sedation without hydration or nutrition for patients nearing death in the Netherlands. Ann Intern Med 2004；141：178-185.
3) Morita T, et al. Similarity and difference among standard medical care, palliative sedation therapy, and euthanasia：a multidimensional scaling analysis on physicians' and the general population's opinions. J Pain Symptom Manage 2003；25：357-362.
4) Maltoni M, et al. Palliative sedation in end-of-life care and survival：a systematic review. J Clin Oncol 2012；30：1378-1383.
5) Morita T, et al. Effects of high dose opioids and sedatives on survival in terminally ill cancer patients. J Pain Symptom Manage 2001；21：282-289.
6) Maeda I, et al. Effect of continuous deep sedation on survival in patients with advanced cancer（J-Proval）：a propensity score-weighted analysis of a prospective cohort study. Lancet Oncol 2016；17：115-122.

終末期ケア／法医学

死亡診断と死体検案
在宅での終末期，看取りを安心して迎えるために

松本純一
日本医師会常任理事
医療法人あんず会 まつもとクリニック理事長・院長

- 昨今の在宅医療の推進と，これに伴う居宅での看取りの増加といった現実の変化に対して，死亡診断・死体検案をめぐる医師法等の規制は，未だ十分に対応できているとは言い難い状況である．
- 今後，この分野についての法規制や法解釈は，少なからず変更が加えられることが予想されるので，在宅医療に携わる医師は，常に新しい情報と知識を得ておくことが重要である．
- 死亡診断書，死体検案書作成については不慣れな医師も少なくない．死体検案や検案書の作成などに関する知識の習得には，日本医師会が厚生労働省の委託事業として毎年実施している「死体検案研修会（基礎）」を受講することが有用である．

死亡診断書と死体検案書の使い分け

- 一般に，**死亡診断**は診療継続中の患者が，診療を受けている傷病が原因で死亡した場合に，診療を担当していた医師によってなされる死亡の確認行為である．これ以外の場合に医師が死体を診て死亡の事実を確認し，死因等を判断する行為を**死体検案**という．
- したがって，医師が自ら診療を担当していた

 Memo

厚生労働省大臣官房統計情報部 医政局（編）「死亡診断書（死体検案書）記入マニュアル 平成28年度版」[1]は以下より閲覧できる．
http://www.mhlw.go.jp/toukei/manual/dl/manual_h28.pdf

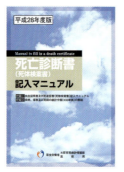

患者が死亡した場合であっても，死亡の原因が診療中の傷病と関係ない原因（たとえば交通事故や自殺など）である場合には，死体検案をおこなうことになる．

- 一般的に言えば，死亡診断をした場合には死亡診断書を交付し，死体検案をおこなった場合には死体検案書を交付することになる（**1**[1]）．死亡診断，死体検案をおこなった医師は，死亡診断書，死体検案書の交付の求めに応じなくてはならない（医師法第19条2項．なお，歯科医師法では死亡診断書の交付義務は定められているが，死体検案書については規定がない）．

- 医師法では，医師が診療の求めに応じる義務は規定されているが，死体検案の求めに応じ

 Memo

医師法第19条
診療に従事する医師は，診察治療の求があつた場合には，正当な事由がなければ，これを拒んではならない．
2 診察若しくは検案をし，又は出産に立ち会つた医師は，診断書若しくは検案書又は出生証明書若しくは死産証書の交付の求があつた場合には，正当な事由がなければ，これを拒んではならない．

1 死亡診断書と死体検案書の使い分け

```
死亡者は傷病で診療継続中であった患者ですか？
├─ はい → 死亡の原因は，診療に係る傷病と関連したものですか？
│           ├─ はい → 交付の求めに応じて，死亡診断書を発行します．
│           └─ いいえ → 死体を検案して，異状があると認められますか？
│                         ├─ はい → 24時間以内に所轄警察署に届け出ます．
│                         │          → 医師（監察医等）が死体検案書を発行します．
│                         └─ いいえ → 交付の求めに応じて，死体検案書を発行します．
└─ いいえ → （同上「死体を検案して，異状があると認められますか？」へ）
```

（厚生労働省大臣官房統計情報部 医政局〈編〉「死亡診断書（死体検案書）記入マニュアル 平成28年度版」2016[1]）より）

る義務は特に定められていない．しかし，死体検案がもつ公益的な意義を理解し，遺族等から検案を求められた医師は，極力これに応じるべきであろう．

- 死亡診断書と死体検案書は，医師法施行規則に定められた共通の書式を用いて作成する（）．作成するときは，標題部の「死亡診断書（死体検案書）」の表記のうち不要な方を二重の横線で消す（このときの二重線には押印は不要）．

- 死亡診断書（死体検案書）は，①人の死亡を医学的・法律的に証明する，②わが国の死因統計作成の資料となる，という2つの大きな意義を有している．作成に際しては死亡についての医学的，客観的事実を正確に記入するよう心がける．

- 死亡診断書，死体検案書作成に関する一般的な知識は，2004年（平成16年）から実施されている臨床研修制度の中でも「経験すべき診療法・検査・手技」の中に含まれているが，現実には，特に死体検案については不慣れな医師も少なくない．死体検案や検案書の作成などに関する知識の習得には，日本医師会が厚生労働省の委託事業として毎年実施している「死体検案研修会（基礎）」を受講することが有用である．その他，各都道府県医師会でも独自に講習会を実施している場合がある．

異状死体届け出義務との関係

- 医師法第21条では，医師は死体を検案して異状があると認めたときは，24時間以内に所轄警察署に届け出なければならないとされている．この「異状」が何を意味するかにつ

> **Memo**
> **医師法第21条**
> 医師は，死体又は妊娠四月以上の死産児を検案して異状があると認めたときは，二十四時間以内に所轄警察署に届け出なければならない．
> ※本条に違反した場合，医師法第33条の2第一号により五十万円以下の罰金刑．

2 死亡診断書（死体検案書）の書式

(厚生労働省大臣官房統計情報部 医政局〈編〉「死亡診断書（死体検案書）記入マニュアル 平成28年度版」2016[1]より)

いての明確な法規定は存在しないが，過去の裁判例，厚生労働省通達等によれば，単なる病理学的な異状ではなく「法医学的異状」を指すとされている．
- ここでいう「検案」とは，死体検案書を交付する場合のみにとどまらず，広く人の死亡を確認する場合と解釈すべきである．
- したがって，医師が自ら診療している患者が，その傷病で死亡し死亡診断書を交付すべき場合であっても，死体の状況や傷病の原因から「異状」があると判断されれば，警察への異状死体届け出を積極的に考慮すべきであろう．すなわち，異状死体の警察への届け出は，死亡診断書を交付できる場合であっても検討の必要がある．
- なお，本条による届出の対象範囲について，日本法医学会は平成7年に「異状死ガイドライン」を公表しているが，その内容に対しては臨床医を中心にさまざまな意見があり，今後，医療界の標準といえる指針を策定することが望まれる．

誰が死亡診断・死体検案をおこない，誰が診断書・検案書を発行するのか

- 死亡診断の場合には，診療を担当していた医師が自ら死亡診断をし，死亡診断書を交付する（在宅グループ診療などにおける問題は後述）．
- 死体検案には2つの場合が考えられる．1つめは，診療を継続的におこなっていない患者の家人などから緊急診療を依頼されたがすでに死亡していた，あるいはかかりつけの患者の家族等からの往診依頼により駆けつけたところ，診療中の傷病とはまったく別の原因ですでに死亡しており死亡の確認をおこなった場合などである．2つめは，警察が通報を受けて死体の検視，調査をおこなう場合に，警察医，警察協力医などの立場でこれに立会

い，引き続いて遺族などからの求めに応じて検案をする場合が考えられる．
- もっとも，たとえば東京都23区部では，警察取扱死体を含むすべての検案業務を東京都監察医務院でおこなっているので，一般臨床医は死体検案書を交付することがないなど，地域ごとの事情をよく理解しておくことが重要である．
- いずれの場合であっても，医師は自ら診察，検案したこと以上の内容を，あたかも診察，検案したかのように記載してはならない．家人等からの伝聞による情報を記載する場合には，その旨を明記し，医師自らが確認した事実とは明確に区別して記載することが重要である．

在宅医療，終末期ケアで留意すべき点

- 在宅医療，往診などでしばしば直面する問題が，医師法第20条但し書きの解釈についてである．医師法第20条では，原則として自ら診察をしないで診断書を，また検案をしないで死体検案書を交付してはならないとされているが，例外として，診療中の患者が受診後24時間以内に死亡した場合に交付する「死亡診断書」については，死後改めて診察をしなくてもよいことになっている．
- この規定をめぐって，最終診療から24時間以上経過して死亡した場合には死亡診断書は

Memo

医師法第20条
医師は，自ら診察しないで治療をし，若しくは診断書若しくは処方せんを交付し，自ら出産に立ち会わないで出生証明書若しくは死産証書を交付し，又は自ら検案をしないで検案書を交付してはならない．但し，診療中の患者が受診後二十四時間以内に死亡した場合に交付する死亡診断書については，この限りでない．
※本条の解釈については，以下の厚生労働省通知も参考となる．
・昭和24年4月14日医発385号厚生省医務局長通知
・平成24年8月31日医政医発0831第一号 厚生労働省医政局医事課長通知

交付できないとか，警察に異状死体として届けなくてはならないといった誤解がみられるが，死後改めて診察をして，生前診療していた傷病で亡くなったことを確実に診断できれば，死亡診断書を交付できる．

- ただし，この例外的規定にもとづいて死亡診断書を交付することには，医師として極めて慎重な姿勢で臨まなくてはならない．すなわち，遺体の状況を自ら確認することなく，（たとえば家人からの電話報告のみによって）死亡診断書を交付し，そのまま火葬されてしまうことのもつ意味を十分理解する必要がある．医師は極力，如何なる場合でも自ら遺体の状況を確認してから死亡診断書を交付するよう心がけるべきである．
- また，地域の医療機関の連携によるグループ診療で，かかりつけ医が不在などの理由で他の医師が死亡を確認した場合に，その医師は死亡診断書を発行できるのか，という点もしばしば問題になる．この点について明確に示した厚生労働省の通達等は出されていないが，死亡を確認した医師が，その患者を生前，死亡の原因となった傷病で実際に診療していたかどうかで判断することになる．
- 実際に（対面で）診療したことはないが，診療情報を主治医と共有し，急変時の対応についての申し送りがあった場合などは判断に迷う．日頃から診療情報が共有されていたことをもって，生前診療していたとみてよいとの見解もあるが，対面診療を基本とする現在の法解釈を前提とすれば，（主治医の最終診察から24時間以上経過している場合には）主治医が改めて診察をして死亡診断書を作成するか，それが難しい場合には，死亡を確認した（主治医以外の）医師が死体検案書を交付するというのが無難な選択となる．もっとも，死亡確認をした医師が，患者の臨終間際に短時間であっても確実な診断のもとに診療をした場合には，その医師が死亡診断書を交付す

ることも可能であろう．

今後の動向

- 昨今の在宅医療の推進と，これに伴う居宅での看取りの増加といった現実の変化に対して，死亡診断・死体検案をめぐる医師法等の規制は，未だ十分に対応できているとは言い難い状況である．今後，この分野についての法規制や法解釈は，少なからず変更が加えられることが予想されるので，在宅医療に携わる医師は，常に新しい情報と知識を得ておくことが重要である．
- まず，在宅医療の進展に伴い，地域の医師が連携してグループ診療体制を構築し，急変時にはグループ内のいずれかの医師が直ちに駆けつけられる体制を整えることは，医師1人にかかる肉体的，精神的負担を緩和するという意味でも，今後，益々重要になってくるものと思われる．そのような診療体制のもとで主治医が不在の場合にどのような条件のもとで死亡診断書を交付できるのかについては，厚生労働省などにおいて一刻も早く明確なルールが定められるべきであろう．
- また，現在，政府の規制改革会議では，居宅で安心して終末期を迎え看取りをできるようにするため，医師法第20条但し書きによって死亡診断書を交付できる場合を拡大すべきではないかとの議論がなされている．たとえば，予め医療関係者間で十分な情報共有がなされている在宅末期状態の患者が，最後の診療を受けてから24時間以上経過して死亡した場合であっても，医師が患者のもとに出向いて死亡診断をすることができない事情がある場合には，専門的な教育を受けた看護師が患家から情報通信機器等を活用して医師に遺体の状況を報告し，それを確認した主治医が死亡診断書を交付できるようにしてはどうか，というものである．

● もっとも，今後このような例外的取扱いが認められるようになるとしても，死亡の事実と死因を最終的に判断し，死亡診断書・死体検案書を作成するのは，あくまでも医師が自らの責任においておこなうという原則には変わりがないことを忘れてはならない．

文献

1) 厚生労働省大臣官房統計情報部 医政局（編）．死亡診断書（死体検案書）記入マニュアル　平成28年度版．2016. http://www.mhlw.go.jp/toukei/manual/dl/manual_h28.pdf
2) 日本法医学会（編）．死体検案マニュアル（2011年版）．日本法医学会；2011．
3) 畔柳達雄ほか（編）．〈新・法律相談シリーズ〉医療の法律相談．有斐閣；2008．pp50-55．
4) 日本医師会．医師の職業倫理指針，第3版．2016．

付録
これからの過ごし方について

本付録は「緩和ケア普及のための地域プロジェクト：OPTIM study（厚生労働科学研究　がん対策のための戦略研究）」より許可を得て転載させていただきました．
http://gankanwa.umin.jp/pdf/mitori02.pdf よりダウンロード可能です

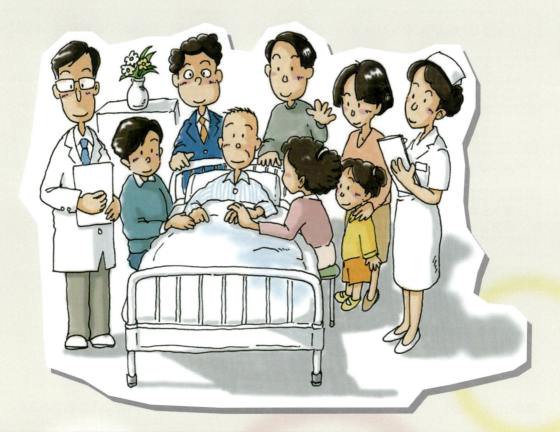

- ほとんどの方がこのような経験は初めてだと思います。心配や不安なことを感じるのはあたりまえのことです。わからないことや相談したいことがあればその都度看護師や医師に声をかけてください。
- このパンフレットは自宅、病院など、さまざまな場面で使用します。
- 一般的な事項が書いてあります。患者さんによってはあてはまらないこともあります。

説明を受けた方 _____

説明をした人 _____　月　日

これからの過ごし方について

今、どのようなことがご心配ですか？

■患者さん・ご家族の心配・不安

苦しそうにしている…
意識がぼんやりしている
少しの水しか飲めない…

- ☐ これからどのようになっていくのでしょうか？ → 【これからどうなるのでしょうか】 P282
- ☐ 苦しさは増えていくのでしょうか？苦しさを和らげてもらえるのでしょうか？ → 【苦しさは増すのでしょうか】 P284
- ☐ つじつまの合わないことを言ったり手足を動かして落ち着きません。 → 【つじつまが合わず、いつもと違う行動をとるとき】 P286
- ☐ のどがゴロゴロしていて苦しそうです。 → 【のどが「ゴロゴロ」するとき】 P288
- ☐ 食べられないし水も飲めないので衰弱していくのではないかと心配です。 → 【点滴について考えるとき】 P290

これからどこでどのように過ごしていきたいですか

※患者さんがお話できないときは、以前の意思をお知らせください

- ☐ できるだけ苦しくなく穏やかに過ごしたい
- ☐ ご家族に囲まれた中で過ごしたい
- ☐ できるだけ家族でみてあげたい
- ☐

■過ごしたい場所
- ☐ 病院
- ☐ 自宅
- ☐ 介護施設
- ☐ その他（　　　　　）

■付きそいをしたい・一緒にいてあげたい人

● できるだけご希望に沿って過ごせるようにサポートしていきます。
● 患者さんのお体の状態によっては、ご希望の療養場所への移動が負担となることもあります。

こんなケア・工夫をします

● 定期的にお体の状態をみていきます

- 脈の数や触れ方、手足の温かさ、息の仕方などからお体の状態を判断します。

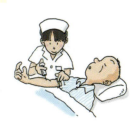

● 患者さんが苦しくなく過ごせるように、苦しさがある場合は薬をつかえるようにしておきます

- 苦しさ（痛み・息の苦しさ・吐き気など）があるときには、必要な薬をあらかじめ使えるようにします。
- 身の置き所がない、落ち着かない場合には、一時的にお休みできるように薬を使うこともできます。
- お体の状態にあわせて、適切で安全に薬が使われているかを観察します。
- 患者さんのお体の状態によっては薬の作用が強く出ることがあります。予測される変化をその都度お知らせし、対応します。

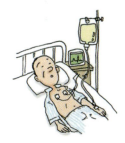

● 患者さんの負担になる検査や治療を見直します

- 採血やレントゲンなどの負担になる検査は必要最少限にしていきます。
- 痰の吸引が患者さんにとっては苦痛となることがあるので、吸引は控えて痰の分泌をおさえる薬を使うこともあります。
- 点滴を行うことで、逆にむくみや息苦しさが増すことがあるので、点滴の量を調節します。

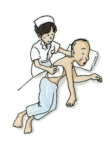

● 日々の生活が安楽に過ごせるようにお手伝いします

- お体を動かさなくても床ずれができないように、定期的に体の位置やマットを工夫していきます。
- 患者さんの状態にあわせて、お体を拭いたり髪や手足をきれいにします。
- お腹の張り具合などをみながら排便の調整をします。
- 負担のない排尿や排便の方法を提案します。

● ご家族の心配事が少なく、ご希望がかなえられるようにお手伝いします

- ご家族の心配事・ご希望をその都度伺います。

こんな時は、連絡してください

- おくすりを使っても痛みや息苦しさが楽にならない。
- 原因はわからないけど何か苦しそうで落ち着かない。
-

「緩和ケア普及のための地域プロジェクト：OPTIM study（厚生労働科学研究　がん対策のための戦略研究）」
から許可を得て転載 http://gankanwa.umin.jp/pdf/mitori02.pdf

これからどうなるのでしょうか

1週間前頃〜の変化

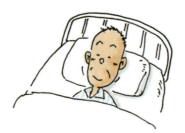

だんだんと眠られている時間が長くなっていきます

夢と現実をいったりきたりするような状態になることがあります。
その時できること、話しておきたいことは先送りせず、今伝えておく様にしましょう。

1、2日〜数時間前の変化

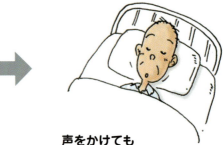

声をかけても目を覚ますことが少なくなります

眠気が増すことがあります。眠気があることで、苦痛がやわらげられていることが多くなります。

● 80％くらいの方はゆっくりとこのような変化がでてきます。
　20％くらいの方では上記のような変化がなく急に息をひきとられることがあります。

その他、よくある変化として…

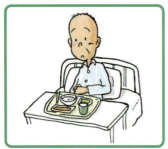

食べたり飲んだりすることが減り、飲み込みにくくなったりむせたりする

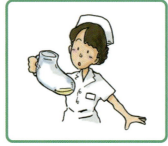

おしっこの量が少なく濃くなる

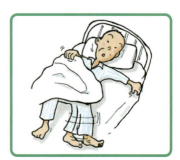

つじつまの合わないことを言ったり、手足を動かすなど落ち着かなくなる

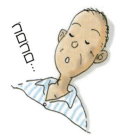

のどもとでゴロゴロという音がすることがあります

だ液をうまくのみこめなくなるためです。眠っていらっしゃることが多いので苦しさは少ないことが多いですが、意識があり苦しさがあるときはだ液を減らす薬があります。

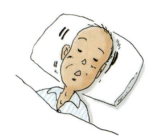

呼吸のリズムが不規則になったり息をすると同時に肩や顎が動くようになります

呼吸する筋肉が収縮するとともに、肺の動きが悪くなって首が動くようになるためです。「あえいでいるように見える」ことがありますが、苦しいからではなく、自然な動きですので心配ありません。

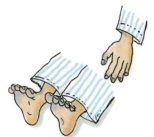

手足の先が冷たく青ざめ、脈が弱くなります

血圧が下がり循環が悪くなるためです。

● 全ての方が同じ経過を経るものではなく、その方によって異なります。
　医師や看護師と一緒にその時の状態を確認してください。

心臓や呼吸がとまるとき／とまっているのに気付いたときどうしたらよいでしょうか？

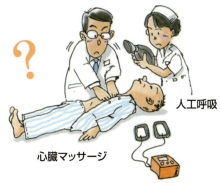

人工呼吸
心臓マッサージ
除細動器（AED）

● 突発的な不整脈や事故ではなく、全身の状態が悪くなった患者さんの場合、人工呼吸や心臓マッサージなどの心肺蘇生で回復できることはほとんどありません。

● 人工呼吸や心臓マッサージそのものが患者さんにとっては苦痛となる可能性があります。

● 直前までお元気だった場合を除くと、心肺蘇生は行わずに静かに見守ってあげるのがよいと思います。

● 事前に医師や看護師と話し合っておきましょう。

■ 患者さん・ご家族のご希望

心臓マッサージや人工呼吸を　　□ 希望する　　□ 希望しない　　□ 今は決められない

「緩和ケア普及のための地域プロジェクト：OPTIM study（厚生労働科学研究　がん対策のための戦略研究）」から許可を得て転載 http://gankanwa.umin.jp/pdf/mitori02.pdf

苦しさは増すのでしょうか

この先はもっと苦しさが増すのでしょうか？

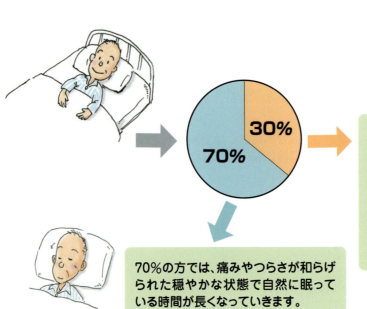

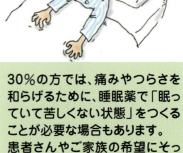

30％の方では、痛みやつらさを和らげるために、睡眠薬で「眠っていて苦しくない状態」をつくることが必要な場合もあります。患者さんやご家族の希望にそって「数時間だけ眠る方法」や「持続的に深い眠りを維持する方法」があります。

70％の方では、痛みやつらさが和らげられた穏やかな状態で自然に眠っている時間が長くなっていきます。

睡眠薬や鎮痛薬を使うと寿命が縮まるのでしょうか？

- ほとんどの場合、苦しさの原因となっていることそのものが生命機能の維持が難しいことを示します。例えば「呼吸が苦しい」のは体を維持するだけの酸素を肺にとりこめないことが原因なので、睡眠薬や鎮痛薬を使わなかったとしても生命の危機が訪れます。

- 睡眠薬や鎮痛薬を使った方と使わなかった方とで「いのちの長さ」に差はないことが確かめられています。

- 睡眠薬そのものによると考えられる致命的な合併症は数％以下であることが確かめられています。

- 使用する薬物の量は「苦痛のとれる最少の量」ですので、「寿命を縮める量の薬物を投与する安楽死」とは全く異なる行為です。

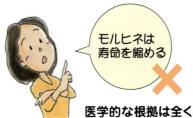

モルヒネは寿命を縮める ✕
医学的な根拠は全くありません

苦しいのを和らげるのに必要な鎮痛薬や睡眠薬をつかったとしても、そのために寿命が縮まるということはありません。

ご家族は次のことを知っておいてください

Q. 寝ている状態で苦しさは感じてないの？

A. 深く眠っている時は苦痛を感じていないと考えられています。眉間のシワや手足の動きなどから判断できます。

●一旦休まれた後も、半数ぐらいの方は意識が戻ります。

苦しくなければ…
そのときお話しができることがあります。
様子をみて睡眠薬を中止することもできます。

苦しければ…
医師や看護師に相談をしてください。
睡眠薬の量を調節して苦痛がないようにすぐに対応します。

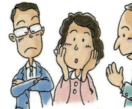

Q. 苦痛を和らげる方法は他になかったの？

A. ご心配や質問がおありでしたらいつでもお声をかけてください。
医療チームで十分に検討します。

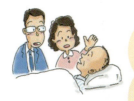

Q. もう話はできないの？

A. 深く眠った場合、言葉で会話をすることは難しくなります。
お話できる間に言葉で伝えておくのが良いでしょう。

患者さんが休まれているときも、こんなことをしてあげてください

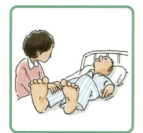
手足をやさしくマッサージする

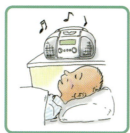
患者さんのお気に入りの音楽を流す

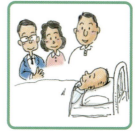
いつものようにご家族で普段のお話をされる

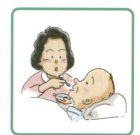
唇を水や好きな飲物などでやさしくしめらせてあげる

眠っていても、ご本人が好きだったこと、気持ちが良かったことなどを一緒に考えながら看護させていただきます。

「緩和ケア普及のための地域プロジェクト：OPTIM study（厚生労働科学研究　がん対策のための戦略研究）」から許可を得て転載 http://gankanwa.umin.jp/pdf/mitori02.pdf

つじつまが合わず、いつもと違う行動をとるとき
このような状態をせん妄といいます

どうしてこんなことがおこるのでしょうか？

酸素が少なくなったり、肝臓や腎臓の働きが悪くなって有毒な物質が排泄されなくなるので、脳が眠るような状態になるからです。

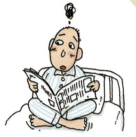
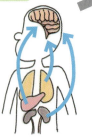
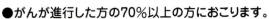
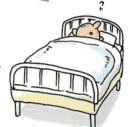

3割の方は一時期「興奮状態」になります。

興奮が激しいときはお薬を使うことでウトウトしてきます。

7割の方は自然とウトウトされるようになります。

● がんが進行した方の70％以上の方におこります。

* 「くすり」や「麻薬」が原因であることは多くありません。
* 体の痛みが強すぎて興奮状態になるのではありません。
* 患者さんの心が弱かったり、性格が原因ではありません。
* 精神病や認知症（痴呆）や「気がおかしくなった」のではありません。

ご家族もつらいお気持ちになられると思います

例えばこのようなお気持ちを感じる方もいらっしゃいます。

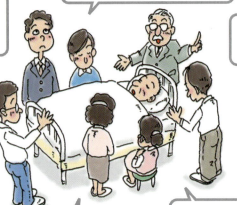

- 代わりにいろいろなことを決めないといけないことが負担…
- ひとりでみているのが心配…
- 十分なことをしてあげられない
- こんなつらそうなら早く楽にしてあげたい…
- 他の人に迷惑をかけてしまう…
- もうクタクタで休みたい！
- どうしていいのか分からない

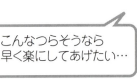

このようなお気持ちは当然のことです。

ひとりで考えこまずに、そばにいる誰かにお気持ちをお話しください。
医師や看護師にいつでも相談してください。

ご家族はこんなふうにしてあげてください

何か話しているがよく分からない

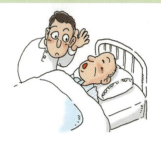

- どのようなことを話そうとしているのか想像してみてください。本当にあった昔のこと、今気がかりになっていることやしておきたいこと、あるいは口の渇きやトイレに行きたいと伝えようとしていることもあります。
- 時間や場所が分かりにくくなることは多いですが、ご家族のことが分からなくなることはめったにありません。
- つじつまがあわない時は、患者さんの言うことを否定せずにつきあい、安心できるような会話をしてください。「間違いを正す」ことは患者さんを傷つけることがあります。

そばで何をしていいか分からない…
話しができないことがつらい…

- 普段の通りに声をかけたり、静かに足をマッサージしたり、ただ部屋の中でご家族でお話されている声が聞こえるだけでも患者さんはホッとされることが多いです。

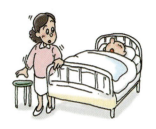

疲れてクタクタになってしまった…

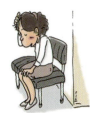

- まず、あなた自身が休めるような工夫を看護師とご相談ください。他のご家族にも協力してもらいましょう。看護師もお手伝いします。
- 日中患者さんが休まれているときは、それに合わせてお休みください。

興奮状態になるとどうしていいのか…

- すぐに看護師をお呼びください。
- 看護師は口の渇きや排泄などの不快なことがないかを確認して対応します。
- 何かお薬が必要か相談します。
  お薬には、ウトウトできるくらいの弱いものから、完全に眠れるものまで何段階かありますので、ご意向と状態をみて決めます。

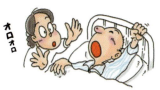

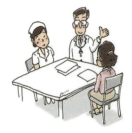

自分が決めることが負担だ…

- 「患者さんが以前に望まれていたこと」でご存知のことをお教えください。
  ご家族に全て決めていただく必要はありません。
  いっしょに相談して一番よいと思われることをしていきましょう。

「緩和ケア普及のための地域プロジェクト：OPTIM study（厚生労働科学研究　がん対策のための戦略研究）」から許可を得て転載 http://gankanwa.umin.jp/pdf/mitori02.pdf

のどが「ゴロゴロ」するとき

どうしてこのような症状が起こるのでしょう？

・からだが弱ると、うとうとと眠りが深くなるようになります。そうすると、唾液が上手く飲み込めなくなるため、のどにだ液がたまって「ゴロゴロ」する状態になります。

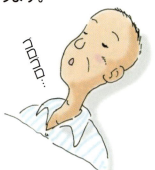

・この症状は、約40％の方に起こります。

・自然な経過のひとつです。

症状を和らげるためにこのような方法があります

・からだの位置を工夫します。
顔をしっかりと横に向け、上半身を少し上げます。どちらかの横向きの体位を取る場合もあります。

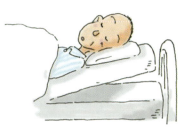

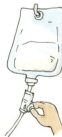

・点滴の量を調整します。
ご家族と目的や効果について相談して決めていきます。

・分泌物を減らす薬を使用します。
約40％の方に有効です。
眠気が強まる場合があります。

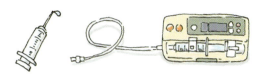

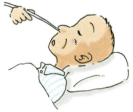

・分泌物を細い管で吸い取ります。（吸引）
分泌物の状態によっては、繰り返しの吸引が患者さんにとって苦痛となる場合があります。
吸引を行う場合にはよく相談して丁寧に行います。

ご家族も見ていてつらいお気持ちやご心配になられると思います

Q.「ゴロゴロ」は苦しいんじゃないの？

A.
- 深く眠っている場合は、私たちが思うほど強く苦しさは感じていません。
- 表情などからつらいかどうかを判断できます。ご家族が見ていてつらそうであれば、一緒に確認しますので医師や看護師にお伝えください。
- 苦しさがあるかどうかを注意深くみます。

Q. おぼれるように息が詰まってしまうのでは？

A. そのようなことが起こらないように患者さんの呼吸の様子や分泌物の状態を観察します。そして、体位や分泌物を減らす工夫をして、呼吸が分泌物によって妨げられないようにしていきます。

Q. 私たちにできることはないの？

A.
- 口の中にたまったものを綿棒などでそっとぬぐってあげてください。使用しやすい道具もありますので、看護師と一緒におこなってみてください。
- 胸に手をあててやさしくさするのもよいです。
- 症状がひどくなるようでしたら、早めに看護師にお知らせください。

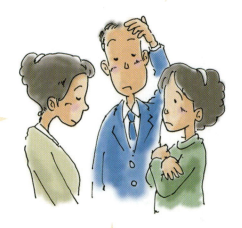

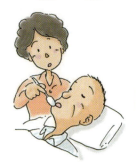

Q. 吸引では楽にならないの？

A. 一時的に分泌物を取り除いても、同じ状態になることが多いです。また、吸引することによる苦痛が強いことがあります。他の方法として、体の位置の工夫や、点滴の調節、分泌物を減らす薬の使用などがあります。患者さんにとってどの方法がよいか一緒に考えていきましょう。

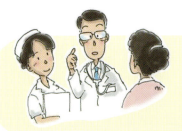

どのような対処が良いかは、患者さんの状態によって違います。医師や看護師、ご家族一緒に話しあう機会を持ち、十分に相談して決めていきましょう。

「緩和ケア普及のための地域プロジェクト：OPTIM study（厚生労働科学研究　がん対策のための戦略研究）」から許可を得て転載 http://gankanwa.umin.jp/pdf/mitori02.pdf

点滴について考えるとき

からだにどのようなことが起こっているのでしょう？

●病状が進んでくると、病気そのもののために、徐々に食事や水分を取る量が少なくなってきます

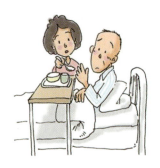

これは病気そのものに伴う症状で、「食事がとれないから、病気がすすむ」、「食べる気持ちがないから」ではありません。

ご家族もつらいお気持ちやご心配になられると思います

- 少しでも口からとらせてあげたい 食べさせてあげたい
- 元気になってほしい がんばってほしい
- できることはすべてしてあげたい
- 何もしてあげられない 十分なことがしてあげられなかった
- 脱水になったら苦しむのでは…？
- 何度も針を刺されてかわいそう…
- 病気のためでなく食べられないために衰弱してしまう

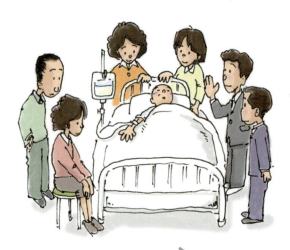

このようなお気持ちは当然のことです。

ひとりで考えこまずに、そばにいる誰かにお気持ちをお話しください。
医師や看護師にいつでも相談してください。

ご家族はこんなことをしてあげてください

少しでも食べさせてあげたい

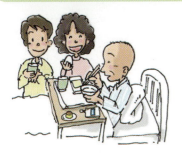

- 食べやすい形、固さなどの工夫や、少量で栄養が摂れるもの（栄養補助食品）などもあります。栄養士や看護師と一緒に工夫してみましょう。

- 食事の時間を楽しくすることで、食欲に繋がることもあります。患者さんのお気に入りの食べ物を持ち寄ったり、ご家族で一緒に食事をされるのもよいでしょう。

できることはすべてしてあげたい

- 食事が十分とれなくても、口の渇きをいやすために、氷片、かき氷、アイスクリームを差しあげたり、うがいや口の中をきれいにすると喜ばれることが多いです。

- 食事をすることは難しくても、マッサージ、ご家族のことを話す、お気に入りの音楽をかけるなど、食事のことのほかにも患者さんが喜ばれることがないか一緒に探しましょう。

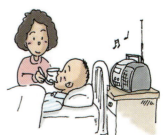

知っておいてください

よく心配されることですが、これは医学的な事実ではありません

- 脱水傾向にあることが苦痛の原因になることはほとんどありません。むしろ、患者さんにとってやや水分が少ない状態のほうが、苦痛を和らげることが多いです。
- 逆に、むくみや胸水、腹水があるときは点滴を減らすことがつらい症状を和らげることになる場合があります。

- 点滴などで水分や栄養分を入れたとしても、うまく利用できないので、からだの回復にはつながりません。
- 逆に、お腹や胸に水がたまるなどの副作用が出る場合があります。

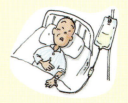

「緩和ケア普及のための地域プロジェクト：OPTIM study（厚生労働科学研究　がん対策のための戦略研究）」から許可を得て転載 http://gankanwa.umin.jp/pdf/mitori02.pdf

索引

和文索引

あ

アカシジア 77
悪液質 99, 237
　　──の病期分類 100
悪性腫瘍患者指導管理 145
悪性腫瘍に伴う高カルシウム血症 120
悪性腫瘍に伴う脊髄圧迫 127
悪性消化管閉塞 79
　　──による痛み 47
　　──の悪循環 80
アーサー・クラインマン 179
アセスメント 11
アセトアミノフェン 24
アディクション 38
アドバンス・ケア・プランニング 66, 159, 191
アドバンス・ディレクティブ 170
アブストラル® 30
アプレピタント 35
アルダクトン® 84
アロディニア 9

い

胃潰瘍予防薬 24
怒り 168
意識障害の診断 90
意思決定支援 181, 186
意思決定能力が低下している場合の意思決定支援 190
医師法第19条 272
医師法第20条 275
医師法第21条 273
維持輸液 237
異状死ガイドライン 275
異状死体届け出義務 273
遺族ケア 216
遺族を支えるために必要なこと 215

依存 38
痛みによる日常生活への支障 23
痛みの原因の評価 18
痛みの強さの評価 21
痛みのパターン 20
一次的倦怠感 104
イーフェン® 30
胃ろう 137, 228
インターベンション 136
　　──のエビデンス 138

う

うつ病 109

え

栄養管理 227
栄養ケア 232
栄養サポートチーム 229
栄養治療 227
栄養療法 227
エリザベス・キューブラ・ロス 2
嚥下内視鏡 224
援助者への支援 201
援助的コミュニケーション 160, 202
エンドオブライフ・ケア 5
延命医療 179

お

横隔膜呼吸 66
オキシコドン 28, 39, 81, 146
オクトレオチド 47, 81, 89, 147
悪心・嘔吐治療 74
オピオイド 28, 81, 146, 249
　　──スイッチング 31, 34
　　──で生じる悪心・嘔吐 35
　　──による眠気 36
　　──による便秘 36

　　──の換算 31
　　──の副作用 34
　　──の離脱・退薬症状 42
親の病気に対する子どもの反応 169
オーラルマネジメント 217
　　──の構成要素 218
オランザピン 77
オンコロジー・エマージェンシー 20, 120

か

開胸術後疼痛症候群 15
咳嗽 68
　　──に対する非薬物的な治療法 70
　　──のアセスメント 69
　　──の原因と治療 70
　　──のマネジメント 69
化学療法誘発末梢神経障害に伴う痛み 15
過活動性せん妄 118
柏木哲夫 2
家族のつらさのアセスメント 13
家族評価 13
喀血 122
ガバペンチン 44
かゆみ 129
カルバマゼピン 45
川口正吉 2
がん悪液質 99
　　──のメカニズム 100
がん患者にみられる痛み 15
がん患者の呼吸困難スケール 63
がん患者の自殺 110
がん患者の食欲不振 101
がん患者の身体症状の経時的変化 12
がん患者の包括的評価 8
がん関連倦怠感 104

索引

──の評価　105
がん終末期の輸液栄養　233
がん性心膜炎　126
がん性髄膜炎　90
がん性痛に対するインターベンショナル治療ガイドライン　60
がん性腹膜炎　79
がん性リンパ管症　69
完全皮下埋め込み式カテーテル　228
がん対策基本法　4
がん対策推進基本計画　4
浣腸　86
がん治療による痛み　15
がん疼痛　15
　──に対する神経ブロック　54
　──に対する放射線治療　49
　──の痛みのパターン　16
　──の機序　15
　──の分類　15
がんに伴う神経症状　90
がんに伴う末梢神経障害　96
がんによる骨転移の痛み　47
がんの疾患軌道　150
がんの終末期の意思決定支援　181
がんのリハビリテーション　257
ガンマナイフ　50
緩和医療　3
緩和医療学　5
緩和医療期特有の意識障害　90
緩和ケア　3
　──アプローチ　4
　──の歴史　2
緩和ケア病棟入院料　3
緩和ケア普及のための地域プロジェクト　23
緩和的リハビリテーション　257

き

聴くことの難しさ　164
気道出血　122
機能強化型在宅療養支援診療所　142
機能強化型訪問看護ステーション　143
キーパーソン　13
奇脈　126
客観的な予後予測　156
キューブラ・ロス　2
胸腔鏡を用いたビデオ補助下胸部手術（VATS）　72

胸水　70, 238
　──のアセスメント　71
　──の鑑別　71
　──の原因　71
　──のマネジメント　72
強度変調放射線治療　50
胸膜プラーク　71
胸膜癒着剤　72
胸膜癒着術　72
切れ目の痛みへの対応　30

く

クオリティ・オブ・ライフ　4
口すぼめ呼吸　248
苦痛緩和のための鎮静　267
　──のガイドライン　267
くも膜下鎮痛法　59
クラインマン　179
グラニセトロン　35
グリーフケア　212, 213
グリーフサポート　213
苦しみのキャッチ　198
苦しみの構造　193
苦しむ人への援助　192
グレリン　101
クロルフェニラミン　77

け

経管栄養　227
経静脈栄養　227
携帯型持続皮下注入ポンプ　145
経鼻胃管　228
経皮経食道的胃管挿入術　137
経皮的椎体形成術　138
痙攣　94
　──の治療　95
血液透析継続中止　254
血液透析非導入　252
血清腹水アルブミン勾配　84
ケミカルコーピング　38
下痢　88
　──の治療　88
健康寿命　230

こ

抗うつ薬　43, 110
高エネルギー放射線治療装置　50
高カルシウム血症　120

高カロリー輸液　237
抗がん剤による末梢神経障害　96
抗がん剤の有害事象　96
口腔アセスメントチャート　218
口腔ケア　217
口腔の自浄作用　220
抗てんかん薬　95
口内炎　218
硬膜外ブロック　59
高齢者ケアの意思決定プロセスに関するガイドライン　227
誤嚥性肺炎　225
呼気時動作同調　66
呼吸困難　61
　──治療のアルゴリズム　63
　──に対するモルヒネの効果　250
　──に対する薬剤の処方例　65
　──の評価　62
呼吸困難ラダー　250
呼吸不全　61
呼吸リハビリテーション　248
骨吸収抑制薬関連顎骨壊死　220
骨転移の予後スコア　51
コデイン　26, 28, 39, 64
コーピングスタイル　12
コミュニケーション技術研修会（CST）　166
コルチコステロイド　65
　──の副作用　103
コンセンサス・ベースド・アプローチ　191

さ

在宅緩和ケア　141
在宅緩和ケア充実診療所・病院加算　143
在宅療養サポートチーム　229
在宅療養支援診療所　141
在宅療養における栄養管理の問題点　228
サイトカイン　100
サイバーナイフ　50
サルコペニア　229
酸化マグネシウム　36
酸素療法　63
サンドスタチン　89

し

ジアゼパム　270

自殺　107
　　──がスタッフに与える衝撃　112
自殺予防　107
事実学　195
シシリー・ソンダース　2
事前指示　190
事前指示書　172
自然死法　170
死前兆候　158
持続性複雑死別障害　216
持続痛　16
死体検案研修会　273
死体検案書　272
自宅での看取り　197
疾患の軌道　150
死に至る自然経過　150
死にたいという訴え　110
死に逝く人たちのための組織された
　　ケア　2
嗜癖　38
死別　213
　　──が遺族に及ぼす影響　214
　　──後の回復モデル　214
死亡診断書　272
「社会的適切さ」原則　177
社会的入院　253
弱オピオイド鎮痛薬　25
しゃっくり（吃逆）　131
　　──の対症療法　132
終末期　227
　　──せん妄　118
　　──における経口摂取　224
　　──の意識障害　90
　　──の意識障害と家族の気持ち
　　　90
　　──のイメージ　223
　　──の摂食嚥下リハビリテーショ
　　　ン　222
終末期がん患者の輸液療法に関する
　　ガイドライン（2013年版）　103, 235
終末期がん患者の予後予測　140, 156
終末期患者の尊厳を守るための介入
　　208
主観的な予後予測　156
呪術的思考　168
消化管出血　123
消化管に対するインターベンション
　　137
消化管閉塞　79
　　──の治療選択　80
　　──の薬物療法　80

焦燥感　113
上大静脈症候群　124
小児の緩和ケア　263
小児の終末期　263
食支援　231
食欲不振・悪液質症候群　99
食欲不振の治療　102
食欲不振の評価　102
食欲不振のメカニズム　101
「自律尊重」原則　177
神経根ブロック　59
神経障害性疼痛　17, 44
　　──の診断アルゴリズム　45
　　──の薬物療法アルゴリズム　46
　　──薬物療法ガイドライン　46
神経ブロック　54, 139
　　──の禁忌　55
　　──の適応　54
人工栄養の選択における意思決定支
　　援　188
人工呼吸療法の選択における意思決
　　定支援　189
人工的水分・栄養補給法　227
人生の最終段階における医療の意思
　　決定プロセスに関するガイドライ
　　ン　181
「人生の物語り」　177
腎代替療法　252
心タンポナーデ　126
心不全の疾患軌道　153, 240

す

錐体外路症状　77
頭蓋内圧亢進　92
スコポラミン　47, 77
ステロイドミオパチー　103
スパイロメトリー　69
スピリチュアルケア　192
スピリチュアルペイン　12, 192, 261
スピロノラクトン　84

せ

精神症状アセスメント　107
制吐薬　35, 76, 81
生命維持治療　173
「生命の二重の見方」理論　178
聖隷ホスピス　3
聖隷三方原病院　3
脊髄圧迫　127

積極的安楽死　268
積極的保存療法　255
摂食嚥下支援　231
摂食嚥下障害　222
摂食嚥下リハビリテーション　222
セロトニン症候群　44
前悪液質　99
全人的アプローチ　4
セント・クリストファー・ホスピス
　　2
センノシド　36
せん妄　12, 37, 90, 113
　　──の診断基準　114
　　──の治療に用いられる抗精神病
　　　薬　118
　　──のマネジメント　115
　　──評価ツール　116
　　──への対応　115

そ

早期緩和ケア　6
臓器不全の疾患軌道　151
搔痒治療薬　130
速放性オピオイド　30
即効性オピオイド　30
尊厳　207

た

体外照射によるがん疼痛治療　50
代理意思決定者　185
代理人指定　170
耐えがたい苦痛　267
武田文和　3
多職種連携　197
脱水　238
多目的鎮痛補助薬　43
タルク　72
胆汁うっ滞によるかゆみ　129
胆道系に対するインターベンション
　　137

ち

地域緩和ケアネットワーク　6
地域包括ケアシステム　197
　　──の概念図の変遷　258
中心静脈栄養　228
中心静脈カテーテル　138
直面化　168

治療抵抗性の苦痛　267
鎮静　146, 267
鎮痛補助薬　43

つ

つらさを支えるケア　107
つらさを支える面接　111

て

定位放射線治療　50
低活動性せん妄　118
ディグニティセラピー　207
　――で用いる9つの質問　210
　――の流れ　209
デキサメタゾン　77
デキストロメトルファン　70
摘便　86
デノスマブ　47, 122
デュロキセチン　44
デルマトーム　19
転移性脳腫瘍　91
デンタルブロック　220
デンバーシャント　136

と

透析　253
疼痛の評価シート　22
トータルディスニア　62
突出痛　17, 20, 30
突発性呼吸困難　62
トモセラピー　50
トラマドール　26, 39

な

内臓神経ブロック　58, 139
難治性悪液質　99
難治性呼吸困難　66
難病の意思決定支援　186

に

二次的倦怠感　104
日本緩和医療学会　4
日本サイコオンコロジー学会　4
日本死の臨床研究会　2
日本ホスピス緩和ケア協会　4
乳房切除後疼痛症候群　15

尿路出血　123
「人間尊重」原則　177
認知症患者の予後予測ツール　153
認知症の疾患軌道　153

ね

年代別年間死亡者数の推移　187

の

ノイロトロピン®　45
脳卒中の疾患軌道　154
脳ヘルニア　93
ノルトリプチリン　44

は

バイトブロック　220
バクロフェン　45
発汗　133
　――に対するケア　133
　――に対する薬物療法　133
ハッフィング　70
パロノセトロン　35
ハロペリドール　35, 77, 147
バンコマイシン　88

ひ

非オピオイド鎮痛薬　24
皮下輸液　148
非がん患者の意思決定支援　186
非がん患者の終末期の経口摂取　223
非がん患者のリハビリテーション　259
非がん緩和ケア　243, 244
非がん疾患の終末期の特徴　186
非がん性慢性疼痛　38
　――におけるオピオイド　38
　――におけるオピオイド処方開始後の過程　41
　――におけるオピオイドの減量・中止　41
ピコスルファートナトリウム　36
ピシバニール®　72
非ステロイド性消炎鎮痛薬　24
ビスホスホネート　47, 122
必須アミノ酸　230
否認　168
ビリーブメントサポート　213

ふ

ファモチジン　81
フェノバルビタール　147, 270
フェンタニル　28, 30, 39, 146
不穏　113
腹腔-静脈シャント　136
腹腔神経叢破壊術　139
腹腔神経叢ブロック　58, 139
腹腔穿刺　84
複雑性悲嘆　215
　――質問票　216
　――のための心理療法　216
腹式呼吸　66
副腎皮質ステロイド　44
腹水　83, 238
　――試験穿刺　84
　――に対するインターベンション　136
　――濾過濃縮再静注法　85, 136
腹膜透析　252
浮腫　238
ブプレノルフィン　28, 39
不眠　107
　――の悪循環　108
不眠症状の把握　108
不眠症治療薬　109
フラジール®　88
プラハ憲章　240
ブリストルスケール　86
フレイル　229
プレガバリン　44
プロクロルペラジン　35
フロセミド　84
ブロマゼパム　270

へ

平穏死　220
ベンゾジアゼピン系薬　65
ペンタゾシン　28, 39
便秘　85
　――治療のアルゴリズム　87
　――に使用される漢方薬　87
　――の治療　86

ほ

防衛機制　168
放射線照射後疼痛症候群　15

放射線治療　49
　　——のための準備　50
訪問看護ステーション　143
ホスピス　2
ホスピスケア　2
本質学　195
本人と会話が困難な場合　205

ま

末梢静脈栄養　228
末梢静脈挿入式中心静脈カテーテル　138, 228
末梢神経障害　96
　　——をきたす抗がん剤　97
慢性咳嗽　68
慢性心不全　240
慢性腎不全　252
慢性閉塞性肺疾患　69, 246
　　——の症状緩和　246
　　——の予後予測　247
　　——の予後予測ツール　152

み

ミオクローヌス　134
ミダゾラム　147
密封小線源治療によるがん疼痛治療　52
看取り　142

む

難しい質問に対するコミュニケーション　167

め

メキシレチン　45

メサドン　32, 39
メタリックステント　125
メトクロプラミド　35, 77, 81
メトロニダゾール　88

も

モルヒネ　28, 34, 39, 64, 81, 146
　　——によるかゆみ　129
　　——の副作用としての発汗　134
　　——の副作用としてのミオクローヌス　135

ゆ

有痛性骨転移　51
輸液ガイドライン　233
ユニタルク®　72

よ

「与益」原則　177
抑うつ（症状）　107, 109
予後予測　10
予後予測ツール　10
淀川キリスト教病院　2

ら

ラクツロース　36
ラジオ波凝固療法　138
ラシックス®　84
ラニチジン　81
ランマーク®　122

り

離脱症候群　41
リニアック　50

リビングウィル　170
粒子線治療　50
療養の場の選択　190
リラクセーション　248
リン酸コデイン　89
臨死期のリハビリテーション　261
臨床倫理　176
倫理的ジレンマ　176

る

ルビプロストン　36

れ

レスキュー薬（レスキュー・ドーズ）　20, 25, 28
レボメプロマジン　77

ろ

老衰の疾患軌道　153
ロペミン®　89
ロペラミド　89

わ

私の医療に対する希望調査票　171
悪い知らせ　165
　　——を伝える6段階のアプローチ　167
　　——を伝えるコミュニケーション　165

数字・欧文索引

数字

2質問法　110

A

addiction　38
ADEPT（advanced dementia prognostic tool）　153
adjuvant analgesics　43
ADO index（指数）　152, 247
advance directive　170
Aging with Dignity　171
AHN（artificial hydration and nutrition）　227
ARONJ　220
ASPEN ガイドライン　229

B

BMI（body-mass index）　247
BODE index（指数）　152, 247

C

CAM（Confusion Assessment Method）　115
Cancer Dyspnea Scale　63
cancer-related anorexia-cachexia syndrome（CACS）　99
cancer related fatigue（CRF）　104
CASCO（Cachexia Score）　100
cell-free and concentrated ascites reinfusion therapy（CART）　85, 136
chemical coping　38
chronic obstructive pulmonary disease（COPD）　69, 246
CLIC（care for life-threatening illnesses in childhood）　5
clinical prediction of survival（CPS）　156
closed-ended question　11
Clostridium difficile　88
COACH　218
co-analgesics　43
complicated grief　215

COX-2 選択性　26
CREATE　218
CT ガイド下胸膜針生検　71
CV カテーテル　138

D

Delirium Rating Scale（DRS）　115
dependence　38

E

ELNEC（end-of-life nursing education consortium）　5
ESAS-r（Edmonton Symptom Assessment System revised）日本語版　11, 13

F

FACIT-Sp（Functional Assessment of Chronic Illness Therapy-spiritual）　13
Five Wishes　171
FPS（Faces Pain Scale）　21

G

good death　156

H

hST　229

I

I-131　52

K

keyboard sign　80

L

life-threatening conditions　264

M

magical thinking　168
malignant bowel obstruction（MBO）　79
maximal conservative treatment（MCT）　255
MDAS（Memorial Delirium Assessment Scale）　115
MDASI-J（M.D. Anderson Symptom Inventory 日本語版）　11
MRC scale　247
MRI（mortality risk index）　153

N

NBM（narrative-based medicine）　179
non invasive positive pressure ventilation（NPPV）　248
NRS（Numerical Rating Scale）　21
NSAIDs　24
NST　229

O

OCDP（organized care of dying patient）　2
OK-432　72
oncology emergency　20, 120
open-ended question　11

P

palliative medicine　5
PaP スコア（Palliative Prognostic Score）　10, 157
PEACE（palliative care enphasis program on symptom management and assessment for continuous medical education）　5
percutaneous transesophageal gastrotubing（PTEG）　137
percutaneous vertebroplasty（PVP）　138
peripherally inserted central catheter（PICC）　138

PiPSモデル（Prognosis in Palliative Care Study predictor models） 10, 157
POS（palliative care outcome scale） 13
PPI（Palliative Prognostic Index） 10, 157
PPS（Palliative Performance Scale） 9, 260

Q

QOL 4

R

radiofrequency ablation（RFA） 138

renal replacement therapy（RRT） 252
RI内用療法によるがん疼痛治療 52

S

sedation 267
SHARE 166
SpiPas（Spiritual Pain Assessment Sheet） 13
Sr-89 52
STAS-J（Support Team Assessment Schedule 日本語版） 11, 13, 21, 22
superior vena cava syndrome（SVCS） 124
surprise question 242
Symptom Cluster 61

V

VAS（Visual Analogue Scale） 21
VRS（Verbal Rating Scale） 21

W

WHO 3段階除痛ラダー 26
WHOの緩和ケアの定義(2002年) 6
WHO方式がん疼痛治療法 3, 26

X

X線外照射装置 50

スーパー総合医

緩和医療・終末期ケア

2017年2月20日　初版第1刷発行 ©
〔検印省略〕

シリーズ総編集　——　長尾和宏

本巻専門編集　——　長尾和宏

発　行　者　———　平田　直

発　行　所　———　株式会社 中山書店
〒112-0006 東京都文京区小日向 4-2-6
TEL 03-3813-1100（代表）
振替 00130-5-196565
https://www.nakayamashoten.jp/

装丁　——————　花本浩一（麒麟三隻館）

印刷・製本　　株式会社 真興社

Published by Nakayama Shoten Co.,Ltd.
ISBN 978-4-521-73907-6　　　　　　　　　　　　　　　　　　Printed in Japan
落丁・乱丁の場合はお取り替え致します．

・本書の複製権・上映権・譲渡権・公衆送信権（送信可能化権を含む）は株式会社中山書店が保有します．

・ JCOPY 〈(社) 出版者著作権管理機構 委託出版物〉
本書の無断複写は著作権法上での例外を除き禁じられています．複写される場合は，そのつど事前に，(社) 出版者著作権管理機構（電話 03-3513-6969, FAX 03-3513-6979, e-mail:info@jcopy.or.jp）の許諾を得てください．

本書をスキャン・デジタルデータ化するなどの複製を無許諾で行う行為は，著作権法上での限られた例外（「私的使用のための複製」など）を除き著作権法違反となります．なお，大学・病院・企業などにおいて，内部的に業務上使用する目的で上記の行為を行うことは，私的使用には該当せず違法です．また私的使用のためであっても，代行業者等の第三者に依頼して使用する本人以外の者が上記の行為を行うことは違法です．

スーパー総合医

SGDシリーズ Super General Doctors

超高齢社会を支える地域の開業医のための まったく新しいシリーズ!

全10冊
- B5判, 上製, オールカラー, 各巻280〜350ページ
- 各本体予価9,500円

◉特色
- ▶ かかりつけ医・家庭医・総合医として第一線で活躍するエキスパートが編集・執筆!
- ▶ 従来の診療科目別に拘泥せず, 現場の医療活動をテーマ別・横断的にとらえ, 新しい視点で巻を構成
- ▶ 地域の開業医が日常診療で直面する身近なテーマが中心
- ▶ 地域総合診療という大きいテーマから必要な実践のポイントを厳選して, 簡潔にまとめた診療の指針を収載
- ▶ 視覚的にわかりやすいよう, 図表, イラスト, フローチャートを多用
- ▶ 在宅医療への目配りとして, 高度な機器がなくても可能な検査, 処置, 小手術などに重点を置く
- ▶ トピックスや新しい概念, 診療こぼれ話など, お役立ち情報も満載

◉全10冊の構成と専門編集

在宅医療のすべて　定価（本体9,500円＋税）
平原佐斗司（東京ふれあい医療生協）

認知症医療　定価（本体9,500円＋税）
木之下徹（のぞみメモリークリニック）

高齢者外来診療　定価（本体9,500円＋税）
和田忠志（いらはら診療所）

地域医療連携・多職種連携　定価（本体9,500円＋税）
岡田晋吾（北美原クリニック），田城孝雄（放送大学）

大規模災害時医療　定価（本体9,500円＋税）
長 純一（石巻市立病院開成仮診療所），永井康徳（たんぽぽクリニック）

コモンディジーズ診療指針　定価（本体9,500円＋税）
草場鉄周（北海道家庭医療学センター）

地域包括ケアシステム　定価（本体9,500円＋税）
太田秀樹（医療法人アスムス）

緩和医療・終末期ケア　定価（本体9,500円＋税）
長尾和宏（長尾クリニック）

予防医学　〈近刊〉
岡田唯男（亀田ファミリークリニック館山）

スーパー総合医の果たす役割　〈近刊〉
名郷直樹（武蔵国分寺公園クリニック）

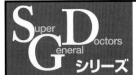

監　修 ● 垂井清一郎（大阪大学名誉教授）
総 編 集 ● 長尾　和宏（長尾クリニック）
編集委員　太田　秀樹（医療法人アスムス）
　　　　　名郷　直樹（武蔵国分寺公園クリニック）
　　　　　和田　忠志（いらはら診療所）

お得なセット価格のご案内

全10冊予価合計 ~~95,000円~~ ＋税

セット価格 → 90,000円＋税

5,000円おトク!!

※お支払は前金制です。※送料サービスです。
※お申し込みはお出入りの書店または直接中山書店までお願いします。

※配本順, タイトルなど諸事情により変更する場合がございます。

中山書店　〒112-0006 東京都文京区小日向4-2-6　TEL 03-3813-1100　FAX 03-3816-1015
https://www.nakayamashoten.jp/